M. Marshall · Praktische Doppler-Sonographie

Springer

*Berlin
Heidelberg
New York
Barcelona
Budapest
Hongkong
London
Mailand
Paris
Santa Clara
Singapur
Tokio*

M. Marshall

Praktische Doppler-Sonographie

Zweite, vollständig überarbeitete und erweiterte Auflage
mit 138 Abbildungen
in 224 Einzeldarstellungen und 55 Tabellen

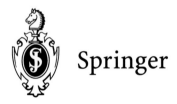

Prof. Dr. med., Dr. med. habil. Markward Marshall
Internist und Arbeitsmediziner
Angiologie, Phlebologie
Spengerweg 8, 83684 Tegernsee

ISBN 3-540-51494-5 Springer-Verlag Berlin Heidelberg New York

ISBN 3-540-12383-0 1. Auflage Springer-Verlag Berlin Heidelberg New York

Die Deutsche Bibliothek – CIP-Einheitsaufnahme
Marshall, Markward: Praktische Doppler-Sonographie: mit 55 Tabellen / M. Marshall. – 2., vollst. überarb. und erw. Aufl. – Berlin; Heidelberg; New York; Barcelona; Budapest; Hongkong; London; Mailand; Paris; Santa Clara; Singapur; Tokio: Springer, 1996
ISBN 3-540-51494-5

Dieses Werk ist urheberrechtlich geschützt. Die dadurch begründeten Rechte, insbesondere die der Übersetzung, des Nachdrucks, des Vortrags, der Entnahme von Abbildungen und Tabellen, der Funksendung, der Mikroverfilmung oder der Vervielfältigung auf anderen Wegen und der Speicherung in Datenverarbeitungsanlagen, bleiben, auch bei nur auszugsweiser Verwertung, vorbehalten. Eine Vervielfältigung dieses Werkes oder von Teilen dieses Werkes ist auch im Einzelfall nur in den Grenzen der gesetzlichen Bestimmungen des Urheberrechtsgesetzes der Bundesrepublik Deutschland vom 9. September 1965 in der jeweils geltenden Fassung zulässig. Sie ist grundsätzlich vergütungspflichtig. Zuwiderhandlungen unterliegen den Strafbestimmungen des Urheberrechtsgesetzes.

© Springer-Verlag Berlin Heidelberg 1984, 1996
   Printed in Germany

Die Wiedergabe von Gebrauchsnamen, Handelsnamen, Warenbezeichnungen usw. in diesem Werk berechtigt auch ohne besondere Kennzeichnung nicht zu der Annahme, daß solche Namen im Sinne der Warenzeichen- und Markenschutz-Gesetzgebung als frei zu betrachten wären und daher von jedermann benutzt werden dürften.
Produkthaftung: Für Angaben über Dosierungsanweisungen und Applikationsformen kann vom Verlag keine Gewähr übernommen werden. Derartige Angaben müssen vom jeweiligen Anwender im Einzelfall anhand anderer Literaturquellen auf ihre Richtigkeit überprüft werden.

Umschlaggestaltung: Erich Kirchner, Heidelberg
Gesamtherstellung: Appl, Wemding
SPIN 10008903   21/3135-5 4 3 2 1 0 – Gedruckt auf säurefreiem Papier

Herrn Dr. R. Stemmer

einem nicht nur großen Angiologen, sondern auch einem
unermüdlichen Mittler zwischen den Ärzten verschiedener
Nationen und besonders zwischen den französischen und
deutschen Angiologen und Phlebologen

zum 70. Geburtstag gewidmet

Vorwort zur 2. Auflage

> Gut „dopplert" der, der darauf schwört,
> nur das zu glauben, was er hört.
> Jedoch der Einwand sei erlaubt,
> daß mancher das hört, was er glaubt.
>
> *M. Marshall, in Anlehnung an E. Roth*

Es mag verwunderlich erscheinen, doch es ist besonders schwierig, eine neue Buchauflage zu konzipieren, wenn die erste besonders erfolgreich war. Denn selbstverständlich soll die neue Auflage besser sein und Neues bringen, was üblicherweise ohne Umfangvermehrung nicht möglich ist. Auf der anderen Seite soll natürlich an das Erfolgskonzept der alten Auflage angeknüpft werden, das möglicherweise zu einem wesentlichen Teil in der konzentrierten Kürze und Beschränkung auf das praktisch Wichtige begründet war.

Auswege aus diesem Zwiespalt sollen wiederum das Bemühen um Praxisbezogenheit und die Berücksichtigung der Anregungen vieler Kollegen und Mitarbeiter und der Erfahrungen aus zahlreichen Ultraschall-Doppler-Kursen sein. Für wertvolle Anregungen sei stellvertretend den Kollegen P. v. Bilderling, F. X. Breu, F. Lößner und Frau V. Rüthlein gedankt.

In Anbetracht der Neueinführung der Schwerpunktbezeichnung Angiologie und des Bereichs Phlebologie hoffe ich, daß auch diese Neuauflage vielen Kolleginnen und Kollegen den Zugang zur Doppler-Sonographie so erschließt, wie sie in meinen Augen idealerweise eingesetzt werden soll – zur Untersuchung des gesamten Arterien- und Venensystems.

Tegernsee, 1996   M. Marshall

Vorwort zur 1. Auflage

Die Kreislauferkrankungen zeigen in unserem Land eine außerordentlich hohe Morbidität und die höchste Mortalität. Daneben sind sie heute die weitaus häufigste Ursache einer Frühinvalidität. Daraus ergibt sich die Forderung nach einer ungefährlichen, raschen, zuverlässigen Primärdiagnostik mit optimaler Kosten-Nutzen-Relation in der Hand der niedergelassenen Ärzte und der Kliniker.

Diese Forderung kann inzwischen durch die Ultraschall-Doppler-Methode erfüllt werden. Sie hat sich als vielseitigste und kostengünstigste angiologische Untersuchungsmethode erwiesen. Durch entsprechende Gebührenordnungsziffern wurde ihrer Bedeutung neuerdings auch „offiziell" Rechnung getragen, so daß diese Methode nun breitesten Eingang in die praktische Anwendung finden sollte. Daß diese Anwendung auch qualifiziert geschieht, dazu möchte dieses Buch Hilfestellung leisten.

Dieses Buch baut auf den Erfahrungen aus einer großen poliklinischen angiologischen Ambulanz auf und soll praxisbezogen die Ultraschall-Doppler-Methode in ihrer Bedeutung zur Untersuchung des gesamten – arteriellen und venösen – Kreislaufsystems darstellen. Es wendet sich daher an jeden angiologisch interessierten Arzt.

München, 1984   M. Marshall

Inhaltsverzeichnis

1	*Allgemeine Vorbemerkung und Einleitung*	1
1.1	Zur Bedeutung der Herz-Kreislauf-Erkrankungen	2
1.2	Indikationen zur USD-Untersuchung	3
2	*Technische Grundlagen*	5
2.1	Zum Wesen der Ultraschallwellen im Rahmen der biologisch-medizinischen Diagnostik	5
2.2	Vorbemerkung zur Doppler-Sonographie	6
2.3	Physikalische Prinzipien	8
2.4	Feststellung der Blutströmungsgeschwindigkeit	9
2.5	Arbeitsfrequenzen der Ultraschall-Doppler-Geräte ...	10
2.6	Richtungsunterscheidung	13
2.7	Kurvendokumentation	14
3	*Untersuchung des arteriellen Systems*	15
3.1	Vorbemerkung	15
3.2	Untersuchung mit nichtdirektionalen USD-Geräten bei peripherer AVK......................	16
3.2.1	Periphere Blutdruckmessung	16
3.2.1.1	Methodisches Vorgehen	20
3.2.1.2	Fehlerquellen	23
3.2.1.3	Bedeutung der peripheren Blutdruckmessung mit nichtdirektionalen USD-Geräten	27
3.2.2	Weitere Untersuchungsmöglichkeiten	28
3.3	Untersuchung des arteriellen Systems mit direktionalen USD-Geräten................	29
3.3.1	Vorbemerkung	29
3.3.2	Allgemeines zur Untersuchung direkt beschallbarer, großer Arterien bei AVK...................	33
3.3.3	Direktionale USD-Untersuchung peripherer Arterien . .	36
3.3.3.1	Typische Befunde bei der direktionalen USD-Untersuchung peripherer Arterien	36
3.3.3.2	Spezielle Auswertungsverfahren	45
3.3.3.3	Gang der praktischen Untersuchung des peripheren arteriellen Systems mit USD	49

3.3.4	Direktionale Doppler-Untersuchung der Aorta abdominalis	54
3.3.5	USD-Untersuchung der hirnversorgenden Arterien	55
3.3.5.1	Indirekte orbitale Untersuchung	55
3.3.5.2	Direkte USD-Untersuchung der A. carotis communis und ihrer Äste	68
3.3.5.3	USD-Untersuchung der A. vertebralis	93
3.3.5.4	Zusammenfassende Darstellung des Untersuchungsprogramms der hirnversorgenden Arterien – Zuverlässigkeit, Probleme und Fehlerquellen	100
4	*Untersuchung des venösen Systems*	110
4.1	Vorbemerkung	110
4.2	Methodisches Vorgehen	111
4.2.1	Akute tiefe Venenthrombose	119
4.2.1.1	Zusätzliche Methodik	124
4.2.2	Veneninsuffizienz	132
4.2.3	Funktionelle Untersuchung der Perforansvenen	140
4.2.4	Funktionelle Untersuchungen bei segmentaler Insuffizienz von Stammvenen	143
4.2.5	Fehlermöglichkeiten	144
4.2.6	Gang der praktischen Untersuchung des Bein-Becken-Venensystems mit USD	148
4.2.7	Differentialdiagnostische Abgrenzung von oberflächlicher Thrombophlebitis und Lymphangitis	151
4.2.8	USD-Untersuchung im Stehen	151
4.2.9	Spezielle Bedeutung der USD-Untersuchung für die Phlebologie	151
5	*USD-Untersuchung bei Vitien*	153
5.1	Aorteninsuffizienz	153
5.2	Idiopathische hypertrophische Subaortenstenose	153
5.3	Aortenisthmusstenose	157
5.4	Weitere Untersuchungsmöglichkeiten	158
6	*Spezielle Anwendungen der USD-Methode*	160
6.1	In der inneren Medizin einschließlich Intensivmedizin	160
6.2	In der Gefäßchirurgie und Radiologie	170
6.3	In der Urologie und Andrologie	171
6.4	In der Gynäkologie und Geburtshilfe	175
6.5	In der Arbeitsmedizin	176

7	*Weiterentwicklungen in der angiologischen Ultraschalldiagnostik*	177
7.1	Spektrumanalyse (Frequenzanalyse)	177
7.2	Bildgebende Untersuchungen des Kreislaufsystems . . .	181
7.2.1	Impuls-Echo-Verfahren (Ultraschall-B-Bild)	183
7.2.2	Zweidimensionales USD-System	183
7.3	Transkranielle Doppler-Sonographie	186
7.4	Quantitative Verfahren	190
7.4.1	Mehrkanalige gepulste Doppler-Systeme	190
7.4.2	Duplexsonographie	191
7.4.2.1	Allgemeine Einführung	191
7.4.2.2	Gerätetechnik	194
7.4.2.3	Einsatzmöglichkeiten	195
7.5	Aktuelle Entwicklungen in der angiologischen Ultraschalldiagnostik	202
7.6	Bewertung der modernen Weiterentwicklungen in der angiologischen Ultraschalldiagnostik	203
8	*Gefährdung durch die Ultraschall-Doppler- und Duplexuntersuchung?*	205
9	*Schlußbemerkung*	206
10	*Anhang*	208
11	*Literatur*	233
12	*Sachverzeichnis*	235

1 Allgemeine Vorbemerkung und Einleitung

Von einer aufregenden, geheimnisvollen Neuentdeckung hat sich die diagnostische Anwendung des Ultraschalls – und nicht zuletzt der Ultraschall-Doppler-Technik – zu einem wertvollen Werkzeug in der täglichen Praxis entwickelt.

Dennoch ist die ursprüngliche Faszination, wie sie von wichtigen neuen Entdeckungen oft ausgeht, keineswegs verflogen. Diese im Grunde einfache Untersuchungsmethode führt immer noch zu neuen Anwendungen und Erkenntnissen, woran die stürmischen Fortschritte in der Gerätetechnik wesentlichen Anteil haben; es sei speziell die Duplexsonographie hervorgehoben [24].

Diese ganze Entwicklung ist noch keineswegs abgeschlossen. Im Gegenteil, wir stehen nicht am Anfang vom Ende, sondern mitten in der Entwicklung. Dies bedeutet aber auch, daß diese Methoden nun breiten Eingang in die praktische Anwendung finden müssen.

Die *Ultraschall-Doppler-Untersuchung* ist eine gefahrlose, je nach Fragestellung wenig bis mäßig zeitaufwendige Methode, die in den Grundzügen relativ leicht erlernt werden kann und gut reproduzierbare Ergebnisse mit hohem Aussagewert liefert. Unter den einfachen, nicht invasiven, apparativen Methoden in der Angiologie gilt sie heute allgemein als diejenige, die für Klinik und Praxis am besten geeignet ist, da sie die preisgünstigste und vielseitigste angiologische Untersuchungsmethode ist. Sie geht auf Satomura u. Kaneko (1960) und Franklin et al. (1961) zurück. Der nächste Schritt in einer differenzierten angiologischen Stufendiagnostik wäre die Duplex-Sonographie, die zunehmend auch Eingang in die Praxis findet [24].

Dieses Buch soll eine rasche und konzentrierte Einarbeitung in die Ultraschall-Doppler-Methode ermöglichen. Aus diesem Grund wurde bewußt die Darstellung durch einen Autor gewählt, um Wiederholungen zu vermeiden und einen konsequenten, einheitlichen Aufbau zu erreichen. Es beruht u.a. auf den Erfahrungen aus regelmäßigen Ultraschall-Doppler-Fortbildungskursen, die vom Autor seit 1978 organisiert und durchgeführt werden.

Die Schwerpunkte wurden so gesetzt, wie sie sich aus einer etwa 25jährigen praktischen angiologischen Tätigkeit, zeitweise in einer großen poliklinischen Kreislaufambulanz, ergeben hatten. Alle Fallbeispiele sind eigene Untersuchungen, die gegebenenfalls durch Kontrolluntersuchungen und geeignete Referenzmethoden – oft durch die Angiographie, in letzter Zeit regelmäßig durch die Duplexsonographie – diagnostisch abgeklärt wurden. Statistische Angaben sind Mittelwerte, die auf der Zusammenfassung der eigenen Ergebnisse und Daten aus größeren Literaturstudien beruhen.

Dieses Buch stellt die Ultraschall-Doppler-Methode in ihrer Bedeutung zur Untersuchung des *gesamten* peripheren Kreislaufs dar, nicht als Spezialität eines

Spezialfachs. Es wendet sich daher an jeden angiologisch interessierten Arzt, sei er Allgemeinarzt, Internist, Neurologe, Chirurg, Orthopäde, Ophthalmologe u. a. Kardiologische Befunde und Untersuchungsmöglichkeiten werden nur insoweit angesprochen, wie sie für den Nichtspezialisten von Bedeutung sind.

Zur kurzen Einführung in die Doppler-Sonographie ist im gleichen Verlag ein kleines Taschenbuch erschienen, das z. B. auch zur Vorbereitung für Prüfungskolloquien dienen kann [23].

Bei der Untersuchung der in diesem Buch gezeigten Fallbeispiele wurden folgende Doppler-Geräte verwendet: BV 762, Kranzbühler, Solingen; Dynaflow BD-3, HMT, Monheim; Sonodop 4000, Sonotechnik, Landsham u. a.

Wichtige Abkürzungen

A.	Arteria
AIS	akrales Ischämiesyndrom
AVK	arterielle Verschlußkrankheit
cw	continuous wave (kontinuierliche Ultraschallaussendung im Gegensatz zur gepulsten bei den bildgebenden Ultraschallverfahren)
HTG	Hämotachygramm (nicht allgemein akzeptierter Ausdruck)
USD	Ultraschall-Doppler
V.	Vena

1.1 Zur Bedeutung der Herz-Kreislauf-Erkrankungen

Die thromboembolischen und degenerativen Herz-Kreislauf-Erkrankungen machen bei uns über 50% der Gesamtmortalität aus. Allein an Herzinfarkten versterben z. Z. über 100000 Menschen pro Jahr mit bislang noch eher steigender Tendenz, an Hirngefäßerkrankungen ca. 100000 und an Lungenembolien etwa 30000.

Etwa 2% der 35- bis 44jährigen und 6% der 45- bis 54jährigen Männer haben eine periphere arterielle Verschlußkrankheit. Die Prävalenzwerte für die zerebralen und koronaren Gefäßerkrankungen sind etwa entsprechend [19, 23].

Die durchschnittliche Prävalenz an peripheren Venenveränderungen bei der Bevölkerung über 15 Jahre beträgt etwa 70%, bei 15% haben diese Veränderungen Krankheitswert [22]. In Deutschland soll es rund 1,3 Millionen Patienten mit postthrombotischem Syndrom geben. In einem allgemeininternistischen Sektionsgut liegt die Häufigkeit der tiefen Venenthrombose zwischen 40% und 60%, die Prävalenz an Lungenembolien zwischen 15% und 20% [12].

Die Herz-Kreislauf-Erkrankungen sind mit über 40% die weitaus häufigste Ursache für eine Frühinvalidität. So haben über 50% der Schlaganfallpatienten das 65. Lebensjahr noch nicht erreicht und waren noch berufstätig.

Diese Zahlen belegen eindrucksvoll die sozialmedizinische Bedeutung der Kreislauf-Erkrankungen und die Notwendigkeit einer ungefährlichen, raschen, kostengünstigen Primärdiagnostik an vorderster Front von ausreichend hoher Sensitivität und Spezifität [19, 22, 24].

In diesem Zusammenhang ergeben sich für die USD-Untersuchung allgemein die unter 1.2 erwähnten Indikationen.

1.2 Indikationen zur USD-Untersuchung

In der weiterführenden Diagnostik folgt heute immer die Duplexsonographie [24].

a) In der differentialdiagnostischen Abklärung von Symptomen, die auf eine zerebrale (z. B. auch Schwindel-, Tinnitusabklärung) oder periphere AVK oder eine periphere Venenthrombose oder ein postthrombotisches Syndrom weisen, steht die USD-Untersuchung am *Anfang* der apparativen Untersuchungen nach der klinischen Untersuchung.
b) Bei jeder Symptomatik, die auf eine periphere oder zerebrale AVK oder auf eine periphere Venenerkrankung weist, und die angiographisch abgeklärt werden soll, muß *vor* der Angiographie die USD-Untersuchung erfolgen.
c) Schweregradbeurteilung einer peripheren AVK.
d) Nachweis einer peripheren AVK im klinisch noch stummen Stadium durch Belastungstests.
e) Schweregradbeurteilung und Differenzierung der Veneninsuffizienz.
f) Verlaufsbeobachtung einer peripheren und zerebralen AVK und einer tiefen Venenthrombose.
g) Vermeidung überflüssiger Angiographien; in bestimmten Fällen Ersatz der Angiographie vor gefäßchirurgischen Eingriffen (Thrombendarteriektomie der A.carotis interna (Reimer et al., 1980); Thrombektomie bei Beckenvenenthrombose?) bei weitgehend eindeutigem USD-Befund und Ergänzung durch die Duplex-Sonographie.
Nach einem Schlaganfall besteht heute die Primärdiagnostik aus USD- und Duplex-Untersuchung und Computer-Tomogramm; eine Angiographie ist dabei nicht mehr indiziert.
h) Ausschluß einer AVK der hirnversorgenden Arterien vor geplanten koronar- oder periphergefäßchirurgischen Eingriffen.
i) Verlaufsbeobachtung nach gefäßchirurgischen Eingriffen oder nach perkutaner Katheterrekanalisation oder Thrombolyse.
j) Hilfsmethode zum Nachweis bestimmter Herzvitien, v. a. der Aorteninsuffizienz und der subvalvulären Aortenstenose; dabei auch in gewissem Umfang eine Schweregradbeurteilung möglich (s. Kap.5).
k) Nachweis einer lokalen (Tumor; *AV*-Fistel) oder generalisierten (Hyperthyreose; hyperkinetisches Herzsyndrom) Hyperzirkulation.
l) Spezialindikationen (s. Kap.6).
m) Begutachtungen von vaskulären Schäden und Erkrankungen, da dabei vor allem eine funktionelle Beurteilung erforderlich ist und angiographische Untersuchungen nicht duldungspflichtig und daher üblicherweise kontraindiziert sind. Für die Bewertung der diagnostischen „Wahrscheinlichkeit" ist die USD-Untersuchung fast immer ausreichend [22].

4 Allgemeine Vorbemerkung und Einleitung

Zur Würdigung der Bedeutung einer ungefährlichen, nicht invasiven, hoch aussagekräftigen Methode zur Einengung der Angiographieindikation (s. 1.2b) sind in Tabelle 1.1 die Komplikationsraten bestimmter arteriographischer Untersuchungen aus einer umfangreichen Literaturrecherche im Jahre 1983 wiedergegeben; mit Kontrastmittelreaktionen wäre bei phlebographischen Untersuchungen beziehungsweise intravenöser Kontrastmittelgabe in gleichem Umfang zu rechnen. Es muß aus heutiger Sicht allerdings eingeräumt werden, daß bei Verwendung moderner nichtionischer Kontrastmittel und kleinkalibriger Katheter die Komplikationsraten wahrscheinlich deutlich geringer anzusetzen sind. Lumbale Aortographien werden üblicherweise nicht mehr durchgeführt.

Abbildung 1.1 zeigt die Stellung der USD-Untersuchung in der allgemeinen diagnostischen Strategie bei arteriellen und venösen Durchblutungsstörungen.

Tabelle 1.1. Komplikationen bei Katheterangiographien und lumbalen Aortographien mit ionischen Kontrastmitteln (Zusammenfassung von 11 Studien aus verschiedenen Ländern, Prozentzahlen) (n = 131 426)

Kontrastmittelreaktionen insgesamt	1,49	
Leichte Komplikationen	3,48	
Mittelschwere Komplikationen	0,92	
Schwere Komplikationen	**0,64**	
(Nichtberücksichtigte Extremwerte für schwere Komplikationen: 5,5 und 22,2)		
Exitus	**0,107**	
Neurologische Komplikationen	0,36	
in Abhängigkeit von zerebraler Vorschädigung:	keine	0,31
	leichtes Defizit	0,69
	schweres Defizit	1,21

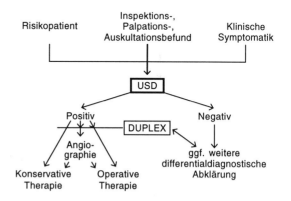

Abb. 1.1. Vorgehensstrategie bei Verdacht auf arterielle und venöse Durchblutungsstörungen

2 Technische Grundlagen

2.1 Zum Wesen der Ultraschallwellen im Rahmen der biologisch-medizinischen Diagnostik

Ultraschallwellen (US-Wellen)

- sind an Materie gebundene mechanische Dichtewellen mit einer Frequenz von > 20000 Hz (jenseits des menschlichen Hörvermögens – daher „Ultraschall") (Schallbereiche s. Tabelle 2.1);
- werden erzeugt durch Anlegen einer elektrischen Wechselspannung an piezoelektrische Kristalle („Transducer"). Der Effekt ist umkehrbar, so daß der Sender auch als Empfänger verwendet werden kann (speziell bei den gepulsten US-Systemen; bei der Doppler-Sonographie mit kontinuierlicher Schallaussendung – cw-Doppler – gesonderter Empfangskristall);
- höherer Frequenz können – Lichtwellen vergleichbar – gebündelt und gerichtet werden;
- breiten sich im biologischen Gewebe (vom Knochen abgesehen) mit annähernd gleichmäßiger Geschwindigkeit aus (~ 1550 m/s);
- werden an biologisch-akustischen Grenzflächen (mit Impedanzänderung) ganz oder teilweise (biologische Grenzflächen) reflektiert. Die so entstandenen Echos sind die „Informationsträger" der Ultraschalldiagnostik;
- werden auf ihrem Wege auch noch durch Streuung und Absorption fortlaufend geschwächt (etwa 1 dB pro 1 MHz und 1 cm). Diese „Dämpfung" muß auf der Empfängerseite des Gerätes für die B-Bild-Sonographie elektronisch ausgeglichen werden („Tiefenausgleich");
- geringer Intensität (in der Diagnostik < 10 mW/cm^2) können als unschädlich angesehen werden („Zone minimaler Gefährdung").

Tabelle 2.1. Schallbereiche

200 Hz–20 kHz	Hörbereich
2,5–10 MHz	Sonographie, Duplexsonographie (um 7,5 MHz hochauflösend)
20 MHz	„höchstauflösende" Sonographie (intravaskulär, Dermatologie)
150 MHz	Ultraschall-Mikroskopie
1 GHz	Hyperschall

2.2 Vorbemerkung zur Doppler-Sonographie

Es gibt *nichtdirektionale* USD-Geräte, die lediglich Blutströmung nachweisen, aber nicht die Blutströmungsrichtung angeben können, und *(bi-)direktionale* Geräte mit der Möglichkeit zur Feststellung der Blutströmungsrichtung.

Die Bedienung der kleinen, zuverlässigen, preisgünstigen nichtdirektionalen Geräte (Taschengeräte) ist so vereinfacht worden, daß sie für grundlegende angiologische Untersuchungen einer eingearbeiteten Hilfskraft übertragen werden kann. Bereits mit diesen einfachen Geräten können in der täglichen Praxis hochwertige diagnostische Informationen aus dem akustischen Doppler-Signal gewonnen werden (periphere arterielle Blutdruckmessung, orientierende Venendiagnostik) (Abb. 2.1). Die direktionalen Geräte sind inzwischen in Handhabung und Technik weit ausgereift mit 2 bis 3 Ultraschallfrequenzen, Systemen zur simultanen Darstellung von Vor- und Rückflüssen (Frequenzanalyse, Outphaser-Technik), stereophoner Wiedergabe von Vor- und Rückfluß und Mehrfachschreiber und eröffnen ein eindrucksvolles Repertoire an angiologischer Diagnostik (Abb. 2.2).

In Tabelle 2.2 sind die technischen Möglichkeiten nichtdirektionaler und direktionaler Doppler-Geräte gegenübergestellt.

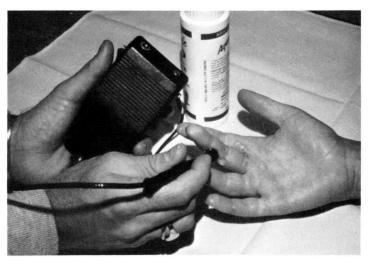

Abb. 2.1. Kleines, nichtdirektionales Ultraschall-Doppler-Gerät (Taschengerät) zur Untersuchung der peripheren Arterien, hier der Digitalarterien. Damit ist nur eine akustische Beurteilung möglich

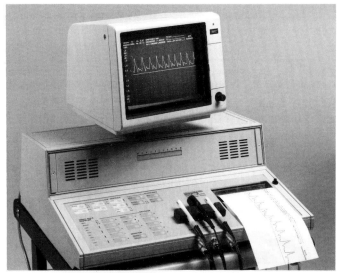
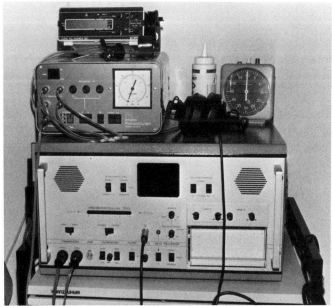

Abb. 2.2. *Oben:* Direktionales Ultraschall-Doppler-Gerät mit 3 Sendefrequenzen; Möglichkeit zur simultanen Darstellung von Vor- und Rückflüssen und Zweikanalschreiber zur Feststellung von Strömungsrichtung und -geschwindigkeit (bzw. Frequenzverschiebung). *Unten:* Angiologischer Untersuchungsplatz zusätzlich mit elektronischem Pulsoszillographen und Gerät zur perkutanen pO_2-Messung

8 Technische Grundlagen

Tabelle 2.2. USD-Geräte

Gegenüberstellung nichtdirektionale/direktionale USD-Geräte

	Nichtdirektional	Direktional
Flußrichtung	Nein	Ja
Strömungsgeschwindigkeit	Nein (akustisch grob abschätzbar)	Semiquantitativ
Eindringtiefe	Begrenzt (üblicherweise nur 1 Frequenz)	Variabel
Primärdokumentation	Nein	Ja

Ausstattung direktionaler USD-Geräte

Mindestanforderungen	Wünschenswert
– 2 Sonden, 3–5 und 8–10 MHz	– 3 Sonden (2 MHz)
– Schreiber-Registrierbreite 8 cm	– Zweikanal-Schreiber
– Anzeigelinearität	– Monitor (evtl. Speichermöglichkeit mit nachträglichem Ausdruck)
– Eichmöglichkeit (Eichtreppe)	– Eichanzeige in Hertz
– Darstellung von instanter Summenkurve, instanter Vor- und Rückflußkurve	– getrennte Kanalverarbeitung mit simultaner Darstellung (z. B. instante Summen- plus Trendkurve)
– Kanaltrennung (Vor- und Rückfluß) > 27 db	– Kanaltrennung > 32 db – Frequenzspektrumanalyse (Fast-Fourier-Transformation) – externer Eingang (Aux) – Videoausgang (– Frequenzanalyse)

2.3 Physikalische Prinzipien

Ultraschall: s. 2.1 und Tabelle 2.1.

Die *US-Doppler-Technik* beruht auf 2 physikalischen Grundprinzipien:

a) Auf der Fähigkeit von hochfrequentem *Ultraschall* biologische Gewebe zu durchdringen und an Grenzflächen unterschiedlicher akustischer Dichte teilweise reflektiert zu werden.
b) Auf der Frequenzverschiebung des reflektierten US gegenüber der Sendefrequenz, die aufgrund des Doppler-Effekts auftritt, wenn sich diese Grenzflächen in Bewegung befinden [7].

In Blutgefäßen wird Ultraschall v. a. an den Erythrozyten reflektiert. Die USD-Geräte weisen also anhand der Frequenzänderung des an den vorbeiströmenden Blutkörperchen reflektierten Ultraschalls arterielle und venöse Blutströmung nach. Das registrierte Signal hängt dabei qualitativ und quantitativ von der Blutströmungsgeschwindigkeit und ihren Änderungen ab. (In entsprechender Weise mißt die Polizei mit Radargeräten die Geschwindigkeit von Fahrzeugen.) Allgemein erlaubt die USD-Methode – abgesehen von der peripheren arteriellen Druckmessung – nur eine Diagnostik über eine signifikante Änderung der Hämodynamik.

2.4 Feststellung der Blutströmungsgeschwindigkeit

Ein Sender im Kopf der Doppler-Sonde schickt Ultraschallwellen aus, die von den vorbeiströmenden Erythrozyten unter entsprechender Frequenzänderung (Doppler-Effekt) reflektiert und von einem Empfänger im Sondenkopf aufgenommen werden (Abb. 2.3). Dabei gilt folgende Beziehung:

$$\Delta F = V \cdot \frac{2F_a \cdot \cos\beta}{c}.$$

ΔF = Differenz zwischen der ausgesandten Frequenz (F_a) und der reflektierten (empfangenen) Frequenz des Ultraschalls,
V = Blutströmungsgeschwindigkeit,
β = Einfallswinkel des ausgesandten Schallstrahls zur Längsachse des Gefäßes,
c = Geschwindigkeit des Ultraschalls im Gewebe (ca. 1550 m/s).

Soweit $\frac{2F_a \cdot \cos\beta}{c}$ konstant zu halten ist, gilt:

ΔF proportional V,

der Frequenzunterschied ist direkt proportional zur Blutströmungsgeschwindigkeit (ΔF ist ein Analogsignal der Blutströmungsgeschwindigkeit).

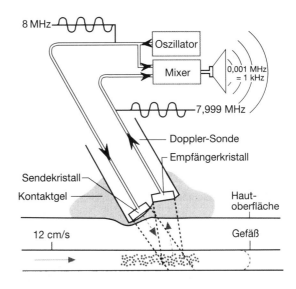

Abb. 2.3. Prinzip der Ultraschall-Doppler-Untersuchung: Der an den vorbeiströmenden Blutkörperchen reflektierte Ultraschall zeigt gegenüber dem ausgesandten eine von der Blutstromgeschwindigkeit abhängige Frequenzverschiebung (Doppler-Effekt). (Nach [22])

Ferner gilt: Bewegt sich der Blutstrom auf die Sonde zu, kommt es nach dem Doppler-Prinzip beim reflektierten Ultraschall zu einer Frequenzerhöhung, entfernt er sich von der Sonde, kommt es zu einer Frequenzerniedrigung (s. Abb. 2.3).

Die verwendeten Ultraschallfrequenzen sind so gewählt, daß diese Frequenzänderungen, das heißt der Nettobetrag der „Doppler-Verschiebung", im hörbaren Bereich liegen (80–10 000 Hz). Dabei entspricht im akustischen Signal ein hoher Ton einer schnellen (z. B. arteriellen) und ein tiefer Ton einer langsamen (z. B. venösen) Blutströmung.

Das deutlichste Doppler-Signal erhält man in der Regel, wenn Doppler-Sonde (Schallstrahl) und Gefäßachse einen Winkel von 45° bilden. Beträgt der Winkel 90° ($\cos \beta = 0$), kann die Blutströmung kein Signal liefern; lediglich die Gefäßwandbewegungen führen zu schwachen Doppler-Signalen. Der 45°-Beschallungswinkel bedeutet dabei einen Kompromiß aus ausreichender Doppler-Frequenzverschiebung (maximal bei 0°) und reflektierter Schallenergie am Empfänger (maximal bei 90°). Zur Orientierung sei darauf hingewiesen, daß die oberflächennahen Gefäße üblicherweise weitgehend parallel zur Hautoberfläche verlaufen.

Das unverarbeitete Doppler-Signal ist ein Frequenzspektrum (s. Abb. 2.3 und 3.37), in das die unterschiedlichen Geschwindigkeiten der einzelnen Blutstromschichten eingehen (z. B. normales paraboloides Strömungsprofil – vgl. Abb. 2.3). Daraus wird im Idealfall die vorherrschende momentane (instante) Geschwindigkeit elektronisch integriert (Medianwert) und als Kurve registriert, sofern keine Frequenzanalyse dargestellt wird (s. 7.1).

2.5 Arbeitsfrequenzen der Ultraschall-Doppler-Geräte

Es werden – von Spezialindikationen abgesehen – bevorzugt Doppler-Geräte mit Arbeitsfrequenzen von 8–10 MHz und/oder 4–5 MHz verwendet. Für die Auswahl gerade dieser Frequenzen sind 2 Gesichtspunkte entscheidend:

a) Von der Frequenz ist die Eindringtiefe abhängig. Je höher die Frequenz, desto geringer die Eindringtiefe:
   – bei 10–8 MHz maximal 2,5–3,5 cm;
   – bei 4 MHz maximal 8 cm.
   Diese maximale Eindringtiefe muß bei der Untersuchung tiefliegender Gefäße bedacht werden, z. B. der V. cava inferior, der A. vertebralis oder auch der A. und V. poplitea bei adipösen Patienten (s. Abb. 3.23, 3.54).

b) Andererseits: Von der US-Frequenz ist die geringste noch nachweisbare Blutströmungsgeschwindigkeit abhängig:
   – bei 8 MHz etwa 3 cm/s minimal.

Dies kann bei extremer Verlangsamung der Blutströmungsgeschwindigkeit von Bedeutung sein, z. B. in der Diastole, bei Shuntumkehr in der A. supratrochlearis/A. ophthalmica oder bei peripherer Ischämie und allgemein im venösen Bereich. Zum Vergleich: Die *maximale* systolische Blutströmungsgeschwindigkeit

Tabelle 2.3. Beziehungen zwischen Ultraschall-Sendefrequenz, Blutstromgeschwindigkeit, Ultraschallstrahl-Einfallswinkel und Doppler-Frequenzverschiebung

Sendefrequenz F_a [MHz]	Blutstromgeschwindigkeit V [cm/s]	Winkel β [Grad]	Doppler-Frequenzverschiebung ΔF [kHz]
4,0	50	0 (cos 0° = 1)	2,6
5,0	50	0	3,2
7,5	50	0	4,9
8,0	50	0	5,1
5,0	100	0	6,5
5,0	150	0	9,7
7,5	100	0	9,7
7,5	150	0	14,6
5,0	50	30	2,8
5,0	50	45	2,2
5,0	50	60	1,6
5,0	50	90 (cos 90° = 0)	0
5,0	100	30	5,6
5,0	100	45	4,4
5,0	100	60	3,2

in den größeren Arterien kann mehr als 1 m/s erreichen; die *mittlere* Strömungsgeschwindigkeit beträgt bei gesunden jungen Männern in der A. femoralis 15,2 ± 5,6 cm/s bei einem mittleren Stromzeitvolumen von etwa 3,5 ml/s; die mittlere Strömungsgeschwindigkeit in der V. femoralis liegt bei 16,2 ± 7,8 cm/s.

Für spezielle, z. B. wissenschaftliche Fragestellungen können höhere Frequenzen erforderlich sein, ggf. auch niedrigere (transkranielle Doppler-Sonographie (s. 7.3)).

Tabelle 2.3 zeigt die Zusammenhänge zwischen US-Sendefrequenz, Einfallswinkel, Doppler-Frequenzverschiebung und Blutströmungsgeschwindigkeit.

Die vorgegebenen US-Frequenzen können ganz schematisch folgendermaßen eingesetzt werden:

8–10 MHz für alle kleinen, oberflächennahen, potentiell langsam durchströmten Gefäße: Knöchel- und Vorfußarterien, A. cubiti, Unterarm-, Hand- und Digitalarterien, A. supratrochlearis und supraorbitalis, Äste der A. carotis externa; V. saphena magna und parva, oberflächliche Armvenen und V. jugularis externa.

4–5 MHz für alle größeren, tiefer gelegenen Gefäße: Kniekehle, Oberschenkel, Leistenbeuge (Aorta abdominalis und V. cava inferior), Oberarm, Schultergürtel und Hals.

(So ist z. B. die Beschallung der Karotis-Strombahn üblicherweise mit der 8 MHz-Sonde möglich aber nicht sinnvoll, da die Strömungsgeschwindigkeiten immer relativ hoch, Signale von kleinen überkreuzenden Halsarterien unerwünscht und die möglichst weit proximale und distale Beschallung erforderlich sind. Dagegen ist es unsinnig, z. B. die A. supratrochlearis/supraorbitalis mit 4 MHz zu beschallen, da hierbei auch noch extrem langsame Strömungsgeschwindigkeiten erfaßt werden müssen.)

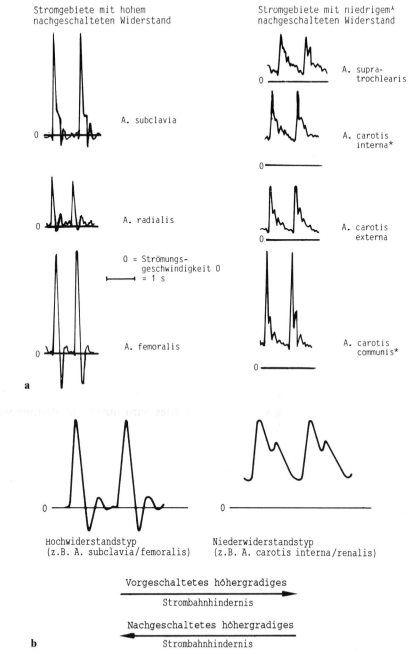

Abb. 2.4. a Charakteristische Doppler-Kurven (Hämotachygramme = HTG) einiger Arterien, die der Doppler-Sonde zugänglich sind. Positive Ausschläge bedeuten orthograde, negative retrograde Blutströmung. Die Extremitätenarterien zeigen demnach in der frühen Diastole einen Blutrückstrom („Dip"). Die Amplitudenhöhe entspricht der Blutströmungsgeschwindigkeit (0 = 0 cm/s). **b** Umwandlung eines HTG vom „Hochwiderstandstyp" in eines vom „Niedrigwiderstandstyp" und umgekehrt

2.6 Richtungsunterscheidung

Da sich bei einer Strömung auf die Sonde zu eine (bezogen auf die Sendefrequenz) positive Doppler-Verschiebung ergibt, bei entgegengesetzter Strömung eine negative, läßt sich aus dem Doppler-Signal auch die Strömungsrichtung bestimmen [7].

Die Frequenzänderung, die bei direktionalen Geräten neben der Geschwindigkeit auch die Richtung der Blutströmung angibt, wird über einen Lautsprecher oder Kopfhörer „hörbar" gemacht – gegebenenfalls in Zweikanaltechnik nach Vor- und Rückfluß „stereophon" getrennt. Die aufgezeichnete Doppler-Kurve, deren Verlauf Geschwindigkeits- und Richtungsänderungen dokumentiert („Hämotachygramm" (HTG)), läßt eine subtile qualitative und z. T. quantitative Beurteilung zu (Abb. 2.4 a, b).

Im Gegensatz zur ursprünglichen Technik ermöglichen es moderne *Trennsysteme* (Outphaser, Frequenzanalyse) auch, *gleichzeitig* vorhandene Vor- und Rückflußanteile präzise zu differenzieren und getrennt akustisch wiederzugeben und aufzuzeichnen (instanter Vor- und Rückfluß). Aus diesen getrennten Vor- und Rückflußkurven kann die instante Summenkurve (integriertes instantes Hämotachygramm) gebildet werden; ferner besteht die Möglichkeit, aus dieser Summen- eine über 5 oder 7 s gemittelte Trendkurve abzuleiten, die die mittlere Strömungsgeschwindigkeit angibt (Abb. 2.5).

Moderne Ultraschall-Doppler-Geräte arbeiten mit einer hohen Anzeigeempfindlichkeit auf der Basis von Nulldurchgangsdetektoren. Anderseits darf die untere Empfindlichkeitsgrenze, die „Ansprechschwelle", nicht so niedrig gewählt werden, daß schwache Signale aus der Umgebung eines Gefäßes oder z. B. Umgebungsgeräusche die Messung stören könnten. Dies wird durch Zuschaltung von elektronischen Filtern nach Möglichkeit vermieden.

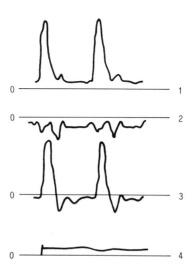

Abb. 2.5. Doppler-Kurve der A. subclavia bei Aortenklappeninsuffizienz mit Outphaser-Technik aufgezeichnet. *1* Instanter Vorfluß (orthograd); *2* instanter Rückfluß (retrograd); *3* Summenkurve aus Vor- und Rückfluß; *4* Trendkurve (mittlere Strömungsgeschwindigkeit)

2.7 Kurvendokumentation

Nach den *Apparaterichtlinien* zur Gefäßdiagnostik mit direktionalen cw-Doppler-Geräten wird eine fortlaufende Registriermöglichkeit einer der Doppler-Verschiebung (angegeben in Hertz, nicht in cm/s) und Strömungsrichtung proportionalen Spannung gefordert, wobei die Lage der Nullinie fortlaufend erkennbar sein muß. Die Schreibbreite muß bei Geräten mit Einfachschreibern mindestens 80 mm betragen. Neuerdings werden auch computergerechte Dokumentationen (Menu-Darstellung) akzeptiert.

Die Kurvendokumentation kann die unmittelbare akustische Diagnosestellung nicht ersetzen. Sie dient der Kontrolle und zuverlässigeren Quantifizierung des Höreindrucks und der Dokumentation der bei der Untersuchung gestellten Diagnose, u. a. für Verlaufskontrollen oder den Vergleich zwischen verschiedenen Untersuchern. Man dokumentiert also einen Befund und befundet kein Dokument! Aufgrund des Höreindrucks werden Seitendifferenzen oft überschätzt.

Andererseits gelingt dem Geübten ohne wesentlichen Zeitverlust durchaus eine zuverlässige Dokumentation des diagnostischen Befunds, die sich neben der Verlaufskontrolle gut zur Demonstration und Ausbildung eignet. Die Übereinstimmung der aufgezeichneten Doppler-Kurven ist zwischen verschiedenen entsprechend ausgebildeten Untersuchern nach unseren Erfahrungen bemerkenswert gut, bei Normalbefunden praktisch 100%, bei relevanten pathologischen Befunden um 90%.

In der Praxis empfiehlt sich eine gewisse Schematisierung bei der üblichen Befundaufzeichnung: Z. B. fixe Einstellung der Nullinie; bestimmte Eicheinstellungen für bestimmte Untersuchungen; Aufzeichnung der *arteriell orthograden Strömung* immer *nach oben,* der *venösen nach unten.* Bei Geräten mit Zweikanalschreibern und Outphaser-Technik hat es sich bewährt, mit einem Kanal die übliche instante Summenkurve aufzuzeichnen, mit dem anderen den instanten Rückfluß, um Rückflußanteile bei Turbulenzen dokumentieren (Abb. 2.5, 7.1) und venöse Überlagerungen (Abb. 3.54) abschätzen zu können. Oder man zeichnet mit dem zweiten Kanal die mittlere Blutstromgeschwindigkeit (Trendkurve) auf (Abb. 2.5), was einen sofortigen und genauen Seitenvergleich ermöglicht.

3 Untersuchung des arteriellen Systems

3.1 Vorbemerkung

Die für die Hämodynamik wichtigsten quantitativen Parameter sind *Druck* und *Stromzeitvolumen*. Mit der USD-Technik läßt sich in peripheren, auch in ganz kleinen, akralen Gefäßen Blutströmung nachweisen und damit ggf. für eine Druckmessung nutzbar machen. In gewissem Umfang sind auch semiquantitative Aussagen über das Stromzeitvolumen möglich.

Die nichtdirektionalen USD-Geräte haben Sendefrequenzen von 8–10 MHz, eignen sich also zur Untersuchung oberflächennaher Gefäße.

Zur Orientierung über die Anatomie der Arm- und Beinarterien zeigt Abb. 3.1 je ein entsprechendes Schema.

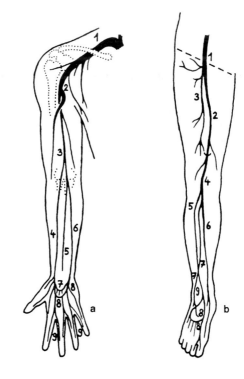

Abb. 3.1. a Schema der Armarterien: *1* A. subclavia; *2* A. axillaris; *3* A. brachialis; *4* A. radialis; *5* A. interossea; *6* A. ulnaris; *7* Arcus palmaris profundus; *8* Arcus palmaris superficialis; *9* Aa. digitales

b Schema der Beinarterien: *1* A. femoralis; *2* A. femoralis superficialis; *3* A. profunda femoris; *4* A. poplitea; *5* A. tibialis anterior; *6* A. tibialis posterior; *7* A. fibularis; *8* A. dorsalis pedis; *9* A. tarsea lateralis. (Nach [19])

3.2 Untersuchung mit nichtdirektionalen USD-Geräten bei peripherer AVK

3.2.1 Periphere Blutdruckmessung

Normalerweise ist der systolische Knöchelarteriendruck in Ruhe gleich hoch oder höher als der Druck am Oberarm, so daß der Quotient

Knöcheldruck : Oberarmdruck ≥ 1

ist. Statt dessen kann auch der Druckgradient – Knöcheldruck minus Oberarmdruck – angegeben werden, der demnach normalerweise positiv ist. Diese zentrifugalwärts fortschreitende systolische Druckzunahme vor allem in den Arterien vom muskulären Typ beruht auf einer Zunahme der Blutdruckamplitude, während der arterielle Mitteldruck entsprechend den Strömungsgesetzen zur Peripherie hin kontinuierlich abnimmt (Abb. 3.2 links). Dieses Verhalten wird als „*systolische Amplifikation*" beschrieben (Abb. 3.2 rechts).

Im Mittel beträgt der physiologische systolische Druckgradient zwischen den Knöchelarterien und der Arteria brachialis 10–25 mm Hg (1,35–3,37 kPa). Die Extremwerte schwanken zwischen – 5 und + 40 mm Hg (– 0,67 u. + 5,3 kPa). Bei Untersuchungen an jungen Männern (n = 8, Alter 26 ± 3 Jahre) betrug der mittlere Druckgradient + 7,3 ± 5,9 mm Hg und der Quotient 1,06 ± 0,05. Bei jungen Menschen ist die positive Druckdifferenz zwischen Knöchelarterien- und Oberarmdrücken oft deutlich weniger ausgeprägt als bei gesunden Personen mittleren Alters (d. h., die systolische Amplifikation nimmt zum mittleren Alter hin zu) (Tabelle 3.9).

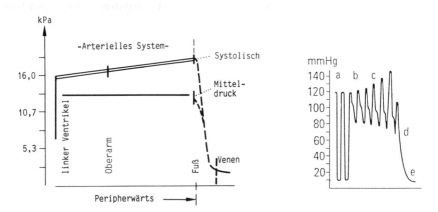

Abb. 3.2. *Links:* Arterieller Mitteldruck und systolischer Blutdruck von der Aortenwurzel bis zu den Fußarterien. Infolge einer Verbreiterung der Blutdruckamplitude kommt es mit zunehmender Entfernung von der Aortenwurzel zu einer kontinuierlichen Zunahme des systolischen Blutdrucks (10,7 kPa = 80 mmHg, 16 kPa = 120 mmHg). *Rechts:* Blutdruckverhalten vom linken Ventrikel bis in den Kapillarbereich mit Darstellung der „systolischen Amplifikation". *a* Linker Ventrikel; *b* Aorta; *c* periphere Arterie; *d* Arteriole; *e* Kapillare

Tabelle 3.1. Stadieneinteilung der peripheren AVK nach den peripheren Blutdruckwerten (Ultraschall-Doppler-Druckmessung) und Vergleich zu den Stadien nach Fontaine

Knöchelarteriendruck[a] (bei Normotonikern)	Quotient	Beurteilung
Um 100 mmHg (13,3 kPa)	0,9–0,75	„Leichte Ischämie" (etwa Stadium I–II nach Fontaine)
90–60 mmHg (12–8 kPa)	0,75–0,5	„Mittelschwere Ischämie" (etwa II–III)
$\leq$ 50 mmHg (6,7 kPa)	< 0,5	„Kritische Ischämie" = starke Gefährdung des Extremitätenabschnitts (etwa III–IV)

[a] Bei Knöchelarteriendrücken > 80 mmHg bestehen überwiegend günstige Voraussetzungen für eine Gehtrainingsbehandlung, bei Drücken < 60 mmHg meist ungünstige.

Bei arterieller Minderdurchblutung eines Beines liegt der Quotient auf der betroffenen Seite deutlich unter 1. Korrekte Druckwerte am Oberarm vorausgesetzt, d.h. beidseitige Messung mit der USD-Sonde, ggf. höheren Wert berücksichtigen, spricht eine Druckdifferenz zugunsten der oberen Extremität von mehr als 30 mmHg (4 kPa) für eine höhergradige Stenose oder Verschluß im Bereich der arteriellen Versorgung des betroffenen Beins. Knöcheldruckwerte um 10% unter dem Systemdruck, bzw. Quotienten $\leq$ 0,9 gelten bereits als sicher pathologisch. Ruhedruckwerte im Knöchelbereich um 40 mmHg (5,3 kPa) bedeuten eine akute Gefährdung des Fußes („Dauerischämie"), und poststenotische systolische Druckwerte um 20–35 mmHg (2,7–4,7 kPa) eine unmittelbare Gangrängefahr. Um 20 mmHg besteht nämlich keine arterio-venöse Druckdifferenz mehr, so daß der arterielle Blutfluß zum Stillstand kommt; der „Stagnationsdruck" kann bereits bei 35 mmHg erreicht sein. Zuverlässige Druckmessungen sind bis ca. 30–40 mmHg (4,0–5,3 kPa) bei Verwendung von 10- bis 8-MHz-Doppler-Sonden möglich.

Ein Verschluß der A. tibialis posterior führt zu einem peripheren Druckabfall von ca. 20 mmHg (2,7 kPa), ein Verschluß der A. femoralis zu einem von ca. 60 mmHg (8 kPa) und ein Kombinationsverschluß (Zweietagenverschluß) zu einem von ca. 90 mmHg (12 kPa).

Nach den mit USD gemessenen peripheren Druckwerten läßt sich eine Stadieneinteilung der peripheren arteriellen Verschlußkrankheit vornehmen, die in Tabelle 3.1 aufgeführt ist. Der Quotient bei Claudicatio intermittens liegt üblicherweise bei 0,5–0,9, bei Ruheschmerz oder Gangrän üblicherweise unter 0,5, sofern keine ganz periphere diabetische Angiopathie vorliegt. Doch haben Patienten mit einer lange bestehenden peripheren AVK, die intensiv trainiert haben, nicht selten einen Quotient unter 0,5 und befinden sich trotzdem in einem Stadium II mit Gehstrecken über 200 bis 400 m. Üblicherweise entspricht aber ein Druckquotient < 0,5 bzw. absolute Drücke < 50 mmHg einer „kritischen Extremitätenischämie".

Knöchelarteriendruckmessung nach Belastung

Die Knöcheldruckmessung *nach Belastung* (z. B. 20–40 Zehenstände in festgelegtem Rhythmus oder bei alten Patienten Fußstrecken und -heben) oder *postischämisch* nach 3 bis 5 min arterieller Okklusion am Oberschenkel (einfach standardisierbar, keine wesentlichen systemischen Auswirkungen auf den Blutdruck, mitunter aber stark schmerzhaft) erlaubt die Beurteilung der funktionellen Kapazität der Arterien bzw. des Kollateralsystems. Tabelle 3.2 gibt geeignete Belastungstests an. Beurteilungskriterien sind dabei das Ausmaß des Druckabfalls nach Belastung gegenüber dem Systemdruck und die Dauer des Wiederanstiegs zu den Ausgangswerten = „Rückkehrzeit" (Tabelle 3.4). Wichtig dabei ist auch immer der Seitenvergleich, wenn nur eine Extremität erkrankt ist. Ein Druckabfall von über 35% des Ausgangswerts gilt als pathologisch; Gesunde zeigen oft gar keinen Druckabfall. Die Rückkehrzeit verhält sich proportional zum Schweregrad der peripheren AVK: normal sind Werte unter 1 min; Werte von 5–6 min sprechen für eine noch ausreichende kollaterale Funktion. Bereits 50%ige Stenosen führen nach Belastung zu einem deutlichen peripheren Druckabfall (Abb. 3.3), so daß mit dieser Untersuchung bereits vor der typischen Symptomatik pathologische Veränderungen zu erfassen wären und in einem gewissen Umfang eine *Frühdiagnostik* betrieben werden könnte (Tabelle 3.4).

Unter Ruhebedingungen ist ein peripherer Druckabfall erst aber über 70%igen Stenosen zu erwarten (Quotient ≤ 0,9) (Abb. 3.3).

Die Druckmessung nach Belastung ist immer sinnvoll, um unklare Befunde bei Quotienten über 0,9 weiter abzuklären, und bei Quotienten zwischen 0,7 und 0,9, um die kollaterale Kompensation anhand der „Rückkehrzeit" zu beurteilen (so kann z. B. die Kompensation eines Verschlusses der A. femoralis superficialis besser sein als die einer hochgradigen Stenose). Bei Quotienten < 0,7 besteht keine Indikation für einen Belastungstest. Tabelle 3.3 zeigt die Beziehungen zwischen angiographisch-morphologischen Befunden und Doppler-Druckquotienten in Ruhe und nach Belastung.

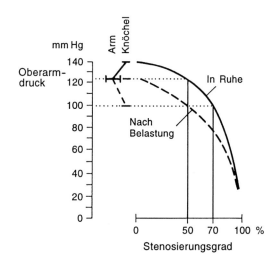

Abb. 3.3. Verhalten des systolischen Knöchelarteriendrucks in Abhängigkeit vom Schweregrad einer vorgeschalteten Stenose in Ruhe und unmittelbar nach Belastung (100 mmHg = 3,4 kPa, 120 mmHg = 16 kPa)

Periphere Blutdruckmessung

Tabelle 3.2. Geeignete Belastungstests zur Bestimmung des Blutdruckabfalls nach Belastung und der Rückkehrzeit

Zehenstände: 40 ×, 1 Zehenstand/s
Gehtest: 200 m, 120 Schritte/min
Laufband: 100 m, 10 % Steigung, 3 km/h
Reaktive Hyperämie: 3 min arterielle Drosselung am Oberschenkel

Tabelle 3.3. Beziehungen zwischen angiographisch-morphologischen Befunden und Doppler-Druckquotienten in Ruhe und nach Belastung

1. Gesund: Druckquotient > 0,9 in Ruhe und bei Belastung
2. Patienten mit hämodynamisch bedeutsamen Gefäßstenosen: Druckquotient ≤ 0,9 ≥ 0,7
   (zwischen 0,76 und 0,91 ausschließlich Gefäßstenosen; zwischen 0,7 und 0,75 ganz vorwiegend Verschlüsse), dabei signifikanter Quotientenabfall nach Belastung
3. Patienten mit schlecht kompensierten Verschlüssen: Druckquotient ≤ 0,69
   (Quotientenabfall nach Belastung dabei weniger ausgeprägt)

Tabelle 3.4. USD-Belastungstest bei Verdacht auf pAVK

Fragestellung
– Aufdeckung relativ geringgradiger Stenosen, ggf. klinisch noch asymptomatisch („Frühdiagnose")
– Abklärung grenzwertiger Druckquotienten bei unklarer Klinik (Quotient zwischen 0,91 und 1,0)
– Beurteilung des Kompensationsgrades eines arteriellen Strombahnhindernisses im Stadium II („Rückkehrzeit")

Beurteilung
Testausfall pathologisch bei *Abfall des Knöcheldrucks* um mindestens 35 % gegenüber dem Oberarmdruck

Rückkehrzeit:
≤ 1 min = gute kollaterale Kompensation
2–6 min = ausreichende Kompensation
> 6 min = schlechte kollaterale Kompensation, schwere Ischämie

Bei Knöchelarteriendruckquotienten < 0,7 ist ein Belastungstest nicht indiziert.

Wegen des Druckabfalls nach Belastung bei Patienten mit peripherer AVK muß vor der peripheren Ruhedruckmessung immer eine *ausreichend lange Ruhepause* von etwa 20 bis 30 min (!) eingehalten werden.

Zusammenfassend kann gesagt werden, daß sich zur Frühdiagnose der peripheren AVK v. a. die poststenotische systolische *Blutdruckmessung nach Belastung* bzw. *postischämisch* eignet. Zur Beurteilung des Schweregrads einer klinisch manifesten peripheren AVK genügt der *Ruhedruck*.

3.2.1.1 Methodisches Vorgehen

Zur Messung des systolischen Knöchelarteriendrucks wird die 12 cm breite Staumanschette eines üblichen Blutdruckgeräts am waagrecht liegenden Patienten im Fesselbereich angelegt und die Doppler-Sonde nach Aufbringen von reichlich Kontaktgel etwa im 45°-Winkel zur Längsrichtung des Gefäßes ohne Druck üblicherweise zuerst über der A. tibialis posterior (wegen geringer anatomischer Variationen meist leicht aufzufinden) aufgesetzt (Abb. 3.4). Nach dem *raschen* supersystolischen Aufpumpen der Manschette gibt beim *langsamen* Ablassen des Drucks das erste hörbare Doppler-Signal den systolischen Perfusionsdruck in der jeweiligen Arterie auf Höhe der Manschette wieder. Entsprechend wird an der A. dorsalis pedis zur Messung des Drucks in der A. tibialis anterior und eventuell – v. a. wenn die beiden anderen Knöchelarterien nicht auffindbar waren – an der A. fibularis am unteren dorsalen Rand des Außenknöchels vorgegangen, bzw. an der A. radialis und ulnaris und gegebenenfalls an der A. poplitea (Oberschenkelmanschette) und brachialis. Ein etwa seitengleicher beidseitiger Druckabfall in der A. poplitea ist als Hinweis auf *Aortenstenose oder -verschluß* bzw. auf ein Leriche-Syndrom zu werten (Abb. 3.15 d und 3.15 l).

Der systolische Druck in der A. doralis pedis bzw. A. tibialis anterior ist öfter etwas niedriger als in der A. tibialis posterior (bei 42 Männern mit einem mittleren Alter von 40 ± 8 Jahren ohne Zeichen einer peripheren AVK betrug der Druck in der A. tibialis posterior $159,9 \pm 24,9$ mm Hg, in der A. tibialis anterior $148,8 \pm 23,4$ mm Hg; der Druck in der A. tibialis anterior war also im Durchschnitt um 7% kleiner als in der A. tibialis posterior).

Durch getrennte Messungen an Ober- und Unterschenkel bzw. Ober- und Unterarm kann eine *Etagenlokalisation* eines Strombahnhindernisses durchgeführt bzw. Mehretagenprozesse können erkannt werden. Dabei werden zur Kompression des Oberschenkels korrekterweise breitere Manschetten (17 cm) als üblich benötigt; diese müssen sehr exakt plan angelegt werden, weil sonst erhebliche Fehlmessungen resultieren.

Mit entsprechend kleinen Manschetten ist auch eine Druckmessung an den Fingern möglich (z. B. mit den Manschetten eines elektronischen Pulsoszillographen). Außer zur Beurteilung der akralen Zirkulation kann dies auch zur Bewertung einer pAVK bei Mediasklerose nützlich sein, wenn die Digitalarterien (Zehenarterien) nicht von der Mediasklerose betroffen sind.

Periphere Blutdruckmessung

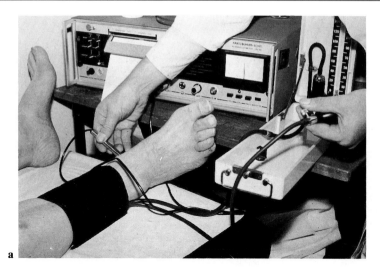

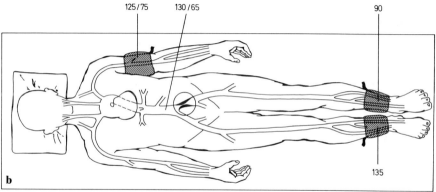

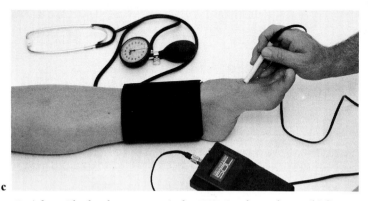

Abb. 3.4. a Periphere Blutdruckmessung mit der USD-Sonde an der A. tibialis posterior (auf die Lage der Blutdruckmanschette achten). **b** Beispiel einer peripheren Druckmessung mit USD bei hochgradiger Stenose der A. iliaca communis sinistra. Quotient Knöcheldruck: Oberarmdruck = rechts 1,08; links 0,72. **c** Druckmessung an der A. tibialis anterior durch Beschallung der A. dorsalis pedis; der Fuß darf dabei nicht – wie in der Abbildung – überstreckt werden. **d–f** s. S. 22/23

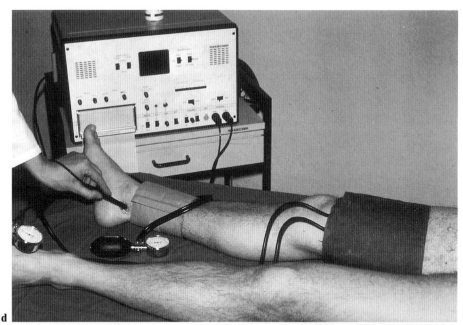

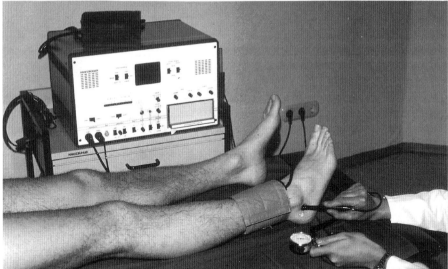

Abb. 3.4. d Beschallung der A. tibialis posterior; zusätzlich Oberschenkelmanschette angelegt zur Messung des Drucks in der distalen A. femoralis superficialis. **e** Beschallung der A. fibularis. **f** s. S. 23

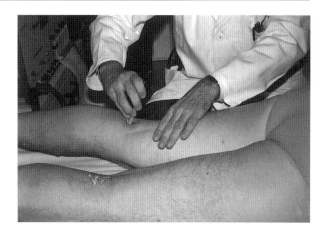

Abb. 3.4. f Beschallung des distalen Segments der A. poplitea

3.2.1.2 Fehlerquellen

Allgemein zeigt die periphere arterielle Druckmessung mit Ultraschall-Doppler eine gute Übereinstimmung mit den simultan blutig gemessenen Druckwerten (der Korrelationskoeffizient r liegt über 0,95) und eignet sich gut zur Bestimmung auch niedriger Druckwerte bis 30–40 mmHg (4–5,3 kPa). (Als Korrelationsgleichung für die klassische RR-Messung im Vergleich zur USD-Druckmessung am Oberarm ergab sich: $y = 0{,}44 + 0{,}96 \times (n = 8)$ – also ebenfalls eine sehr enge Korrelation.) Die Methode ist von hoher Zuverlässigkeit und Genauigkeit (der Variationskoeffizient der Messungen liegt bei etwa 6%).

Prinzipiell erfaßt man mit der USD-Druckmessung immer den Blutdruck *auf Höhe der Manschette*. Um Fehlbeurteilungen durch periphere Arterienverschlüsse – zwischen Manschette und Doppler-Ableitstelle – zu vermeiden, muß die USD-Sonde immer möglichst unmittelbar distal der Blutdruckmanschette aufgesetzt und der Druck in der Manschette möglichst langsam abgelassen werden (2–3 mmHg/s). Bei immobilen Patienten, die nicht umgelagert werden können, kann aber bei sehr sorgfältiger Messung (u. a. sehr langsames Ablassen des Manschettendrucks) der Druck in der A. femoralis superficialis bei Manschettenlage am Oberschenkel und Doppler-Ableitung an der A. tibialis posterior bestimmt werden.

Weiterhin darf die Sonde nicht fest aufgedrückt sondern nur leicht aufgesetzt werden, um eine Kompression schlecht durchbluteter peripherer Gefäße zu vermeiden.

Bei Patienten mit Hypertonie können sich trotz ausgeprägter poststenotischer Durchblutungsminderung mit erheblichen kollateralen Druckgradienten im Vergleich zu Normotonikern hohe absolute Knöcheldruckwerte mit relativ großen Druckquotienten (Knöcheldruck:Oberarmdruck) finden. Bei Hypertonikern sollte daher immer der Druckgradient, nicht nur der Druckquotient angegeben werden. Die Zusammenhänge zwischen peripheren Druckgradienten und -quotienten bei unterschiedlichen Systemdrücken zeigt Tabelle 3.5. Tabelle 3.6 gibt einen Vorschlag für ein entsprechendes Meßprotokoll wieder.

Untersuchung des arteriellen Systems

Tabelle 3.5. Vergleich von Druckgradienten und -quotienten bei Patienten mit peripherer AVK und unterschiedlichem systemischen Blutdruck

	Fuß / Arm			Gradient	Quotient
1	a) 50	100	mmHg	– 50	0,5
	b) 150	200	mmHg	– 50	0,7
2	a) 50	150	mmHg	– 100	0,3
	b) 100	200	mmHg	– 100	0,5
	a) Normotonischer Patient			1 = AVK mittleren Grades	
	b) Patient mit Hypertonie			2 = AVK schweren Grades	

Der *Quotient* zeigt mehr den *klinischen* Schweregrad und korreliert gut mit der – kurzfristigen – Prognose der pAVK. Der *Gradient* entspricht mehr dem *pathophysiologischen* Schweregrad und korreliert eng mit dem Ausfall des Postischämie- bzw. Belastungstests.

Tabelle 3.6. Beispiel eines Untersuchungsprotokolls zur USD-Druckmessung an den Beinen

Name:				Datum:			
		Rechts				Links	
A. brachialis (höheren Wert verwenden)	RR→ syst. mmHg ↓	DG	$\frac{DG \cdot 100}{A.\,brach.}$	DQ	RR→ syst. mmHg ↓	DG	$\frac{DG \cdot 100}{A.\,brach.}$ DQ
x							
A. tibialis posterior			%				%
A. dorsalis pedis (A. tibialis anterior)			%				%
(A. fibularis)			%				%
A. poplitea (A. femoralis)							

DG (Druckgradient) = A. brach. – Druck – x   DQ (Druckquotient) = $\frac{x}{A.\,brach. - Druck}$.

Mediasklerose: Bei schweren Gefäßverkalkungen (z. B. Mönckeberg-Mediasklerose bei Diabetikern) kann dieses Verfahren der peripheren Druckmessung versagen, da die Gefäße dann vermindert komprimierbar sind bzw. der Kompression einen erheblichen Eigenwiderstand entgegensetzen. Die *Mediasklerose* kann daher, wenn nicht daran gedacht wird, zu Mißinterpretationen bei der peripheren Druckmessung mit der USD-Sonde führen. Andererseits kann sie gerade durch diese Untersuchung erkannt werden, da sich charakteristischerweise „sinnlos" hohe periphere Drücke finden – oft mehr als 80 mm Hg (10,6 kPa) über denen am Arm, mitunter ergeben sich Werte von 300 mm Hg (40 kPa) und darüber (Abb. 3.5 a). Eine einfache Röntgenaufnahme bzw. die Sonographie klärt dann oft den Sachverhalt (Abb. 3.5 b). Eine verminderte Komprimierbarkeit der Unterschenkelarterien infolge Wandverhärtung muß angenommen werden, wenn beim

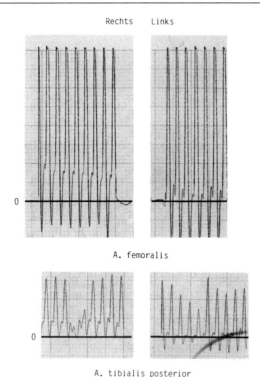

Abb. 3.5. a N. K., ♂, 48 J., Gärtner. Seit 21 Jahren Diabetes mellitus, insulinpflichtig, vor 3 Jahren Gangrän der 2. Zehe links, jetzt Gangrän an der 1. Zehe rechts. *Drücke:* Oberarm 170/ 105 mmHg (22,7/14 kPa); A. tibialis posterior 300/über 300 (40/>40 kPa); A. dorsalis pedis 240/300 mmHg (32/40 kPa). HTG der A. tibialis posterior rechts verändert im Sinne eines vorgeschalteten Strombahnhindernisses (nicht höchstgradig; auch entzündungsbedingte Hyperzirkulation möglich), links normal. **b, c** s. S. 26

flach liegenden Patienten die systolischen Drücke in Knöchelarterien 40 mm Hg (5,3 kPa) höher als am Oberarm gemessen werden. Bei frühen Stadien dieser Gefäßverkalkungen finden sich meist nur an einzelnen Knöchelarterien derart überhöhte Drücke (s. Tabelle 3.9). [Weiterhin erlaubt die *direktionale* USD-Untersuchung den Nachweis, ob es sich um eine Mediasklerose ohne hämodynamische Bedeutung handelt, oder ob zusätzlich höhergradige Strombahnhindernisse – stenosierend-obliterierende Arteriopathie + Mediasklerose – vorliegen (s. 3.3.3 und Abb. 3.5 c)]. Auch bei Hypertonie kann es zu erheblichen Gefäßverkalkungen mit entsprechender Fehleinschätzung bei der peripheren Druckmessung kommen. Eine orientierende Blutdruckmessung ist in diesen Fällen mit geeigneten Manschetten oftmals an den Zehenarterien möglich; oder bei sehr niedrigen peripheren Drücken indem das Bein so weit über die Untersuchungsliege angehoben wird, bis kein Doppler-Signal der Knöchelarterien mehr ableitbar ist; die Höhe des Fußes über dem Herzen entspricht dann dem peripheren systolischen Blutdruck (in cm H_2O).

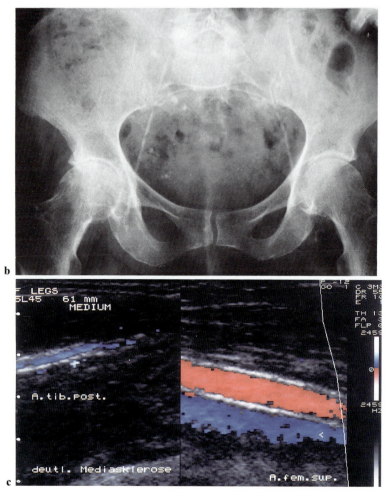

Abb. 3.5. b Röntgenaufnahme des Beckens bei einem Patienten mit ausgeprägter Mediasklerose („angiographieähnliches" Bild). **c** H.H., ♂, 42 J. Sonographische Darstellung einer Mediasklerose (Farb-Duplexsonographie, 7,5 MHz)

Weitere Fehlerquellen bei der peripheren Blutdruckmessung ergeben sich, wenn an *beiden* Armen verminderte Druckwerte infolge von Obliterationen der A. subclavia/axillaris beidseits vorliegen (Abklärung durch die direktionale Doppler-Untersuchung möglich, s. 3.3.3) oder bei starken Ödemen oder erheblichen Hautsklerosen an den Beinen. Dabei wird der periphere Blutdruck jeweils fälschlicherweise zu hoch eingeschätzt.

Auch eine Hochlagerung des Oberkörpers, was bei herzinsuffizienten Patienten oft nicht zu umgehen ist, steigert die Knöchelarteriendrücke [wird die Herzbasis z.B. um 30 cm über die Horizontale angehoben, steigt der Knöcheldruck um ca. 20 mmHg (2,65 kPa)].

Tabelle 3.7. Fehlermöglichkeiten bei der Messung des Ruheblutdrucks mit Ultraschall-Doppler

Falsch zu hoch	*Falsch zu niedrig*
– Blutdruck am Oberarm falsch zu niedrig (AVK der oberen Extremität beidseits)	– Vorübergehendes Abrutschen der USD-Sonde beim Ablassen des Manschettendrucks
– Mediasklerose (Mönckeberg)	– Abdrücken des Gefäßes mit der USD-Sonde
– Hautsklerose	– Überstreckung des Fußes mit Strangulation der A. tibialis posterior/dorsalis pedis
– Zu langsames Aufblasen der RR-Manschette	– Verschluß zwischen Manschette und Beschallungsstelle
– Stark angehobener Oberkörper	– Ganz randständige Beschallung des Gefäßes
– Manschette zu schmal (dicke Wade, Messung am Oberschenkel) oder nicht plan anliegend (bes. am Oberschenkel)	– Zu rasches Ablassen des Manschettendrucks
	– Zu kurze Ruhepause vor der Messung
	(– Tremor)
	(– falsche – 4 MHz – Sonde)

Fälschlich zu hohe Druckmessungen sind wesentlich häufiger! Druckmessung immer mehrfach wiederholen.

Auch sollte der systolische Perfusionsdruck immer bei der Desufflation der Manschette bestimmt werden, weil Verschlußdruck und Wiedereröffnungsdruck einer Arterie eine gewisse Hysteresecharakteristik mit einer Druckdifferenz von ca. + 10 mm Hg aufweisen.

Viele Fehler der peripheren Druckmessung mit der USD-Sonde können durch Mehrfachmessungen und vor allem durch die simultane direktionale Registrierung der Hämotachygramme vermieden werden (s. 3.3.3.3). Tabelle 3.7 faßt die häufigsten und wichtigsten Fehlerquellen bei der peripheren Ruheblutdruckmessung zusammen.

3.2.1.3 Bedeutung der peripheren Blutdruckmessung mit nichtdirektionalen USD-Geräten

Mit der einfachen, kostengünstigen nichtdirektionalen USD-Untersuchung können also exakte Druckwerte an einzelnen Extremitätenarterien gewonnen werden (z.B. auch die Möglichkeit zur Abklärung eines Tibialis-anterior-Syndroms [19]); damit können Ausmaß und Schweregrade einer AVK – ggf. auch in Frühstadien – genau beurteilt und der Verlauf der Erkankung individuell verfolgt werden (Tabelle 3.8). Eine Verschlechterung des Knöchelarterien-Druckquotienten um über 0,15 korreliert eng mit einer erheblichen klinischen Verschlechterung einer peripheren AVK.

Die Bestimmung des peripheren systolischen Blutdrucks ist die einzige exakt *quantitative* Messung mit der USD-Methode mit kontinuierlicher US-Aussendung (cw-Doppler).

Untersuchung des arteriellen Systems

Tabelle 3.8. Beispiel einer Verlaufsbeobachtung einer peripheren AVK (Thrombangiitis obliterans) anhand der peripheren Druckquotienten [Knöchelarteriendruck : Oberarmdruck (A. tibialis posterior/A. tibialis anterior)] und der Gehstrecke bei einem 59jährigen Baupolier unter Therapie (Rauchabstinenz, Gehtraining, hämorheologisch wirksames Medikament)

Zeitpunkt	Rechts	Links	Gehstrecke
Erstuntersuchung	0,8/0,7	1,1/0,7	100 m
Nach 4 Monaten	0,6/0,6	0,8/0,8	100 m
Nach 8 Monaten	0,8/0,6	0,9/0,9	120 m
Nach 12 Monaten	0,8/0,6	0,9/0,9	150 m
Nach 18 Monaten	1,0/0,9	1,2/1,1	> 200 m

Tabelle 3.9. USD-Druckmessung, Beispiele

	Rechts	Links
a) A. brachialis	180	160
A. tibialis posterior	155	155
A. tibialis anterior	150	155
b) A. brachialis	140	140
A. tibialis posterior	> 250	> 250
A. tibialis anterior	> 250	> 250
c) A. brachialis	140	130
A. tibialis posterior	80	90
A. tibialis anterior	140	180
d) A. brachialis	100	95
A. tibialis posterior	95	100
A. tibialis anterior	110	110

Fallbeispiele:
a) Patient mit Strombahnhindernis im Bereich der Aorta abdominalis (Leriche-Syndrom)
b) Patient mit ausgeprägter Mediasklerose bei langjährigem Diabetes mellitus
c) Patient mit Diabetes mellitus mit peripherer AVK vom Unterschenkeltyp und geringer Mediasklerose
d) Normalbefund bei 18jährigem

Tabelle 3.9 zeigt einige Fallbeispiele, die mittels Knöchelarteriendruckmessung gut beurteilt werden können.

3.2.2 Weitere Untersuchungsmöglichkeiten

Mit nichtdirektionalen Doppler-Geräten ist auch der Nachweis arterieller Blutströmung in Digitalarterien (s. Abb. 2.1) bis hin zur Druckmessung im Bereich der Finger in der angegebenen Weise meist einfach und zuverlässig möglich und damit der Nachweis sowie die Höhenlokalisation von peripheren Verschlüssen bei *akralen Ischämiesyndromen* und die Unterscheidung von organischen Verschlüssen von der Vasospastik beim primären M. Raynaud (dabei üblicherweise im Anfall eine Restdurchblutung der A. ulnaris nachweisbar – im Gegensatz zu entsprechenden organischen Verschlüssen – und Lösung der Spastik durch Nifedipin oder Nitropräparate).

Im übrigen können Verschlüsse aller Arterien nachgewiesen werden, die einer direkten Ortung mit der Doppler-Sonde zugänglich sind, d. h., die nicht zu tief liegen.

Orientierend ist mit den nichtdirektionalen Geräten akustisch auch die Erkennung *turbulenter Strömung* im Bereich von Wandauflagerungen und hinter Stenosierungen als dumpfes, abgebrochenes Rauschen oder Knarren möglich. Im unmittelbaren *Stenosebereich* kommt durch die gemäß dem Bernoulli-Gesetz beschleunigte Blutströmung (s. Abb. 3.10) zum poststenotischen Turbulenzgeräusch ein peitschenhiebähnlich zischendes, sehr hochfrequentes Geräusch. Diese Charakteristika sind allerdings besser mit direktionalen Doppler-Geräten beurteilbar und dann auch registrierbar (s. 3.3.2 und 3.3.5).

Für die Prüfung von *Medikamenteneffekten* bei peripherer AVK ist die USD-Druckmessung – auch nach Belastung – wenig geeignet, da sich dabei die peripheren Druckquotienten, zumindest in den üblicherweise relativ kurzen Beobachtungszeiträumen, nicht verbessern (vgl. Tabelle 3.8). (Möglicherweise wäre dafür die Belastungsoszillographie besser geeignet, die mehr mit der Kompensation eines arteriellen Strombahnhindernisses korreliert, da sie einen Querschnittsbefund wiedergibt.)

3.3 Untersuchung des arteriellen Systems mit direktionalen USD-Geräten
(mit Aufzeichnung der blutstromgeschwindigkeitsabhängigen Dopplerkurven)

3.3.1 Vorbemerkung

Mit den aufwendigeren Richtung und Frequenz diskriminierenden USD-Geräten mit der Möglichkeit zur Aufzeichnung des von der Blutstromgeschwindigkeit abhängigen, gerichteten Doppler-Signals können allgemein Blutströmungsrichtungs- und -geschwindigkeitsänderungen [*Hämotachygramm* (HTG)[1]] registriert (s. Abb. 2.4) und im Seitenvergleich und auch gegenüber einer Eichzacke verglichen werden und damit hämodynamisch relevante – z. B. typische poststenotische und ggf. intra- und prästenotische – Veränderungen des HTG peripherer und hirnversorgender Arterien erkannt, registriert und beurteilt werden (s. Abb. 2.4 und 3.10).

Durch simultane Aufzeichnung des EKG oder eines Phonokardiogramms (Aortenklappenschluß) ist eine exakte zeitliche Zuordnung des Hämotachygramms –

---

[1] Der Ausdruck Hämotachygramm wird nicht allgemein akzeptiert, da es sich nur um die Dopplerfrequenzverschiebung, aber wegen der fehlenden Winkelkorrektur nicht um eine exakte Geschwindigkeitsangabe handelt.

Abb. 3.6. Zeitliche Beziehungen zwischen Doppler-Hämotachygrammen und anderen typischen Kreislauffunktionskurven (die unterschiedliche zeitliche Verschiebung gegenüber dem EKG mit zunehmendem Abstand vom Herzen muß ggf. noch berücksichtigt werden)

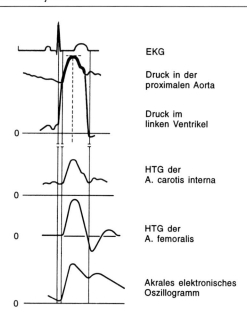

z.B. Verspätung des systolischen Gipfels im Seitenvergleich (Abb. 3.29) – und die Bestimmung von Pulswellenlaufzeiten möglich. Abb. 3.6 gibt die zeitlichen Beziehungen zwischen Doppler-Hämotachygrammen und anderen typischen Kreislauffunktionskurven wieder.

Direktionale Doppler-Geräte sind heute immer mit 2, evtl. 3 Ultraschallsendefrequenzen ausgerüstet, die in der Routinediagnostik schematisiert wie auf Seite 11 angegeben eingesetzt werden sollen. (Für die Aorta abdominalis und V. cava inferior und oft für die A. vertebralis erschiene eine 3 MHz-Sonde vorteilhaft.)

Allgemein sollte reichlich Kontaktgel verwendet werden, um immer optimale Kopplungsbedingungen zu gewährleisten. Da Sende- und Empfangskristall in der Doppler-Sonde einen gewissen Abstand und Winkel zueinander haben, was auch Einfluß auf die Ausdehnung des optimalen Untersuchungsbereichs hat („Bereich der größten Empfindlichkeit", Abb. 3.7), könnte es bei sehr kleinen, ganz oberflächennahen Gefäßen, speziell den Digitalarterien, vorkommen, daß sie sozusagen in den Schallschatten zwischen die beiden Piezo-Kristalle geraten bzw. nicht im Überlappungsbereich des Schallausbreitungs- und -empfangskegels liegen (Abb. 3.7). In diesen Fällen muß die Sonde im Kontaktgel geringfügig von der Haut abgehoben werden, um das zu untersuchende Gefäß in den „Bereich der größten Empfindlichkeit" zu bringen.

Für exakte Ableitungen – unabdingbare Voraussetzung für den Seitenvergleich und die Longitudinalbeobachtung – ist weiterhin darauf zu achten, daß die Sonde genau in die *Gefäßmitte* zielt, da sonst nicht die mediane instante Strömungsgeschwindigkeit über den Gefäßquerschnitt registriert wird, sondern die Geschwindigkeiten der wesentlich langsameren Randströmungen (vgl. Abb. 2.3 und 7.10).

Außerdem ist auf die Beschallung möglichst genau im 45°-Winkel zu achten, was daran zu erkennen ist, daß das deutlichste Doppler-Signal zu hören ist. Zur

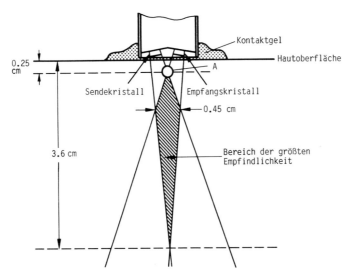

Abb. 3.7. „Bereich der größten Empfindlichkeit" bei der Anwendung der USD-Sonde, hier mit 8 MHz. *A* oberflächennahe, kleine Arterie

Untersuchung oberflächennaher Gefäße, die ja meist weitgehend parallel zur Hautoberfläche verlaufen, kann – speziell für wissenschaftliche Zwecke – auch eine 45°-Winkelschablone an der Doppler-Sonde angebracht werden.

Abweichungen von der 45°-Sonden-Gefäß-Winkelstellung um etwa 10% bewirken Meßfehler der Blutstromgeschwindigkeit in der gleichen Größenordnung (Shoop u. Fronek, 1979, s. Tabelle 2.3). Variationen von Gefäßdurchmesser bzw. -geometrie und Fließverhalten des Blutes können zu Abweichungen der Geschwindigkeitsmessung mit USD um bis zu 16% führen. Während unter optimalen Untersuchungsbedingungen die Amplitudenseitendifferenzen der Doppler-Hämotachygramme nur etwa 10% ausmachen, sollten in der Routinediagnostik üblicherweise erst Differenzen ab 20% als relevant gewertet werden.

Um die physiologischen Variationen peripherer Blutströmungsgeschwindigkeiten zu demonstrieren, sind in Abb. 3.8 die unter optimalen Bedingungen abgeleiteten Hämotachygramme von 6 gesunden Studenten dargestellt. Andrerseits zeigt dieser Vergleich auch die doch gute interindividuelle Übereinstimmung dieser Blutstromgeschwindigkeitskurven, speziell bezüglich der mehrphasischen Kurvenform mit dem negativen frühdiastolischen Dip und der systolischen Maximalgeschwindigkeit (vgl. 3.3.3.1).

Demnach eignet sich die direktionale USD-Methode bei entsprechender Standardisierung durchaus auch für wissenschaftlich-experimentelle Untersuchungen, wie in Abb. 3.9 am Beispiel der typischen Veränderungen des HTG der A. radialis unter einer systemischen Hypoxie – entsprechend etwa einer Höhenhypoxie in 3000 m – demonstriert wird (Zeichen einer *Hyperzirkulation* bei peripherer Widerstandserniedrigung; s. 3.3.3.1).

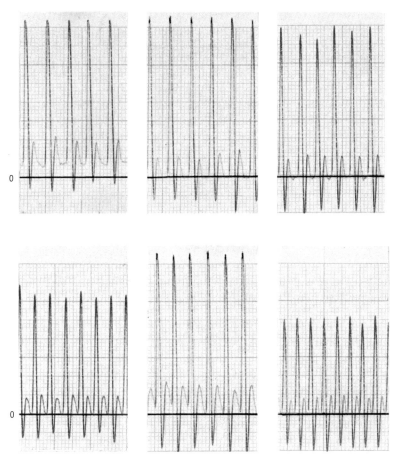

Abb. 3.8. HTG der A. femoralis von 6 gesunden Studenten, jeweils gleiche Eichung. Pulsfrequenz: 66 ± 15/min, mittlere Blutstromgeschwindigkeit: 15 ± 7 cm/s

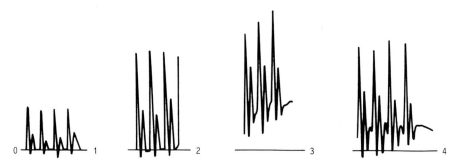

Abb. 3.9. Typische Veränderungen des HTG der A. radialis eines 23jährigen Mannes unter systemischer Hypoxie
1 $pO_2 = 80$ mmHg (10,6 kPa), 0 min
2 $pO_2 = 80$ mmHg (10,6 kPa), 5 min Druckluft
3 $pO_2 = 57$ mmHg (7,6 kPa), 10 min 15% O_2 (ausgeprägte Hyperzirkulation)
4 $pO_2 = 41$ mmHg (5,5 kPa), 30 min 15% O_2

3.3.2 Allgemeines zur Untersuchung direkt beschallbarer, großer Arterien bei AVK

Wenn auch die periphere Druckmessung (s. 3.2.1) für die Diagnostik in der Praxis bereits hochwertige Aussagen liefert, können durch die direktionale Untersuchung dennoch wertvolle zusätzliche Informationen gewonnen werden. Es muß jedoch einschränkend hinzugefügt werden, daß eine exakte Ableitung dieser Kurven im optimalen Winkel und ohne venöse Überlagerungen mitunter schwierig ist.

Die über den großen Arterien – z.B. A. carotis communis und A. carotis interna (dorso-lateral oben am Hals in Richtung Kieferwinkel) und A. carotis externa (ventromedial), A. subclavia/axillaris, A. brachialis und A. radialis und ulnaris, A. femoralis, A. poplitea und A. tibialis posterior und dorsalis pedis – aufgezeichneten HTG zeigen unterschiedliche, charakteristische Kriterien (Abb. 2.4), die sich unter bestimmten physiologischen und pathologischen Bedingungen in typischer Weise verändern:

Auf das dumpfe, diskontinuierliche Rauschen im Bereich turbulenter Strömung und das peitschenhiebähnliche, sehr hochfrequente Zischen im Stenosebereich (Abb. 3.10) wurde bereits hingewiesen. Die Geschwindigkeitszunahme des Blutflusses in der Stenose ist in Anlehnung an das Bernoulli Gesetz dem Querschnittsstenosegrad proportional, solange es sich um eine kurzstreckige, nicht höchstgradige Stenose handelt (Abb. 3.10, 3.11).

Die direkte Beschallung einer Stenose gelingt bevorzugt bei der *Untersuchung der A. carotis communis und ihrer Äste* am Hals (meist Carotis-interna-Abgangsstenose) (s. auch 3.3.5.2), bei der Untersuchung extremitätenversorgender Arterien mehr zufällig oder wenn sehr sorgfältig danach gesucht wird (Abb. 3.12). Unmittelbar poststenotisch kann es durch Wirbelbildung v.a. in der Systole randständig vorübergehend zu Rückwärtsströmung des Blutes kommen (wie hinter Staustufen in Flüssen) (Abb. 3.12); in Abhängigkeit vom Schweregrad der Stenose können erhebliche systolische Rückflußanteile auftreten, die z.B. mit Outphaser-Technik u.U. getrennt vom instanten Summen-HTG aufgezeichnet oder mit der Frequenzanalyse dargestellt werden können (Abb. 3.37, 3.38). Ausreichend weit distal einer Stenose läßt sich – abhängig vom Stenosegrad – ein verzögerter systolischer Geschwindigkeitsanstieg mit verspätetem systolischen Gipfel nachweisen (schnelle Schreibung und Seitenvergleich mit zusätzlicher EKG-Registrierung) (Abb. 3.29) (s. Tabelle 3.10). Wie bereits angedeutet, sind all diese Zeichen v.a. bei Stenosen der hirnversorgenden Arterien bei der direkten Beschallung im Halsbereich ab einem Stenosegrad von 40–50% nachweisbar.

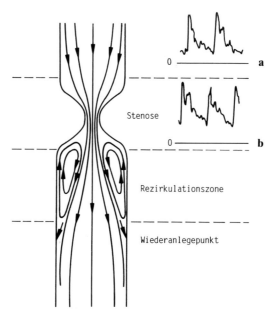

Abb. 3.10. a Doppler-Kurve der A. carotis communis weit prästenotisch abgeleitet (freigelegte A. carotis beim Miniaturschwein). **b** Intrastenotische Kurve an der gleichen A. carotis (Silberclip-Stenose; Doppler-Sonde in den Stenosebereich gerichtet); etwa Verdopplung der Strömungsgeschwindigkeit im Stenosebereich entsprechend einer 50%igen Stenose (Querschnittsstenose)

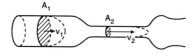

Abb. 3.11. Bestimmung des Stenosegrads bei kurzstreckigen Stenosen aus der Relation von prä- und intrastenotischer Strömungsgeschwindigkeit in Anlehnung an das Bernoulli-Gesetz (dies trifft am besten für mittelgradige, kurzstreckige Stenosen zu)

$$A_1 \cdot v_1 = A_2 \cdot v_2$$

$$A_2 = A_1 \cdot v_1 / v_2$$

$$A_2\,(\%) = 100 \cdot v_1 / v_2$$

Allgemeines zur Untersuchung 35

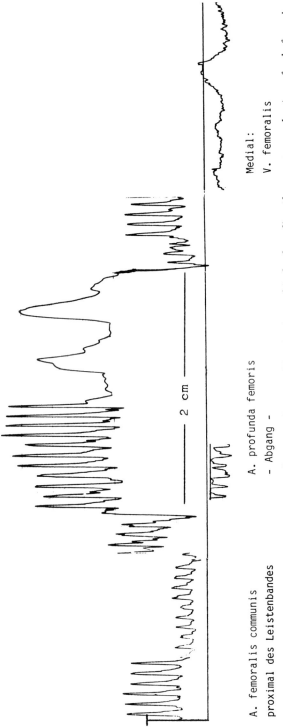

A. femoralis communis   A. profunda femoris   Medial:
proximal des Leistenbandes   - Abgang -   V. femoralis

Abb. 3.12. E. E., ♂, 43 J., Schankkellner: Diabetes mellitus, 10 Zigaretten/Tag. Angiographie: hochgradige Abgangsstenose der A. profunda femoris links und Verschluß der A. femoralis superficialis

3.3.3 Direktionale USD Untersuchung peripherer Arterien

3.3.3.1 Typische Befunde bei der direktionalen USD-Untersuchung peripherer Arterien

Die diastolischen Strömungsgeschwindigkeiten und Stromrichtungsänderungen hängen in besonderer Weise vom peripheren Gefäßwiderstand ab. Alle Arterien vom muskulären Typ mit hohem nachgeschalteten Gefäßwiderstand infolge eines hohen muskulären Gefäßwandtonus – d.h. alle Extremitätenarterien und andeutungsweise auch die A. carotis externa – zeigen normalerweise unter *Ruhebedingungen* in der frühen Diastole infolge einer starken Abbremsung der peripherwärts beschleunigten Blutsäule wegen des hohen peripheren Widerstandes eine starke Strömungsverlangsamung bzw. infolge einer gewissen „Gegenwindkesselfunktion" der peripheren Strombahn sogar eine kurzfristige Strömungsumkehr („Dip") (Abb. 5.12) und dann ein Oszillieren um die Nullinie (die orthograd treibende Kraft des aortalen Windkessels reicht nicht, um den hohen peripheren Widerstand dieser Arterien global zu überwinden). Da dieser frühdiastolische Dip besonders vom normalen hohen peripheren Gefäßwandtonus abhängt („Hochwiderstandstyp"), verschwindet er typischerweise bei maximaler peripherer Widerstandsabsenkung bzw. arterieller Gefäßweitstellung, so physiologischerweise bei reaktiver Hyperämie bei Belastung oder postischämisch oder bei sehr hoher Umgebungstemperatur (Abb. 3.13), was bei der Untersuchung ggf. zu beachten ist, oder pathologischerweise poststenotisch bei peripherer Minderdurchblutung (Abb. 3.14) mit Abnahme der Durchblutungsreserve oder infolge einer generellen Hypoxie (Abb. 3.9) oder sonstigen Zuständen einer systemischen oder lokalen Hyperzirkulation („Niedrigwiderstandstyp").

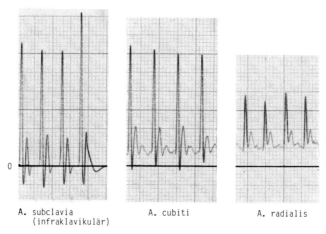

A. subclavia (infraklavikulär)   A. cubiti   A. radialis

Abb. 3.13. P.D., ♂, 29 J. Vierfacher – gefäßgesunder – Kajak-Weltmeister. Raumtemperatur 27,5 °C, Weitstellung der peripheren Gefäße infolge der hohen Raumtemperatur mit typischer Veränderung der peripheren HTG; zunehmend von proximal (vorwiegend Muskulatur versorgend) nach distal (A. radialis – vorwiegend Haut versorgend)

Abb. 3.14. *Links:* Normale Doppler-Kurve der A. femoralis; *rechts:* Kurve der A. femoralis bei höhergradiger Stenose der A. iliaca externa (80- bis 90%ige Stenose)

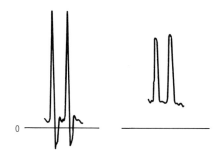

Mit zunehmender proximaler Stenosierung – etwa ab 70%igen Stenosen – rutscht zunächst der Dip über die Nullinie; gleichzeitig steigt die mittlere diastolische Strömungsgeschwindigkeit an (periphere Widerstandsabsenkung und dadurch anhaltend hohes Druckgefälle über die Stenose hinweg auch in der Diastole mit permanenter systolisch/diastolischer Strömung) (Abb. 3.14, 3.15), um bei höchstgradigen Stenosen (über 90%ig) oder Verschlüssen insgesamt wieder abzusinken (Abb. 3.15) („Miniaturisierung" der pathologischen Doppler-Kurve). Außerdem nimmt – im Gegensatz zu Zuständen mit Hyperzirkulation, z. B. nach Belastung, wobei die Durchblutung um mehr als das Zehnfache gesteigert werden kann – der systolische Spitzenfluß und die systolische Anstiegssteilheit fortschreitend ab (Abb. 3.14, 3.15). Anhand dieser Veränderungen lassen sich höhergradige arterielle Stenosen und Verschlüsse im Becken- und Schultergürtelbereich durch die direktionale USD-Untersuchung der A. femoralis bzw. A. subclavia/axillaris und brachialis mit hoher Zuverlässigkeit nachweisen und die Stenosen grob quantifizieren. Gegenüber der Druckmessung mit USD erweitert sich die Möglichkeit der Lokalisierung eines Strombahnhindernisses um eine weitere Etage nach proximal. Selbstverständlich kann auch die Etagenlokalisation entlang einer Extremität durch die direktionale USD-Untersuchung der peripheren Arterien vorgenommen werden (vgl. Abb. 3.15k). Sofern eine Stenose direkt beschallt werden kann, ist eine exakte topographische Zuordnung – nicht nur nach Etagen – möglich (Abb. 3.12).

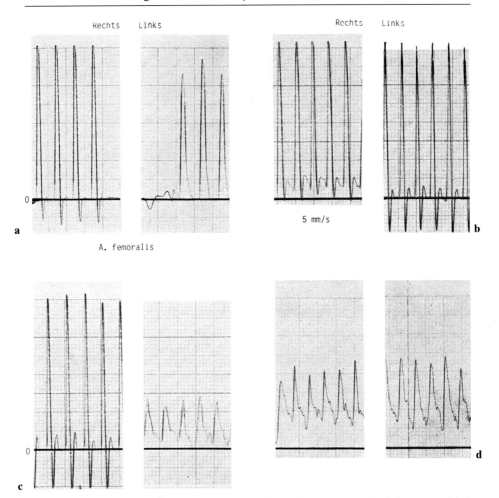

Abb. 3.15. a G.R., ♂, 61 J. Über 60%ige Stenose der A. iliaca communis sinistra; Verschluß der A. femoralis superficialis sinistra. Periphere Druckquotienten:
A. tibialis posterior: rechts 0,92 links 0,72
A. tibialis anterior: 0,92   0,78

b S.K., ♀, 41 J. Isolierte, kurzstreckige 70- bis 80%ige Stenose der A. iliaca externa dextra

c W.M., ♂, 54 J., Kaminkehrer. Vor 8 Jahren angiographischer Nachweis einer höchstgradigen Stenose der A. iliaca communis sinistra; jetzt Verschluß. Periphere Druckquotienten:
A. tibialis posterior: rechts 1,01 links 0,59
A. tibialis anterior: 1,02   0,61

d S.H., ♂, 56 J. Bislang unbekanntes Leriche-Syndrom; seit 10 Jahren Claudicatio intermittens (Stadium IIa); periphere Druckquotienten: 0,4/0,3 und 0,4/0,2 [ein entsprechender Befund findet sich beim Ergotismus mit Spasmus der Verteilerarterien im Beckenbereich (s. Abb. 3.15 e, f)]

Abb. 3.15 e–m s. S. 39–44

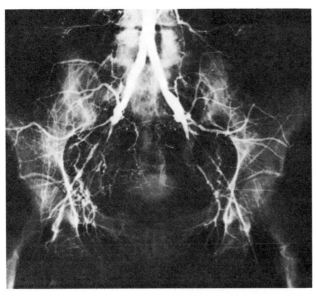

Abb. 3.15. e Katheterangiographie bei einer 49jährigen Patientin mit subchronisch verlaufendem Ergotismus: ausgeprägter Spasmus der muskulären Verteilerarterien im Becken beidseitig, funktionell fast einem Verschluß entsprechend. (Etwa drei Cafergot-Supp./Woche über 10 Jahre eingenommen; allmähliche Entwicklung einer Claudicatio intermittens mit zuletzt unter 100 m Gehstrecke)

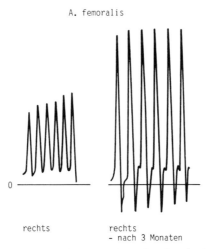

Abb. 3.15. f Ultraschall-Doppler-Verlaufsuntersuchung bei der gleichen Patientin (Abb. 3.15 e) etwa 3 Monate nach der Angiographie beginnend

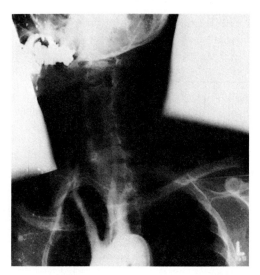

Abb. 3.15. g Proximaler Verschluß der A. subclavia bei einem 58jährigen Patienten mit Polymyalgia rheumatica (Katheterangiographie)

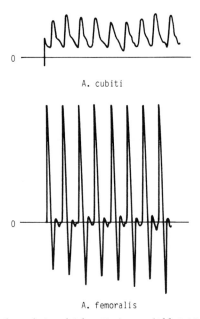

Abb. 3.15. h USD-Untersuchung beim gleichen Patienten (Abb. 3.15 g) 2 Jahre später: Zeichen des höchstgradigen Strombahnhindernisses im Zustrom zu A. brachialis (beidseitig); Normalbefund an A. femoralis (beidseitig)

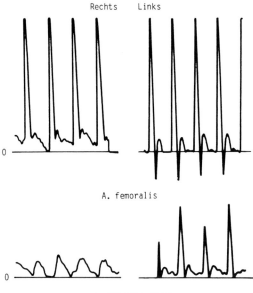

Abb. 3.15. i Direktionale USD-Untersuchung von A. femoralis und A. dorsalis pedis bei einem 45jährigen Betriebsassistenten (pAVK rechts im Stadium II nach Fontaine; seit 30 Jahren 15 Zigaretten/Tag). Zeichen für vorgeschaltete Stenose im Zustrom zur A. femoralis dextra; ausgeprägt pathologisches Hämotachygramm der A. dorsalis pedis dextra, d.h. höchstgradiges vorgeschaltetes Strombahnhindernis, hier Verschluß der A. tibialis anterior (Mehretagenprozeß) bei Thrombangiitis obliterans

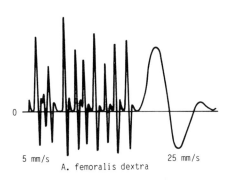

Abb. 3.15. j T.H., ♂, 59 J. (10 Jahre Spritzlackierer). Absolute Arrhythmie; USD-Untersuchung: pathologisches Hämotachygramm der A. tibialis posterior (verzögerter Anstieg, stark verminderte systolische Amplituden) bei Strombahnhindernis im Bereich der Trifurkation. Einige Tage alter embolischer Verschluß („Stakkato-Signal" der A. tibialis posterior rechts)

42 Untersuchung des arteriellen Systems

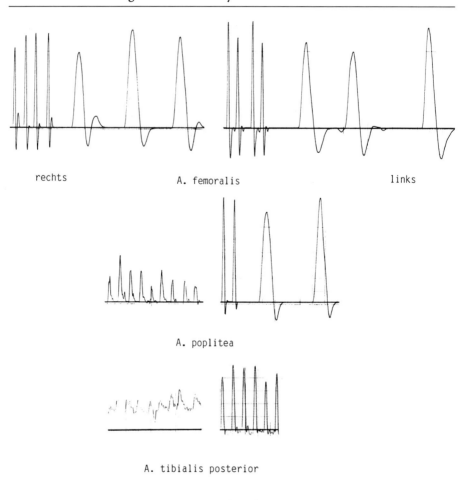

Abb. 3.15. k M. Th., ♀, 66 J. Diabetes mellitus; pAVK, rechts Stadium IV; Knöcheldruckquotient 0,4/0,7. Übersichtsangiographie: Verschluß der proximalen A. poplitea rechts über 5 cm; selektive Angiographie vor PTA: hochgradige Stenose, distale A. poplitea frei; Stenosen an den Unterschenkelarterien (z. T. 25 mm/s Papiervorschub)

rechts links

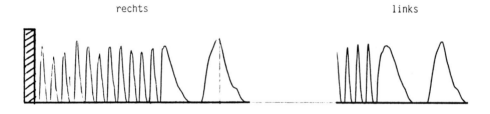

A. femoralis communis

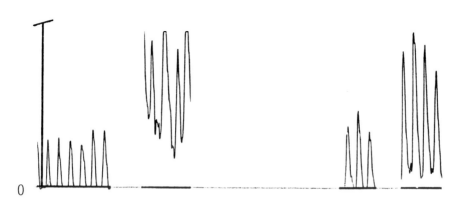

A. tibialis posterior und A. dorsalis pedis

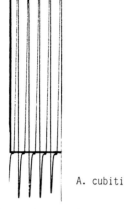

A. cubiti

Abb. 3.15. 1 G. H., ♂, 66 J. Seit 5 Jahren Claudicatio intermittens beidseits bei Bergangehen; etwa seit dieser Zeit Potenzstörungen, typischer Befund für Leriche-Syndrom. RR: 190/100 mmHg (früher normal); 20 Zigaretten/Tag. Knöchelarteriendruckquotienten: 0,5/0,5 und 0,5/0,37

44 Untersuchung des arteriellen Systems

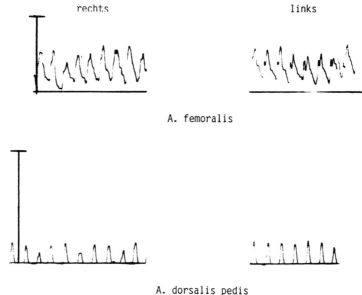

Druckquotienten: 0,45/0,45
0,45/0,45

Abb. 3.15. m A. R., ♀, erst 46 J. Zustand nach Operation einer Carotis-interna-Stenose rechts. Schon längere Zeit beim Treppensteigen nach 3 Stockwerken Schmerzen im Gesäß beidseits. Leriche-Syndrom bzw. Verschluß der A. iliaca communis beidseits – bei völlig intakter peripherer Strombahn (z. B. fibromuskuläre Dysplasie?). (Cholest. 203–263 mg/100 ml; RR syst. bis 165 mmHG)

Bei unphysiologisch erhöhtem peripheren Widerstand, z. B. bei distalem embolischen Gefäßverschluß oder erhöhtem Hämatokrit beziehungsweise stark gesteigerter Blutviskosität, kann neben einer erniedrigten systolischen Strömungsgeschwindigkeit ein relativ ausgeprägter Dip resultieren (Abb. 3.16).

Abb. 3.16. K. J., ♂, 70 J.
Hämatokrit 50 %; hoher
peripherer Widerstand mit
auffällig ausgeprägtem Dip
in der Doppler-Kurve
(„Höchstwiderstandstyp")

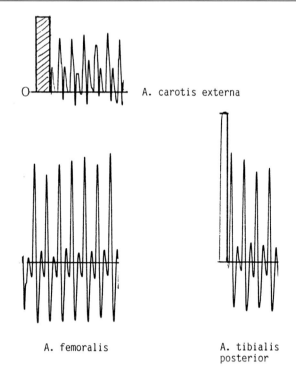

A. carotis externa

A. femoralis

A. tibialis posterior

3.3.3.2 Spezielle Auswertungsverfahren

Zur Unterscheidung von Stenosen und Verschlüssen und vor allem zur Beurteilung des Erfolgs gefäßchirurgischer Maßnahmen, auch in der Longitudinalbeobachtung, kann die Bestimmung des *Pulsatilitätsindex* PI (nach Gosling) eingesetzt werden (Abb. 3.17):

PI = mittlerer Quotient aus [Amplitude a(Vorfluß) + b(Rückfluß)] zu mittlerer Blutstromgeschwindigkeit über die gesamte Herzaktion (vgl. auch 3.3.5.2).

Der PI ermöglicht eine semiquantitative Analyse der USD-Kurven von Extremitätenarterien, da er von der Sondenwinkelstellung unabhängig ist; an der bevorzugt beurteilten A. femoralis beträgt er normalerweise 4,5 und mehr [Mittelwert bei 7 männlichen Studenten (26 ± 5 J.): 9,8 ± 2,4].

Abb. 3.17. Pulsatilitätsindex
PI ist definiert als mittlerer
Quotient aus (Amplitude a +
Amplitude b) : mittlerer
Blutströmungsgeschwindigkeit über die gesamte Herzaktion

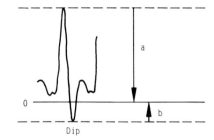

Selbstverständlich kann man auch am Doppler-Hämotachygramm analog zu anderen Kreislauffunktionskurven (Abb. 3.6) verschiedene *Zeitwerte* und zusätzliche *Blutstromgeschwindigkeitswerte* bestimmen; so beträgt z. B. die mittlere Blutstromgeschwindigkeit bei jungen Männern (26,5 ± 5 Jahre) in der A. femoralis 15,2 ± 5,6 cm/s (n = 13) und in der A. brachialis/cubiti 6,0 ± 1,4 cm/s (n = 7). In Tabelle 3.10 sind derartige Zeit- und Geschwindigkeitswerte aus Hämotachygrammen extremitätenversorgender Arterien von gesunden, jungen Personen aufgeführt. Kritisch muß festgehalten werden, daß nach eigenen Untersuchungen diese Werte die diagnostischen Aussagemöglichkeiten der USD-Methode oder die Beurteilung eines Therapieerfolgs (z. B. nach perkutaner Katheterrekanalisation) kaum bereichern. Zum Teil liegt dies an den relativ großen Streuungen dieser Werte (s. Tabelle 3.10), die eine scharfe Trennung zwischen normal und pathologisch nicht zulassen. Außerdem verhalten sich diese Werte teilweise völlig unterschiedlich je nachdem, ob sie prä- oder poststenotisch ermittelt werden (so kann proximal einer hochgradigen Stenose die maximale Rückflußgeschwindigkeit, der Dip, zunehmen, während sie poststenotisch abnimmt, bzw. der Dip verschwindet).

Am ehesten diskriminieren noch zwischen gesund und krank je nach Lokalisation des Strombahnhindernisses die Pulsanstiegszeit, die maximale Vorwärtsflußgeschwindigkeit, der Quotient aus maximaler Vorwärtsflußgeschwindigkeit zu Pulsanstiegszeit und der Pulsatilitätsindex PI. So ergibt die maximale Vorwärtsflußgeschwindigkeit in den Knöchelarterien über die Druckmessung hinaus durchaus Informationen über den Schweregrad einer peripheren AVK und erlaubt somit eine bessere prognostische Beurteilung. Dies gilt in besonderer Weise für Patienten mit Diabetes mellitus, bei denen die Druckmessung wegen einer Mediasklerose ohnehin öfters nicht zuverlässig möglich ist (s. 3.2.1.2).

Die Beachtung der Zeitwerte, vor allem der normalerweise sehr kurzen Vorwärtsflußzeit (ca. 0,17 s), kann in Zweifelsfällen auch helfen, eine pathologische Kurve mit einem – späten – „Pseudo-Dip" vom Normalbefund der Hochwiderstandskurve abzugrenzen (Abb. 3.18).

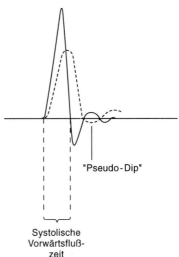

Abb. 3.18. Unterscheidung des echten „Dip" einer Doppler-Kurve vom Hoch widerstandstyp von einem „Pseudo-Dip" einer deutlich pathologischen Kurve (hier hochgradiges vorgeschaltetes Strombahnhindernis) durch Beachtung der normalerweise kurzen systolischen Vorwärtsflußzeit

Tabelle 3.10. Zeit- und Geschwindigkeitswerte aus Hämotachygrammen extremitätenversorgender Arterien gesunder Personen im Alter von 27 ± 1,5 Jahren

	① Pulslaufzeit (transit-time) [s]	② Gesamtpulsdauer [s]	③ Systolische Vorwärtsflußzeit (forward-flow-time) [s]	④ Rückwärtsflußdauer (reflow-time) [s]	⑤ Maximale Vorwärtsflußgeschwindigkeit (flow-velocity) [cm/s]
A. axillaris (n=6)	0,15 ± 0,02	0,84 ± 0,09	0,18 ± 0,02	0,17 ± 0,06	27,9 ± 4,2
A. brachialis	0,16 ± 0,02	0,82 ± 0,12	0,17 ± 0,06	0,10 ± 0,06	19,9 ± 8,1
A. radialis	0,18 ± 0,01	0,84 ± 0,08	0,14 ± 0,03	0,09 ± 0,03	11,2 ± 2,2
A. ulnaris	0,18 ± 0,02	0,85 ± 0,11	0,14 ± 0,03	0,11 ± 0,05	12,6 ± 4,9
A. femoralis (n=12)	0,18 ± 0,02	0,85 ± 0,09	0,17 ± 0,02	0,15 ± 0,03	42,4 ± 17,7
A. tibialis posterior (n=6)	0,27 ± 0,01	0,83 ± 0,10	0,18 ± 0,03	0,36 ± 0,04	14,4 ± 6,8
A. dorsalis pedis	0,31 ± 0,04	0,86 ± 0,10	0,18 ± 0,03	0,30 ± 0,04	11,1 ± 6,1

	⑥ Maximale Rückflußgeschwindigkeit (peak reverse velocity) [cm/s]	⑦ Vorwärtsflußgeschwindigkeit : Rückflußgeschwindigkeit	⑧ Systolische Pulsanstiegszeit (pulse-rising-time) [ms]	⑨ Systolische Pulsrückkehrzeit (pulse-decay-time) [ms]	⑩ Pulsrückkehrzeit: Pulsanstiegszeit (Pulsquotient)
A. axillaris (n=6)	6,2 ± 1,9	4,7 ± 1,0	80 ± 9	104 ± 18	1,3 ± 0,3
A. brachialis	6,0 ± 2,1	3,6 ± 1,2	71 ± 11	103 ± 24	1,5 ± 0,8
A. radialis	3,6 ± 2,5	2,9 ± 0,8	67 ± 13	77 ± 20	1,2 ± 0,3
A. ulnaris	4,0 ± 2,6	2,7 ± 0,8	62 ± 16	82 ± 21	1,4 ± 0,4
A. femoralis (n=12)	11,6 ± 4,4	3,7 ± 1,7	111 ± 16	155 ± 16	1,4 ± 0,4
A. tibialis posterior (n=6)	5,5 ± 3,2	3,1 ± 1,4	83 ± 21	119 ± 25	1,7 ± 0,7
A. dorsalis pedis	4,3 ± 2,9	2,5 ± 0,2	66 ± 24	110 ± 15	1,9 ± 0,8

Typische Kriterien der Doppler-Kurve extremitätenversorgender Arterien (Hochwiderstandstyp)

Die Doppler-Kurve extremitätenversorgender Arterien ist beim Gesunden in Ruhe typischerweise *mehrphasisch* mit:

- spitzem antegraden Gipfel in der Strömungssystole,
- frühdiastolischem Rückfluß und
- spätsystolischen Oszillationen.

Ein *monophasisches* HTG weist auf verminderte Elastizität der Arterie, auf eine höhergradige proximale Stenose (> 70%) oder auf anderweitig verminderten peripheren Widerstand (Hyperzirkulation). Fehlende Pulsatilität mit anhaltender antegrader Strömung geringer Geschwindigkeit weist auf einen kollateral schlecht überbrückten proximalen Verschluß (Überleitung durch verschiedene kleine Kollateralbahnen).

Ein Verlust der spätdiastolischen Oszillationen ist ein Zeichen für einen *Elastizitätsverlust* der Arterie (Physiosklerose, Arteriosklerose). Er wird von manchen Autoren auch als Zeichen für ein nachgeschaltetes Strombahnhindernis gewertet, was den eigenen Erfahrungen widerspricht (vgl. Abb. 3.15 j, k).

Tabelle 3.11. Arterielle Ultraschall-Doppler-Diagnostik

Akustisches Doppler-Signal	Beurteilung	Interpretation
Hoch, laut, zischend; im Rhythmus der Herzaktion systolisch rasch ansteigend	Normales arterielles Signal	Arterie offen; Passage frei
Rauh, leise, undeutlicher als normal; systolisch langsamer ansteigend	Verminderte, verlangsamte Strömung, Turbulenzen	Strombahnhindernis, periphere Widerstandserhöhung a) Wandveränderungen (Plaque, Stenose, Verschluß) b) funktionelle Vasokonstriktion, Spasmen c) Strömungsverlangsamung (schwere Herzinsuffizienz, Schock)
Kein Signal	Stummes Segment	Kompletter, dekompensierter Arterienverschluß (meist akut)
Höher, stärker als normal (peitschenhiebartig)	Stark beschleunigte Blutströmung	a) Herzzeitvolumen gesteigert (Streß, Hyperthyrose, hyperkinetisches Herzsyndrom, Aorteninsuffizienz) b) Stromzeitvolumen lokal gesteigert (av-Fistel, Anzapfsyndrom) c) im Stenosebereich

Tabelle 3.12. Qualitative Beurteilung einer arteriellen Doppler-Kurve

- Pulsatilitätsverlust weist auf Erkrankungsprozeß proximal der Ableitungsstelle
- Eine proximale Stenose verringert die systolische Amplitude, verlängert die Dauer des systolischen Vorwärtsflusses und dämpft diastolische Oszillationen
- Direkt über einer Stenose hoher systolischer Gipfel mit breiter systolischer Pulskurve
- Gedämpfte diastolische Oszillationen deuten verminderte Gefäßelastizität, proximale Stenosen oder niedrigen peripheren Widerstand an
- Niedrige diastolische Geschwindigkeiten zeigen hohen peripheren Widerstand, hohen venösen Druck oder Vasokonstriktion an
- Hohe diastolische Geschwindigkeit zeigt niedrigen peripheren Widerstand oder Vasodilatation an

In Tabelle 3.11 und 3.12 sind allgemeine Kriterien zur qualitativen Beurteilung des akustischen Doppler-Signals und des Hämotachygramms bei der Untersuchung des arteriellen Systems zusammengefaßt.

3.3.3.3 Gang der praktischen Untersuchung des peripheren arteriellen Systems mit USD

Die Untersuchung beginnt immer mit der Anamnese und einem *klinischen Status* einschließlich *beidseitiger* Blutdruckmessung, sorgfältiger kardialer Untersuchung und Palpation und Auskultation der typischen Arterienpunkte. Nach ausreichender Ruhepause (20 bis 30 min) wird das HTG von A. femoralis, A. tibialis posterior und A. dorsalis pedis beidseits aufgezeichnet und am möglichst völlig waagrecht liegenden Patienten der Druck in A. tibialis posterior und A. tibialis anterior (Ableitung an A. dorsalis pedis) beidseits gemessen; unmittelbar anschließend wird am liegenden Patienten nochmals der Blutdruck am Oberarm mit der Doppler-Sonde bestimmt – ggf. an dem Arm, der bei der ersten Messung den höheren Druck aufgewiesen hatte (meist rechts). Üblicherweise werden bei dieser Untersuchung auch noch orientierend die Halsschlagadern und die V. femoralis beidseits beschallt. Gegebenenfalls wird die Untersuchung noch durch die Druckmessung an der A. fibularis und – nach Aufzeichnung des HTG – an der A. poplitea ergänzt.

Wenn keine erschwerenden Untersuchungsbedingungen vorliegen, dauert diese USD-Untersuchung 15–20 min.

Selbstverständlich kann erforderlichenfalls ein entsprechendes Untersuchungsprogramm auch an den *Armen* durchgeführt werden.

Bei der Doppler-Untersuchung an den Knöchelarterien ist auch auf die Blutströmungsrichtung zu achten, da eine kollaterale Versorgung einer Arterie über die andere(n) Knöchelarterie(n) mit retrograder Durchströmung vorliegen kann. Dies kann gegebenenfalls durch Kompression der versorgenden Arterie abgesichert werden (Abb. 3.19). Dabei kann die weiter proximal verschlossene Arterie distal nahezu den gleichen Druck wie die kollateral speisende Arterie aufweisen. Dieser Befund würde bei der alleinigen Druckmessung mit der Doppler-Sonde also als normal interpretiert werden, obwohl ggf. ein pathomorphologisch – nicht

50 Untersuchung des arteriellen Systems

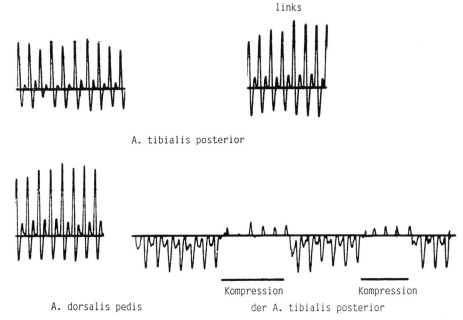

Abb. 3.19. H. T., ♂, 24 J. Vor 2 Jahren schwere Verletzung am linken Unterschenkel. Verschluß oder höchstgradige Stenose der A. tibialis anterior links mit retrograder kollateraler Füllung der A. dorsalis pedis über die A. tibialis posterior

funktionell – schwerwiegendes Krankheitsbild vorliegt. Dies kann z. B. bei Begutachtungen von erheblicher Bedeutung sein (Abb. 3.19). In ähnlicher Weise kann auch beim Ablassen des suprasystolischen Drucks eine Knöchelarterie – meist die A. tibialis posterior – kurzfristig kollateral die andere mit dem etwas niedrigeren Druck (A. dorsalis pedis) retrograd durchströmen und fälschlich einen zu hohen Druck dieser Arterie anzeigen; dies kann bei der direktionalen Untersuchung durch das plötzliche Auftreten einer orthograden Durchströmung beim korrekten Manschettendruck richtiggestellt werden (Abb. 3.20).

Wenn Knöchelarterien orthotop nicht aufgefunden werden können, kann eine Druckmessung auch durch Beschallung von Metatarsalarterien meist zwischen dem ersten und zweiten Mittelfußknochen durchgeführt werden. Auch hierbei kann durch Kompression dorsal des Innenknöchels und am Fußrücken überprüft werden, von welcher Knöchelarterie die Metatarsalarterien in diesem Fall versorgt werden.

Entsprechende Befunde und Tests sind auch bei der direktionalen Untersuchung von A. radialis und A. ulnaris in Höhe des Handgelenks möglich (s. auch Kap. 6) (Abb. 3.21).

Tabelle 3.13 faßt die Erweiterung der Untersuchungsmöglichkeiten mit der direktionalen Doppler-Sonographie bei peripherer AVK gegenüber der einfachen Knöchelarteriendruckmessung zusammen. Tabelle 3.14 zeigt eine praxisorientierte Stufendiagnostik bei Verdacht auf periphere AVK (vgl. [19]).

links

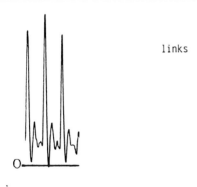

A. tibialis posterior

Druck: 135 mmHg; A. cubiti: 117 mmHg

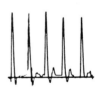

A. dorsalis pedis

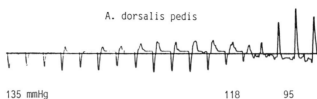

A. dorsalis pedis

135 mmHg   118   95

Abb. 3.20. M. L., ♂, 42 J., Kaufmann. Claudicatio intermittens venosa bei postthrombotischem Syndrom; *kein* Anhalt für pAVK. Korrekter Druck in der A. tibialis anterior (A. dorsalis pedis) 118 mmHG, nicht 135 mmHG (Druck in der A. tibialis posterior)

Tabelle 3.13. Wertigkeit der *direktionalen* Doppler-Sonographie bei peripherer AVK	– Beurteilung der vorgeschalteten Strombahn (Etagenerweiterung proximal) – Stenosegradabschätzung durch HTG-Veränderungen – Etagenlokalisation – Systolische Flußgeschwindigkeit (Schweregradbeurteilung) – Kollateralversorgungen im Fuß-/Handbereich – Prüfung der Hohlhandbögen – Beurteilung akraler Ischämiesyndrome – Direkte Beschallung einer Stenose (Grad, Ausdehnung, Lokalisation) [– Diagnostik der vaskulären Impotenz (s. 6.3)]

52 Untersuchung des arteriellen Systems

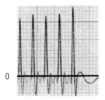

A. cubiti dextra

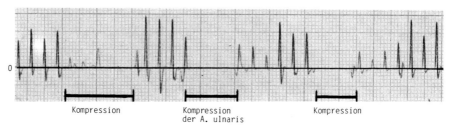

Kompression · Kompression der A. ulnaris · Kompression

A. radialis dextra

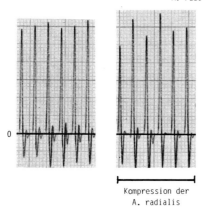

Kompression der A. radialis

A. ulnaris dextra

Abb. 3.21. S. T., ♀, 60 J. Zustand nach Unterbindung der A. radialis dextra proximal des Handgelenks; Kollateralversorgung durch die A. ulnaris über das Rete carpi palmare und dorsale; Untersuchung vor Neuanlage einer Cimino-Fistel

Tabelle 3.14. Diagnostik der peripheren AVK in der Praxis	– Anamnese (Eigenanamnese, Risikofaktoren, Medikamente, Beruf; Familienanamnese) – Untersuchung mit Gefäßpalpation und -auskultation und *beidseitiger* RR-Messung – Ratschow-Probe, Gehtest; ggf. Faustschlußübungen – *USD:* Druckmessung an A. tibialis posterior und A. dorsalis pedis beidseits im Vergleich zum Oberarm; ggf. nach Belastung/etagenweise; *direktional:* HTG der A. femoralis und Knöchelarterien, ggf. A. poplitea – Ggf. akrales elektronisches Oszillogramm

USD-Suchtest ("Siebtest", "Screening") zum Ausschluß oder Nachweis einer peripheren AVK: HTG der A. femoralis und Knöchelarteriendrücke in Ruhe in Relation zum Oberarmdruck; bei normalem Ausfall Belastungs- oder Postischämietest.

In Tabelle 3.15 sind Fehlerquellen und Probleme bei der direktionalen Doppler-Sonographie peripherer Arterien zusammengestellt.

Tabelle 3.15. Fehlerquellen und Probleme bei der direktionalen Doppler-Sonographie peripherer Arterien

Seitens des Patienten
Beschallungsprobleme:
- bei Adipositas
- bei Unruhe (Tremor)
- bei Traumen
- bei Gelenkerkrankungen (Hüftdysplasie, Kontrakturen)
- bei anatomischen Varianten (A. dors. ped., A. prof. femoris)
- bei ausgedehnten Verkalkungen

Beurteilungsprobleme:
- bei regionaler oder generalisierter Hyperzirkulation (Entzündung, av-Kurzschlüsse, hohe Temperatur, Hyperthyreose, Medikamente) insbesondere in der Differenzierung gegenüber monophasischer Deformierung bei vorgeschaltetem Strombahnhindernis
- bei Kombination vor- und nachgeschalteter Strombahnhindernisse
- bei direkter Beschallung einer Stenose (kurz- oder langstreckig, gering- oder hochgradig, bei normalem oder verändertem HTG)
- bei venöser Überlagerung (falsche Beurteilung des diastolischen Anteils)
- bei Strömungsverlangsamung infolge dilatierender Arteriopathie, Herzinsuffizienz
- bei fehlenden Ruhebedingungen

Seitens des Untersuchers
- defektes oder ungenügend ausgestattetes Gerät (Identifizierung der Rückflußanteile)
- falsche Sondenwahl
- falscher Beschallungswinkel
- Kompression des Gefäßes mit der Sonde
- Überstreckung des Fußes (A. tib. ant.) oder des Handgelenks des Patienten

3.3.4 Direktionale Doppler-Untersuchung der Aorta abdominalis

Die direktionale cw-Doppler-Untersuchung der Aorta abdominals ist in der Untersuchung des Arteriensystems von untergeordneter Bedeutung und kann und soll nicht mit dem optimalen Verfahren der sonographischen oder besser duplex-sonographischen Darstellung im schnellen B-Bild zur Diagnostik von Bauchaortenaneurysmen konkurrieren (Abb. 3.22 a). Bei schlankeren Patienten ist aber die Beschallung der proximalen Bauchaorta mit der Doppler-Sonde möglich und kann orientierend Aufschluß geben, ob eine normale Hämodynamik (Abb. 3.23) oder ausgeprägtere Turbulenzen im Bereich eines Aneurysmas (Abb. 3.22 b) vorliegen – oder keine Turbulenzen, wenn ein Aortenaneurysma bis auf ein „normales" Lumen zuthrombosiert ist. (Wie bei der sonographischen

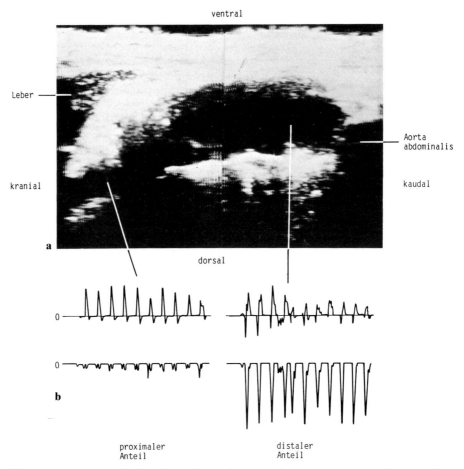

Abb. 3.22. a Sonographische Darstellung eines Bauchaortenaneurysmas (Längsschnitt). **b** A. A., ♂, 58 J. Hochdruck seit 15 Jahren; USD-Untersuchung eines palpierbaren und sonographisch gesicherten Bauchaortenaneurysmas; erhebliche Turbulenzen mit ausgeprägten systolischen Rückflußanteilen *(unterer Teil)*

Abb. 3.23. HTG der distalen Bauchaorta bei einem 42jährigen Patienten (Normalbefund)

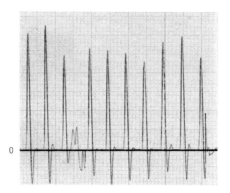

Darstellung kann starke Darmgasüberlagerung die Beschallung der Aorta mit der USD-Sonde unmöglich machen.)

3.3.5 USD-Untersuchung der hirnversorgenden Arterien

Sie unterteilt sich in die „indirekte orbitale Untersuchung" und in die direkte Beschallung („direkte Untersuchung" der A. carotis communis und ihrer Äste und der A. vertebralis).

3.3.5.1 Indirekte orbitale Untersuchung

Da die indirekte orbitale Untersuchung des Karotisstromgebiets im Vergleich zur direkten Beschallung am Hals relativ einfach ist, sollte man bei der Einarbeitung in die Doppler-Untersuchung der hirnversorgenden Arterien damit beginnen. Doch handelt es sich immer nur um eine unvollständige Untersuchung, die keinesfalls den Ausschluß eines relevanten Strombahnhindernisses der A. carotis interna und nur in beschränktem Umfang den weitgehend sicheren Nachweis zuläßt.

A. supratrochlearis und A. supraorbitalis

Dies sind die frontoorbitalen Endäste der A. ophthalmica aus der A. carotis interna (Abb. 3.24). Die A. supratrochlearis ist weitestgehend konstant und isoliert am medialen Augenwinkel auffindbar und daher besonders gut für diese Untersuchung geeignet (Abb. 3.24, 3.25, 3.26). Die A. supraorbitalis ist nicht immer auffindbar, oder weist mitunter sehr kleine Amplituden und größere Seitenunterschiede auf. A. supratrochlearis und A. supraorbitalis anastomosieren in diesem Bereich intensiv mit Endästen der gleich- und gegenseitigen A. carotis externa (A. temporalis superficialis, A. facialis, z. T. auch A. maxillaris) (Abb. 3.24, 3.26, 3.27), wobei die A. supratrochlearis intensiver mit der A. facialis, die A. supraorbitalis mehr mit der A. temporalis superficialis anastomosiert.

Physiologischerweise weist die Strömungsrichtung nach außen auf die paranasal über dem inneren Augenwinkel aufgesetzte Doppler-Sonde zu (Abb. 3.26, 3.27), da der Druck im Carotis-interna-Stromgebiet aus strömungsphysiologischen Gründen hier höher ist als in dem der Carotis externa (die „Wasserscheide" liegt deutlich außerhalb der Orbita). Die Aa. supratrochlearis/supraorbitalis sind eine Art extrakranielles Fenster für das Carotis-interna-Stromgebiet und ermöglichen dessen indirekte Beurteilung mittels der direktionalen Doppler-Sonde.

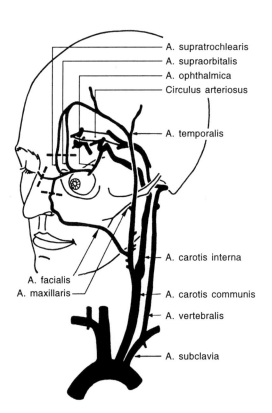

Abb. 3.24. Schematische Darstellung der Hals- und Kopfarterien, die für die funktionelle Beurteilung extrakranieller Stenosen und Verschlüsse mit Doppler-Ultraschall von Bedeutung sind. (Modifiziert nach [14])

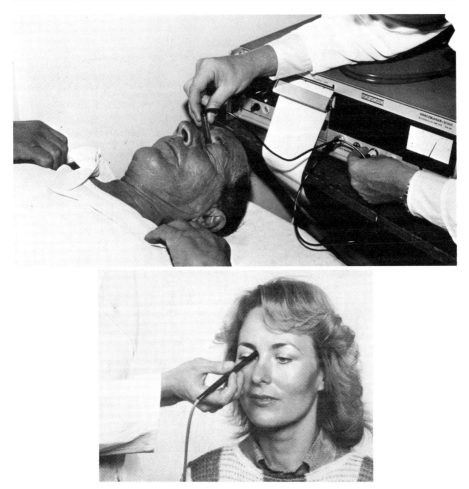

Abb. 3.25. Untersuchung der A. supratrochlearis mit der direktionalen USD-Sonde. *Oben:* im Liegen und *unten:* im Sitzen. (Aus [23])

Bei hämodynamisch wirksamen, nichtkompensierten Carotis-interna-Strombahnhindernissen kommt es nämlich zur Druck- und damit Flußabnahme bis zur Stromrichtungsumkehr in der gleichseitigen A. ophthalmica und A. supratrochlearis/supraorbitalis infolge Kollateralisation der poststenotischen A. carotis interna über das Stromgebiet der A. carotis externa (Abb. 3.26). Durch Kompression verschiedener Carotis-externa-Äste, ggf. auch kontralateral wegen der vielfältigen Anastomosen zur Gegenseite, kann die Aussage dieser Untersuchungsmethode noch deutlich gesteigert werden (Abb. 3.27).

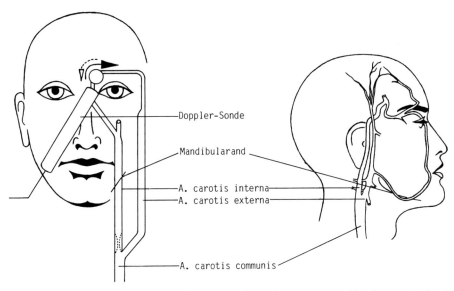

Abb. 3.26. Schematische Darstellung der Untersuchung der A. supratrochlearis zum Nachweis hämodynamisch wirksamer Strombahnhindernisse der A. carotis interna

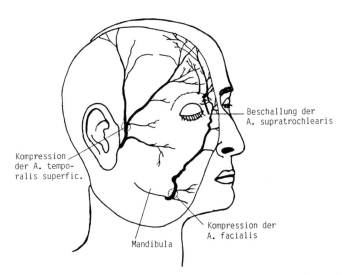

Abb. 3.27. Anastomosen der A. supratrochlearis und supraorbitalis mit Ästen der A. carotis externa mit den zugehörigen Kompressionspunkten

Abb. 3.28. K. V., ♂, 56 J.
Seltener Normalbefund:
Unterschiedlich starke orthograde Strömung in A. supratrochlearis und A. supraorbitalis wechselsinnig im Seitenvergleich

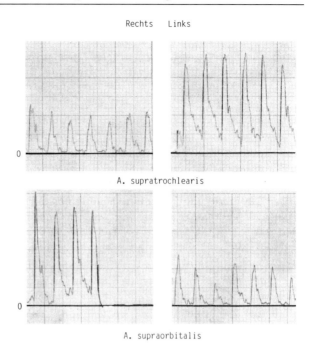

Die Aa. supratrochlearis und supraorbitalis können selten im Seitenvergleich wechselsinnig eine unterschiedlich starke orthograde Strömung aufweisen, wobei es sich üblicherweise um einen Normalbefund handelt. In diesem Fall ist die Beschallung *beider* Arterien erforderlich (Abb. 3.28). Überhaupt zeigt die A. supraorbitalis häufig erhebliche Seitenvariationen, spricht aber oft sehr deutlich auf die Kompressionsteste an (s. u.), speziell auf Kompression der A. temporalis superficialis wegen intensiver Anastomosen.

Bei der direktionalen USD-Untersuchung der A. supratrochlearis ist ein normaler Befund – d. h. *orthograde Strömungsrichtung; ausreichend hohe, seitengleiche Amplituden; normale Kurvenform* – in rund 90 % richtig negativ (die Angaben schwanken in der Literatur). Fast 90 % der pathologischen Doppler-Befunde entsprechen im Angiogramm Verschlüssen bzw. Stenosen. Bei etwa 85 % der Patienten mit angiographisch gesichertem Carotis-interna-Verschluß ist die indirekte orbitale Untersuchung eindeutig pathologisch. Die Untersuchung zeigt also eine ausreichende Sensitivität (richtige Diagnosen : Gesamtzahl der Erkrankungen) und Spezifität (richtig erkannte Normalbefunde : Gesamtzahl der Normalbefunde). Doch lassen sich selbstverständlich nur hämodynamisch wirksame, d. h. höhergradige, über 50 %ige Stenosen nachweisen. Die Unterscheidung zwischen Stenose und Verschluß ist durch Beschallung allein der A. supratrochlearis ohne zusätzliche Untersuchung der Karotiden nicht möglich (Stenose: operabel; Verschluß: üblicherweise keine Operationsindikation).

Bezüglich der pathologischen Durchströmung der Aa. supratrochlearis/supraorbitalis sind alle Übergänge möglich: Verminderung der orthograden Durchströmung (Amplitudenverminderung im Seitenvergleich), Ausbildung eines Druckgleichgewichts zwischen Externa- und Internastromgebiet ohne nachweisbaren Blutfluß bzw. mit nur geringer Pendelströmung („Nullströmung") im Bereich der Beschallungsstelle oder retrograde Durchströmung (Strömungsumkehr).

Das Kriterium „Strömungsumkehr" erlaubt mit rund 98%iger Sicherheit die Diagnose einer Stenose oder eines Verschlusses der A. carotis interna; es gehört zu den „harten Kriterien" bei der USD-Diagnostik von zerebralen Durchblutungsstörungen (Abb. 3.29, 3.34). Retrograde Durchströmung der A. supratrochlearis mit hoher diastolischer Strömungsgeschwindigkeit – über $^1/_3$ der Gesamtamplitude – spricht mehr für Verschluß der A. carotis interna (Abb. 3.30).

Bei „Nullströmung" kann eine hämodynamisch wirksame Strömungsbehinderung in über 80% vorausgesagt werden zusammen mit Kompressionstesten (Abb. 3.31).

Einseitige Amplitudenverminderung ist – optimale Untersuchungstechnik vorausgesetzt – nur verwertbar, wenn sie ausgeprägt ist, d.h. über 40% gegenüber der Gegenseite. Dann ist auch sie Hinweis für Strombahnhindernis im Internabereich; dabei sind die Kompressionstests besonders wichtig (diagnostische Trefferquote über 70%).

Kompressionstests (Abb. 3.27, 3.30, 3.31)

Digital komprimiert wird die A. temporalis superficialis (über dem Jochbein am oberen Ohrmuschelansatz) und die A. facialis (am Mandibularand) einzeln und kombiniert und ggf. kontralateral wegen der mitunter intensiven Anastomosierungen untereinander; manchmal wird eine Hilfsperson benötigt. Begonnen wird mit der Kompression der A. temporalis superficialis auf der Seite des – wahrscheinlich – pathologischen Befundes, da oft deren alleinige Kompression zur Befundabklärung ausreicht. Allerdings anastomosiert die A. supratrochlearis üblicherweise enger mit der A. facialis. Kompressionsdauer mindestens 10 Herzaktionen, wenn auch die entsprechende Reaktion meist gegebenenfalls sehr rasch erfolgt (Abb. 3.30, 3.31, 3.34). Durch diese Kompressionen wird der Druck im orbitalen Externa-Stromgebiet herabgesetzt und damit ggf. eine pathologische Kollateralversorgung des Internagebiets vermindert oder unterbrochen, was zu einer orthograden Durchströmung oder orthograden Mehrdurchströmung von A. supratrochlearis und A. supraorbitalis führt (Abb. 3.26, 3.30, 3.31, 3.34). Eine orthograde Strömungsbeschleunigung kann in geringerem Maße auch beim Gesunden auftreten; doch ist diese dann weitgehend symmetrisch, und es besteht primär keine pathologische Seitendifferenz der Amplituden im HTG von A. supratrochlearis/supraorbitalis. Bei einem hämodynamisch wirksamen Strombahnhindernis in der A. carotis interna vor dem Ophthalmicaabgang mit pathologischem indirekt orbitalen Befund sollte der Kompressionstest zu mehr als einer Verdopplung der mittleren Strömungsgeschwindigkeit in der A. supratrochlearis/supraorbitalis führen.

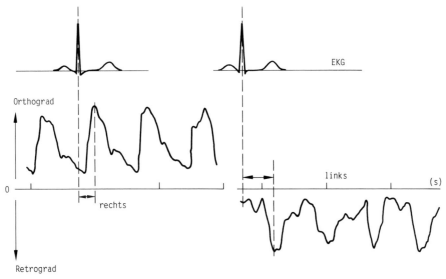

Abb. 3.29. M. M., ♂, 65 J. Strömungsumkehr in der A. supratrochlearis sinistra bei Verschluß der A. carotis interna sinistra; zusätzlich Verspätung des systolischen Geschwindigkeitsgipfels links im Vergleich zur R-Zacke des EKG. (Papiervorschub 25 mm/s)

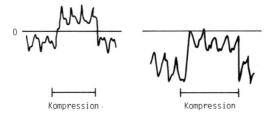

Abb. 3.30. *Links:* Pathologische Doppler-Kurve der A. supratrochlearis mit retrograder Durchströmung, die sich bei kompletter Kompression der Externa-Äste umkehrt. *Rechts:* Bei ungenügender Kompression kommt es nur zu einer Verminderung der retrograden Durchströmung. (Papiervorschub 5 mm/s)

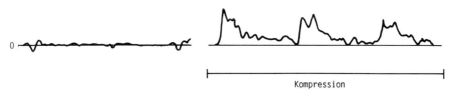

Abb. 3.31. *Links:* Doppler-Kurve der A. supratrochlearis bei „Nulldurchströmung". *Rechts:* Kurve der gleichen A. supratrochlearis bei Kompression der A. facialis: orthograde Durchströmung. (Papiervorschub 25 mm/s)

Dieses Auftreten einer orthograden Durchströmung bei Kompression von Ästen der A. carotis externa erleichtert auch das Auffinden der A. supratrochlearis bei „Nullströmung" (Abb. 3.31).

Ausnahmsweise kann auch die *Kompression der A. carotis communis* diagnostisch hilfreich sein – diese jedoch nur unter *Reanimationsbereitschaft* (Zwischenfälle in etwa 1 ‰ der Untersuchungen), so kurz wie nötig und möglichst weit proximal (bei Kompression in Höhe der Bifurkation bestünde vermehrt die Gefahr, thrombotisches Material abzulösen und den Carotissinus zu reizen).

Bei Verschluß der A. carotis interna kann selten eine so gute Kollateralversorgung über den Ramus communicans anterior durch die kontralaterale A. carotis vorliegen, daß erst nach deren Kompression ein Druckabfall in der gegenseitigen A. ophthalmica mit Amplitudenabnahme oder Shuntumkehr nachweisbar wird (Abb. 3.32). [Auch über die A. vertebralis kann selten eine derartige Kompensation eines Carotis-interna-Verschlusses über den Circulus arteriosus Willisii gegeben sein (s. Abb. 3.36), was dann nicht durch Kompressionstests, sondern höchstens durch eine direkte optimale Beschallung der Vertebralarterien nachweisbar ist (s. 3.3.5.3).] Allerdings zeigt der *Circulus Willisii* in etwa 50 % der Fälle streckenweise Hypo- und Aplasien mit Funktionsstörungen.

In entsprechender Weise ist auch eine *Funktionsprüfung des Ramus communicans anterior* möglich:

Die Kompression einer A. carotis communis führt bei ausreichender Funktion dieser Verbindung zu einer kompensatorischen Flußsteigerung in der A. carotis interna der Gegenseite, was sich durch direkte Beschallung dieser Arterie und der A. carotis communis, aber auch an einer Amplitudenzunahme im HTG der zugehörigen A. supratrochlearis nachweisen läßt.

Die sorgfältige Analyse der Ophthalmikakollateralen ist auch vor Anlage eines extra-intrakraniellen Bypasses wichtig, um mögliche nachteilige Interaktionen zwischen der natürlichen und der künstlich herzustellenden Umwegszirkulation auszuschließen und um eine funktionstüchtige natürliche Kollaterale nicht zu schädigen. Auch vor einer Temporalisbiopsie bei Verdacht auf Riesenzellarteriitis (M. Horton) muß sicher gestellt werden, daß die entsprechende A. temporalis superficialis nicht Kollateralfunktion hat.

Fehlermöglichkeiten bei der indirekten orbitalen USD-Untersuchung

Trotz ihrer relativen Einfachheit bereitet die indirekte orbitale USD-Untersuchung mitunter Probleme, wobei offenkundige anatomische Normabweichungen wie Narbenbildungen (Abb. 3.33) oder Deformierungen der Orbita gar nicht berücksichtigt werden sollen. Auch diese Untersuchung bedarf erheblicher Erfahrung (s. Tabelle 3.16).

Ein ganz allgemeines Problem sind die großen Variationen des Flusses in A. supratrochlearis und A. supraorbitalis bereits beim Gesunden. Bei Patienten mit Hypertonie finden sich mitunter außerordentlich hohe orthograde Flußgeschwindigkeiten in diesen Arterien.

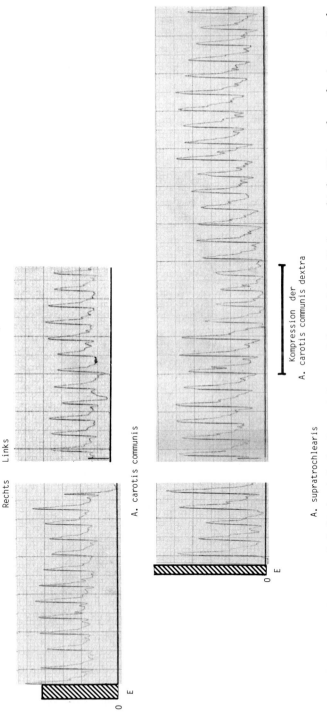

Abb. 3.32. Höchstgradiges Strombahnhindernis in der A. carotis interna sinistra; bei der indirekten orbitalen Untersuchung der A. supratrochlearis zunächst Normalbefund; erst bei Kompression der (kollateral versorgenden) *rechten* A. carotis communis Flußabnahme in der *linken* A. supratrochlearis. *E* Eichzacke

Abb. 3.33. S. D., ♂, 37 J.
Große Narbe über der linken
Augenbraue medial, dadurch
veränderter USD-Befund bei
der indirekten orbitalen Untersuchung. Weiterführende
Untersuchungen ergaben
keinen Anhalt für Strombahnhindernis im Carotis-
Gebiet

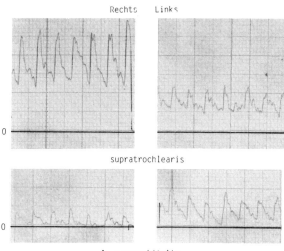

Tabelle 3.16. Physiologische und pathophysiologische Einwirkungen auf Druck und Fluß in der A. supratrochlearis/supraorbitalis	*Erhöhung*	*Erniedrigung*
	– Dilatation der vorgeschalteten Strombahn	– Strombahnhindernis in der vorgeschalteten Strombahn (z. B. infraklinoidale oder Interna-Abgangsstenose; Vasokonstriktion)
	– Widerstandserhöhung im Interna-Stromgebiet distal des Ophthalmica-Abganges (supraklinoidales Strombahnhindernis; Vasokonstriktion; Viskositätssteigerung)	– Widerstandserniedrigung im Interna-Stromgebiet distal des Ophthalmica-Abganges (av-Kurzschluß, Anzapf-Phänomen; Vasodilatation; Viskositätsverminderung)
	– Druckabnahme im Externa-Stromgebiet (proximales Externa-Strombahnhindernis; Vasokonstriktion)	– Drucksteigerung im Externa-Stromgebiet (Vasodilatation)

Wie alle indirekten Methoden (Thermographie, Ophthalmodynamometrie und -plethysmographie) versagt auch die indirekte orbitale USD-Untersuchung oft bei bilateralen Carotis-interna-Stenosen oder bei zusätzlichen Carotis-externa-Stenosen. Auch können keine Informationen über den Fluß in der A. vertebralis und A. subclavia gewonnen werden.

Da die indirekte orbitale USD-Untersuchung in ihrer Aussage ganz wesentlich von den Strömungs- und Druckverhältnissen im Carotis-externa-Gebiet abhängt, muß man sich vor dieser Untersuchung immer davon überzeugen, ob die Externaäste überhaupt durchströmt sind. Daher zuerst immer einen allgemeinen Gefäßstatus einschließlich Palpation der A. temporalis superficialis erheben; ist diese Arterie einwandfrei tastbar, so ist ein Verschluß der gleichseitigen A. carotis externa so gut wie ausgeschlossen!

Eine weitere Schwierigkeit bedeutet der Umstand, daß die Strömungsgeschwindigkeit in der A. ophthalmica, A. supratrochlearis und A. supraorbitalis nicht nur pathologisch vermindert, sondern auch erhöht sein kann (Tabelle 3.16). Eine beschleunigte orthograde Durchströmung findet sich bei einem Verschluß der entsprechenden A. carotis externa (s. o.). Auch ein Strombahnhindernis im Carotis-interna-Gebiet *distal* des Abgangs der A. ophthalmica (supraklinoidale Stenose) führt zu einer kompensatorischen Mehrdurchströmung der gleichseitigen A. ophthalmica, A. supratrochlearis und A. supraorbitalis (s. 3.3.5.2 und Abb. 3.51, 3.52).

Bei unilateraler Carotis-interna- plus -externa-Stenose findet sich bei der indirekten orbitalen Untersuchung in über 70% ein normaler Befund.

Wird fälschlicherweise statt der A. supratrochlearis oder supraorbitalis einer der zahlreichen Äste von A. temporalis superficialis, A. maxillaris oder A. facialis beschallt, so kann je nach Verlaufsrichtung eine scheinbar pathologische retrograde oder eine orthograde Durchströmung imponieren. Bei Kompression der speisenden Arterie käme es sowohl bei der „orthograden" wie bei der „retrograden" Strömung zu einer *abrupten* Fluß*abnahme,* was bei der „retrograden" Strömung dann als positiver Kompressionstest mißinterpretiert würde (vgl. Abb. 3.34). Wird der andere, nicht direkt speisende Hauptast der A. carotis externa komprimiert, kann es zu einer Flußgeschwindigkeitszunahme kommen, ggf. zu einer Zunahme der „retrograden" Strömung. Zunahme einer „retrograden" und Abnahme einer „orthograden" Strömung bei den Kompressionstests lassen sofort an eine derartige fehlerhafte Beschallung denken. Selten können allerdings echte Interpretationsprobleme auftreten.

Nicht selten können auch starke *Schlingenbildungen* der A. supratrochlearis zu ähnlichen Interpretationsschwierigkeiten führen, wobei bei Beschallung eines von der Sonde wegführenden Schenkels einer Schlinge der „retrograde" Fluß bei Temporalis-superficialis- oder Facialis-Kompression zunehmen würde, was die Erkennung derartiger Supratrochlearisschlingen erleichtert. Oft ist ein zu- und wegführender Schlingenschenkel beschallbar. (Auch nach Anlegen eines extraintrakraniellen Bypass könnte es zu atypischer Reaktion – Zunahme eines retrograden Flusses in der A. supratrochlearis – bei Kompression der bypassspeisenden A. temporalis superficialis kommen.)

Die diastolischen Strömungsgeschwindigkeiten in der Arteria supratrochlearis und supraorbitalis sind meist relativ niedrig, da sie durch den relativ hohen Strömungswiderstand im Externa-Stromgebiet bestimmt werden. Sind diese Gefäße hypoplastisch, resultieren insgesamt niedrige Strömungsgeschwindigkeiten – betont auch diastolisch. Kommt es zur Shuntumkehr in diesen Arterien, können vergleichsweise hohe diastolische Strömungsgeschwindigkeiten vorliegen, da dabei der nachgeschaltete Widerstand durch das Interna-Stromgebiet determiniert wird.

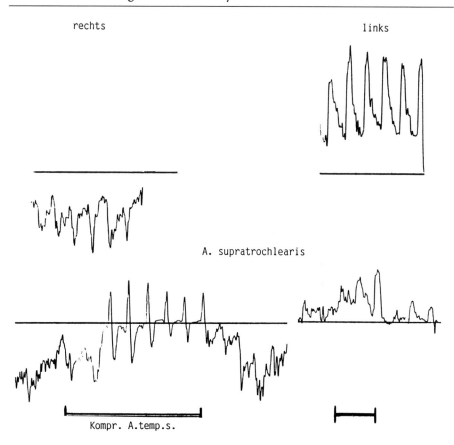

Abb. 3.34. S. H., ♀, 58 J., Angestellte: Carotis-interna-Verschluß rechts mit PRIND bei Media-Teilinfarkt. Risikofaktoren: Rauchen und Hypercholesterinämie. Typischer Kompressionstest bei Stromumkehr rechts an der A. supraorbitalis mit *allmählicher* orthograder Aufrichtung des Signals (*PRIND* prolongiertes ischämisch-neurologisches Defizit)

Da die Informationen der indirekten orbitalen Untersuchung der Duplexsonographie nicht zugänglich sind [24], ist diese Untersuchung auch vor der Duplexsonographie immer ergänzend erforderlich.

Die Anatomie der proximalen supraaortalen Arterien ist in Abb. 3.35, der Circulus arteriosus Willisii in Abb. 3.36 dargestellt.

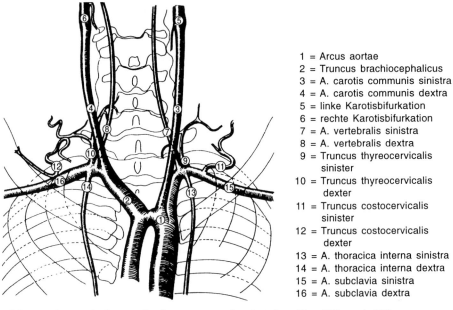

Abb. 3.35. Anatomie der proximalen supraaortalen Arterien. (Aus [21], nach [5])

1 = Arcus aortae
2 = Truncus brachiocephalicus
3 = A. carotis communis sinistra
4 = A. carotis communis dextra
5 = linke Karotisbifurkation
6 = rechte Karotisbifurkation
7 = A. vertebralis sinistra
8 = A. vertebralis dextra
9 = Truncus thyreocervicalis sinister
10 = Truncus thyreocervicalis dexter
11 = Truncus costocervicalis sinister
12 = Truncus costocervicalis dexter
13 = A. thoracica interna sinistra
14 = A. thoracica interna dextra
15 = A. subclavia sinistra
16 = A. subclavia dextra

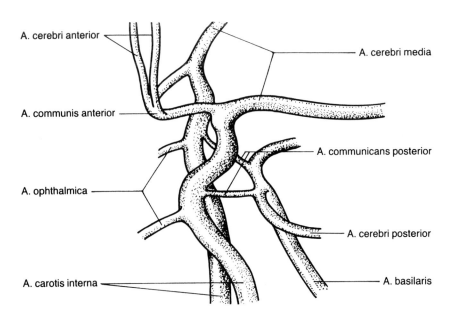

Abb. 3.36. Schematische Darstellung des Circulus arteriosus Willisii. (Aus [21], nach [5])

3.3.5.2 Direkte USD-Untersuchung der A. carotis communis und ihrer Äste

Diese Untersuchung stellt in den Augen vieler – ob zu Recht oder Unrecht – die Krönung der USD-Diagnostik dar. Zum einen ändert dies nichts daran, daß die USD-Methode zur Untersuchung des *gesamten* Kreislaufsystems dient, zum anderen bedarf die USD-Untersuchung der hirnversorgenden Arterien tatsächlich einer optimalen Ausbildung, intensiven Übung und – bis eine ausreichende Sicherheit und Zuverlässigkeit erreicht ist – jahrelanger Übung. Die Forderung nach selbständiger, kontrollierter Untersuchung und Beurteilung von derzeit 200 Patienten im Rahmen einer entsprechenden Weiterbildung mag zwar praxisorientiert und noch ausreichend praktikabel sein, ist aber sicherlich die Mindestforderung, die durch intensive, selbstkritische Weiterbildung im Kontakt mit einem erfahrenen Untersucher ergänzt werden muß.

Für eine differenzierte Bewertung des Dopplerbefundes sollte auch immer bedacht werden, daß die „klassische" Arteriosklerose etwa in 80% der Fälle die Ursache für zerebrale Durchblutungsstörungen darstellt, daß es aber eine Vielzahl von anderweitigen Erkrankungen gibt, die immer differentialdiagnostisch bedacht werden muß (Tabelle 3.17).

Auf die typischen Befunde bei der Beschallung einer Stenose entsprechenden Grades und des poststenotischen Bereichs bei der Untersuchung entlang der A. carotis communis, A. carotis interna und externa am Hals wurde bereits hingewiesen (s. 3.3.2). Wobei diese Befunde besonders wichtig zur Erkennung und Beurteilung einer *Carotis-interna-Abgangsstenose* sind.

*Quantitative Analyse von Doppler-Frequenzspektren
am Beispiel der A. carotis communis und interna*

Da manche Ultraschall-Doppler- und grundsätzlich alle Duplexgeräte mit der Darstellung eines Frequenzspektrums (Fast-Fourier-Transformation, FFT) statt mit einer Medianwertintegration der Strömungsgeschwindigkeiten arbeiten (vgl. Abb. 3.37), soll hier am Beispiel der A. carotis communis anhand von Frequenzanalysen gezeigt werden, wie Doppler-Kurven quantitativ besser ausgewertet werden können. Manche Parameter können auch aus der cw-Doppler-Kurve berechnet werden (vgl. auch 7.1).

Bei der *qualitativen* Beschreibung der normalen Doppler-Kurve der A. carotis communis ist folgendes zu beachten (vgl. Abb. 3.38):

- Bei jungen Menschen ist der katakrote Gipfel B deutlich, spornartig abgesetzt und relativ niedrig im Vergleich zu frühdiastolischen Frequenzverschiebung bzw. Blutströmungsgeschwindigkeit.
- Bei älteren Menschen ist dieser Bereich flacher, plateauartiger, und die mittlere diastolische Geschwindigkeit nimmt mit fortschreitendem Alter ab.
- In der Systole ist das Frequenzband sehr schmal, d.h. die Geschwindigkeitsunterschiede zwischen den verschiedenen Blutstromschichten in der Arterie sind in der Systole sehr gering.

Tabelle 3.17. Ursachen primär zerebraler Durchblutungsstörungen. (Nach Paal, 1984)	*Thrombosen und Gefäßwandveränderungen*
	– Arteriosklerose
	– Hypertonie
	  einschl. der subkortikalen vaskulären Enzephalopathie Binswanger
	– Senile Hirngefäßveränderungen, Amyloidangiopathie
	– Mikroangiopathien
	  Morschcowitz-Syndrom, Malaria-Angiopathie
	– Entzündliche Gefäßerkrankungen
	  • Unspezifische: septische, mykotische
	  • Spezifische: Lues, Tbc, Sarkoidose, Pilze
	  • Kollagenose:
	    Periarteriitis nodosa, Riesenzellarteriitis
	    Idiopathische granulomatöse Arteriitis
	    (Takayasu-Syndrom, pulseless disease)
	    Thrombangiitis obliterans, nekrotisierende Arteriitis
	– Degenerativ-dysplastische Gefäßveränderungen
	  Fibromuskuläre Dysplasie, Moya-Moya-Syndrom, Fahr-Syndrom
	
	Lokale mechanische Ursachen
	– Traumatische Gefäßverletzungen
	  offen, geschlossen
	– Kompression von außen
	  Narbenzug, Knochen und Bänder (HWS), raumfordernde Prozesse
	  • Tumoren
	  • Blutungen
	  • Gefäßanomalien
	  Herniation bei Hirndruck
	– Kinking-Coiling-Tortuosity, Scherung im Bereich der HWS
	
	Anzapf-Phänomene
	Extrakraniell, intrakraniell (Subklavia-Anzapf)
	
	Spasmen nach Subarachnoidalblutungen
	
	Angiographiezwischenfälle
	
	Weitere Ursachen
	Gefäßschäden nach Röntgenbestrahlungen, Homozystinurie, Porphyrie
	Erkrankungen innerer Organe:
	• Herz
	• Lunge
	• Niere
	• Endokrinium

– In der Diastole kommt es zu einer deutlichen Verbreiterung des Frequenzbands, also zu einer breiten paraboloiden Verteilung der Blutströmungsgeschwindigkeiten über den Gefäßquerschnitt (Abb. 3.37 und 3.38).

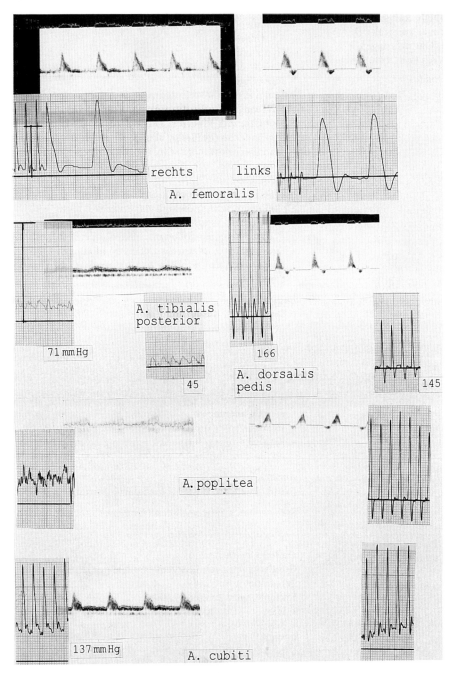

Abb. 3.37. S.G., m, 51 J.: Ausgeprägte periphere AVK rechts (3-Etagen-Prozeß); Gegenüberstellung von Doppler-Medianwert-Kurven und Frequenzspektren (unterschiedliche Eicheinstellungen). (Aus [24])

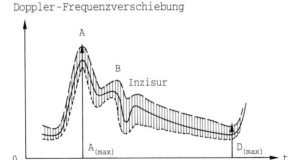

Abb. 3.38. Frequenzspektrum der A. carotis communis. - - - Hüllkurve der Maximalfrequenz; —— mittlere oder mediane Frequenzverschiebung (übliche cw-Doppler-Darstellung); *A* maximale systolische Scheitelfrequenz; *D* maximale enddiastolische Frequenz

Quantitative Parameter des Doppler-Frequenzspektrums (Abb. 3.38)

Maximale systolische Scheitelfrequenz (A),
maximale enddiastolische Frequenz (D),
mittlere systolische Scheitelfrequenz (a),
mittlere enddiastolische Frequenz (d).

- Widerstandsparameter nach Pourcelot

$$\frac{(A - D)}{A}$$

- Pulsatilitätsindex (PI) nach Gosling (s. auch Abb. 3.17) für Arterien vom Niederwiderstandstyp

$$PI = \frac{(A - D)}{\text{mittlere Maximalfrequenz (eines gesamten Pulszyklus)}}$$

oder

$$PI = \frac{(a - d)}{\text{mittlere Durchschnittsfrequenz (eines Pulszyklus)}}$$

[Vgl. PI (für Arterien vom Hochwiderstandstyp)

$$= \frac{(a + b)}{\text{mittlere Blutströmungsgeschwindigkeit}}$$

(s. 3.3.3.2)].
- Spektralverbreiterungsparameter SB (Vermessung der Spektralverbreiterung im Kurvenscheitel A in einem engbegrenzten Zeitraum, z. B. 0,05 s)

$$SB = \frac{F_{A_{max}} - F_{A_{mittel}}}{F_{A_{mittel}}} \cdot 100.$$

In Abhängigkeit vom Grad einer A.-carotis-interna-Abgangsstenose sind folgende systolische *Frequenzverschiebungen* (bzw. Strömungsgeschwindigkeiten) zu erwarten (bei einer 4 MHz-Sonde) (vgl. auch Tabelle 7.2):

- bis 50%ige Stenosen: $\Delta F_{max} \leq 3{,}5$ kHz ≈ 80 cm/s,
- um 60%ige Stenosen: $\Delta F_{max} = 5 - 8$ kHz > 100 cm/s,
- über 80%ige Stenosen: $\Delta F_{max} > 8$ kHz > 180 cm/s.

Untersuchungsgang und -technik und typische USD-Befunde

Untersucht wird mit etwas überstrecktem Kopf am liegenden (kleine Nackenrolle) oder am sitzenden Patienten mit Nackenstütze. Nach unserer Erfahrung bevorzugen die Patienten die Untersuchung im Liegen (vgl. Abb. 3.25).

Zunächst wird zur ersten Orientierung die A. carotis communis weit proximal mit kopfwärts gerichteter Sonde im Seitenvergleich beschallt (typisches Signal mit diastolisch anhaltend orthograder Blutströmung = Niederwiderstandstyp, Abb. 2.4, 3.40, 3.41). Danach wird die A. carotis communis mit ihren beiden Ästen auf jeder Seite langsam kontinuierlich abgefahren (reichlich Kontaktgel). Zuerst wird der Abgangsbereich der A. carotis communis untersucht, indem mit der Doppler-Sonde proximal am Hals gegen die Blutstromrichtung beschallt wird (s. Abb. 3.35). In diesem Bereich sind venöse Überlagerungen des öfteren nicht vermeidbar; mitunter ist dies aber auch im weiteren Verlauf schwierig (Abb. 3.39). Dann verfolgt man die A. carotis communis, die den M. sternocleidomastoideus unterkreuzt, bis zur Bifurkation. Dieser Bereich ist üblicherweise - auch beim Gesunden - an einer deutlichen Strömungsverlangsamung zu erkennen infolge der deutlichen Lumenerweiterung des Bifurkationsbereichs gegenüber der A. carotis communis (Abb. 3.40).

Es kann nun zuerst die A. carotis interna üblicherweise in Richtung Kieferwinkel dorsolateral oder die A. carotis externa ventromedial in gerader Verlängerung verfolgt werden (Abb. 3.24, 3.39, 3.41). Das typische HTG-Profil der A. carotis interna ist sehr hochfrequent mit sehr hoher diastolischer Strömungsgeschwindigkeit (höher als in der A. carotis communis), während die A. carotis externa sich v.a. durch die deutlich langsamere (niedriger als in der A. carotis communis), aber immer orthograde diastolische Strömung auszeichnet. Der Unterschied zwischen der hohen systolischen Spitzengeschwindigkeit und der langsamen diastolischen Geschwindigkeit imponiert bei der A. carotis externa sehr deutlich, fast peitschenhiebähnlich, während das Signal der A. carotis interna mehr kontinuierlichen Charakter hat (Abb. 2.4, 3.39, 3.41). Der systolische Spitzenfluß in der A. carotis interna weist typischerweise eine höhere Geschwindigkeit als in der A. carotis communis auf; außerdem kommt es oft schädelbasisnah zu einer zusätzlichen Frequenzzunahme des Signals der A. carotis interna; dieser Befund ist dann symmetrisch und darf nicht als abgangsferne Stenose fehlinterpretiert werden. Er ist vorwiegend durch einen spitzeren Beschallungswinkel bedingt. Direkt am Internaabgang können die Strömungsgeschwindigkeiten infolge des weiten Interna-Bulbus sehr niedrig sein.

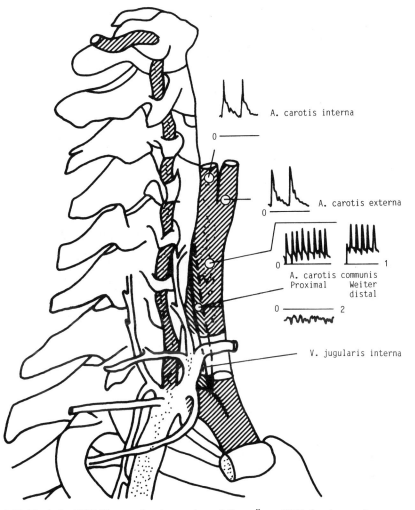

Abb. 3.39. Typische USD-Kurven der A. carotis und ihrer Äste. HTG der A. carotis communis mit (links) und ohne (rechts) venöse Überlagerung. *1* Instantes Summen-HTG; *2* instanter Rückfluß (= in diesem Fall venöse Überlagerung)

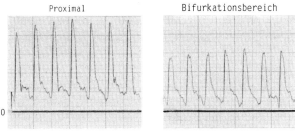

Abb. 3.40. T. D., ♀, 80 J. Strömungsverlangsamung im Bereich der Bifurkation der A. carotis communis (Normalbefund)

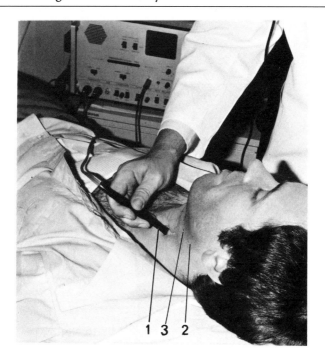

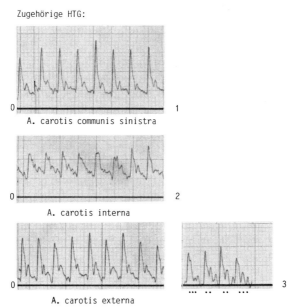

Abb. 3.41. Direkte Beschallung der A. carotis communis (distal) (*1*), der A. carotis interna (*2*) und der A. carotis externa (Abgang) (*3*) mit der Doppler-Sonde bei einem 34jährigen Mann. Zur sicheren Identifikation der A. carotis externa wird die A. temporalis superficialis im raschen Wechsel komprimiert: •• Beklopfen der A. temporalis superficialis

Diese typischen Unterschiede in der Hämodynamik der A. carotis interna und A. carotis externa rühren von den sehr unterschiedlichen peripheren Widerständen her: bei der A. carotis interna geringer intrazerebraler Widerstand, bei der Muskulatur und Haut versorgenden A. carotis externa hoher peripherer Widerstand – ähnlich einer extremitätenversorgenden Arterie. Das Strömungsprofil der A. carotis communis liegt zwischen diesen beiden Arterien, gleicht aber mehr der A. carotis interna, da diese etwa $^2/_3$ des Blutangebots der A. carotis communis aufnimmt (Abb. 2.4, 3.39, 3.41).

Zur sicheren *Identifizierung der A. carotis externa* eignet sich ein kurzes, rhythmisches Abdrücken der A. temporalis superficialis oder A. facialis, was – sofern diese Arterien nicht verschlossen sind – auf die A. carotis externa deutlich übertragen wird (Abb. 3.41). Dieser Test sollte routinemäßig *immer* bei der Beschallung der Äste der A. carotis communis durchgeführt werden, da

- in etwa 3% der Fälle ein atypischer – medialer – Abgang der A. carotis interna vorliegt; in rund 7% der Fälle finden sich Übergänge vom normalen dorso-lateralen zum medialen Abgang (Abb. 3.42);
- bei reaktiver Hyperzirkulation in der A. carotis externa – z.B. nach kräftigem Anspannen der Kaumuskulatur – diese ein interna-ähnliches Profil mit hoher diastolischer Strömungsgeschwindigkeit bekommen kann (Abb. 3.43);
- bei Verschluß einer der beiden Karotisäste eine sichere Identifizierung anderweitig keineswegs möglich ist; so kommt es bei Verschluß der A. carotis interna zu einer kompensatorischen Flußsteigerung in der A. carotis externa (häufig findet sich auch noch zusätzlich eine Externa-Abgangsstenose).

Zur Abgrenzung der *A. thyreoidea superior,* die zunächst etwa in Höhe der Karotisbifurkation kurz nach kranial steigt, darauf nach kaudal abbiegt und wegen ihrer hohen diastolischen Strömungsgeschwindigkeit (niedriger peripherer Widerstand) mit der A. carotis interna verwechselt werden kann, hat sich die rhythmische Kompression der Schilddrüse bewährt.

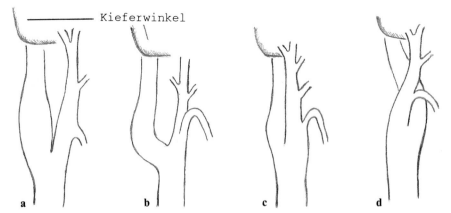

Abb. 3.42 a–d. Variationen der Karotisbifurkation. **a** Ca. 50% der Fälle. **b** Kandelaberartiger Interna-Abgang (kräftige A. thyreoidea superior). **c** Überlagerung der A. carotis interna durch die A. carotis externa. **d** Ventromedialer Internaabgang (in ca. 3% der Fälle). (Nach [24])

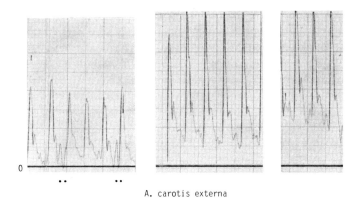

A. carotis externa

Abb. 3.43. S. A., ♂, 70 J. *Links:* Normalbefund (Ruhedurchblutung der A. carotis externa); *Mitte:* nach kurzfristigem und *rechts:* nach langfristigem Anspannen der Kaumuskulatur (Carotis-interna-typisches Kurvenbild). •• Beklopfen der A. temporalis superficialis

Mitunter ist die exakte, überlagerungsfreie Beschallung der A. carotis interna und externa im Bifurkationsbereich aus anatomischen Gründen nicht oder nicht zuverlässig möglich.

Allgemein muß beachtet werden, daß mit zunehmendem Alter und abnehmender Gefäßwandelastizität die diastolischen Strömungsgeschwindigkeiten im Karotisstromgebiet physiologischerweise abnehmen. In der A. carotis externa können sie bei alten Menschen nahe Null liegen (Abb. 3.44).

*Diagnostisch bedeutsame Kriterien bei der USD-Untersuchung
der A. carotis communis und ihrer Äste*

Gefäßpalpation und -auskultation zeigen nur eine geringe diagnostische Trefferrate bei extrakraniellen Stenosen oder Verschlüssen und häufig falsch positive und falsch negative Resultate.

Die USD-Untersuchung kann bei wachen und bewußtlosen, mit gewissen Einschränkungen auch bei unruhigen Patienten – im Gegensatz zur Angiographie – durchgeführt werden. Sie ist eine ideale Screeningmethode wegen ihrer Zuverlässigkeit und optimalen Kosten-Nutzen-Relation. Durch die Aufzeichnung der Doppler-Kurven ist auch eine intraindividuelle Longitudinalbeobachtung möglich.

Wie allgemein bei der USD-Untersuchung ist auch bei der Untersuchung der hirnversorgenden Arterien der Seitenvergleich sehr wichtig. Bei beidseitigen Gefäßprozessen kann er jedoch im Stich lassen oder sogar in die Irre führen.

Arterienstenosen können mit der USD-Untersuchung üblicherweise erst ab über 40%iger Einengung mit gewisser Zuverlässigkeit erkannt werden (s. u.).

Geringgradige Abgangsstenosen (Plaques) zeichnen sich mitunter durch eine Verschärfung des arterientypischen Signals im unmittelbaren Abgangsbereich aus; bei der Frequenzspektrumanalyse durch eine Spektrumverbreiterung.

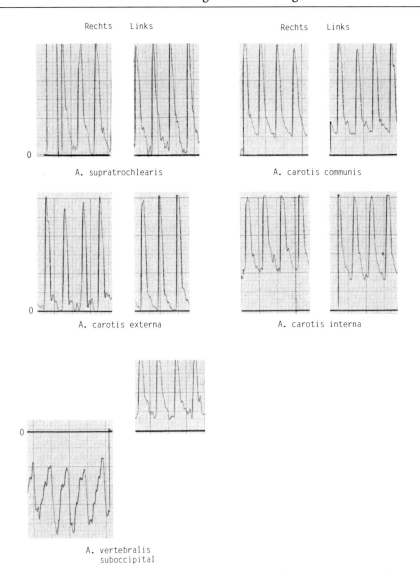

Abb. 3.44. HTG der hirnversorgenden Arterien bei einem 80jährigen Mann (Normalbefund)

A. carotis communis (A.c.c.). Selbstverständlich sind direkt beschallbare Stenosen entsprechender Ausprägung der A.c.c. zuverlässig nachweisbar; doch ist dies ein relativ seltener Befund (Abb. 3.45, 3.46). Bei Beschallung der proximalen A. carotis communis – mit nach kaudal gerichteter Sonde gegen die Blutstromrichtung – findet sich links infolge des isolierten Verlaufs der A.c.c. und des spitzen Beschallungswinkels ein relativ hochfrequentes Signal (ähnlich wie in Abb. 3.45), während es rechts im Bereich des Truncus brachiocephalicus deutlich niederfrequenter ist (vgl. Abb. 3.45).

78 Untersuchung des arteriellen Systems

Abb. 3.45. Sch. J., ♂, 60 J. USD: Verdacht auf 40 %ige Abgangsstenose der A. carotis communis sinistra. Befund durch digitale Subtraktionsangiographie bestätigt (cave: spitzer Beschallungswinkel links)

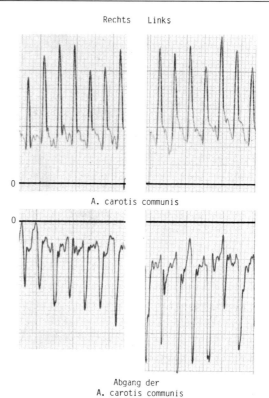

Abb. 3.46. Legende s. S. 79 ▼

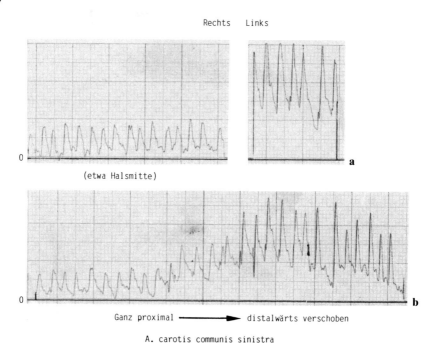

Abb. 3.47. F. R., ♀, 61 J. RR: rechts 130/85, links 200/85 mmHg. Stenose des Truncus brachiocephalicus mit pathologischem HTG der A. subclavia und A. radialis dextra und Flußminderung in der A. carotis communis dextra.
E Eichzacke

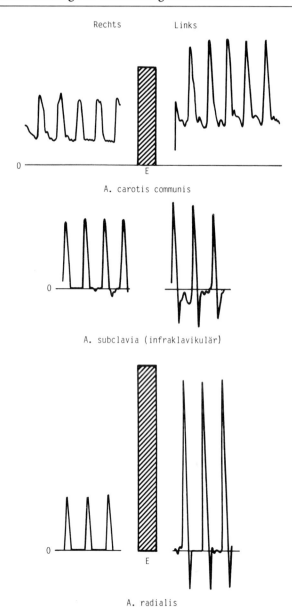

◀ **Abb. 3.46 a, b.** P. B., ♂, 89 J. (Etwa 70 %ige Carotis-communis-Stenose links). **a** Erst vergleichende Beschallung der A. carotis communis beidseitig auf gleicher Höhe (die niedrigen Amplituden rechts können bei einem 89jährigen Patienten normal oder Ausdruck einer Gefäßdilatation sein). **b** Dann kontinuierliche Untersuchung der A. carotis communis sinistra mit Nachweis einer etwa 70 %igen Stenose in der Mitte der A. carotis communis

Untersuchung des arteriellen Systems

Abdrängungen, z. B. durch eine Struma, können zu Flußbeschleunigungen in der betroffenen A. c. c. führen. Hämodynamisch wirksame vorgeschaltete Stenosen (auch Trunkusstenosen rechts, Abb. 3.47), Dilatationen und hochgradige Stenosen oder Verschlüsse der A. carotis interna oder externa führen zur Amplitudenabnahme im HTG der A. c. c. Ein hochgradiges Strombahnhindernis in der A. carotis externa vermindert vor allem den systolischen Spitzenfluß (Abb. 3.48), in der A. carotis interna v. a. den diastolischen Fluß (da eine stärkere periphere Widerstandserhöhung – entsprechend dem Widerstand in der A. carotis externa – resultiert) (Abb. 3.49, 3.50, 3.51, 3.52). Tabelle 3.18 führt die Differentialdiagnose einer Strömungsverlangsamung in der A. carotis communis auf.

Zu einer Zunahme der mittleren diastolischen Strömungsgeschwindigkeit in der Doppler-Kurve der A. carotis communis kommt es bei intrazerebralen arteriovenösen Kurzschlußverbindungen – z. B. bei Tumoren oder bei Kollateralversorgung eines gegenseitigen Karotis-Verschlusses über den Circulus Willisii („crossflow").

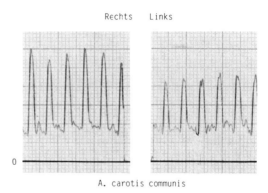

Abb. 3.48. B. W., ♂, 48 J. (Diabetes mellitus, 60 Zigaretten/Tag). HTG der A. carotis communis bei Verschluß der A. carotis externa sinistra

Tabelle 3.18. Differentialdiagnose einer systolisch-diastolischen Strömungsverlangsamung in der A. carotis communis	– Hochgradiges nachgeschaltetes Strombahnhindernis (z. B. A. c. i.-Verschluß) (betont diastolische Flußabnahme) – Hochgradiges vorgeschaltetes Strombahnhindernis (z. B. Stenose des Tr. brachiocephalicus) („harmonische Miniaturisierung" der Kurve) – Dilatierende Arteriopathie (meist symmetrisch) / Aneurysma – Niedriges Herzzeitvolumen (z. B. Herzinsuffizienz)

Abb. 3.49. Sch. A., ♀, 61 J. Vor 6 und 5 Jahren Sprechstörungen; vor 5 Jahren extra-intrakranieller Bypass links; vor einem Jahr TEA der A. carotis interna dextra (A. carotis interna sinistra verschlossen). *E* Eichzacke

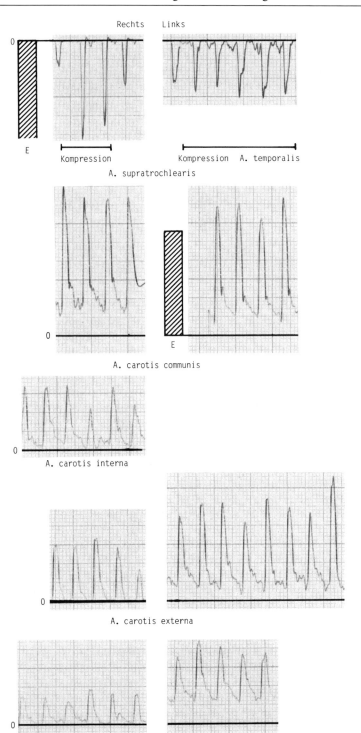

Abb. 3.49. Legende s. S. 80

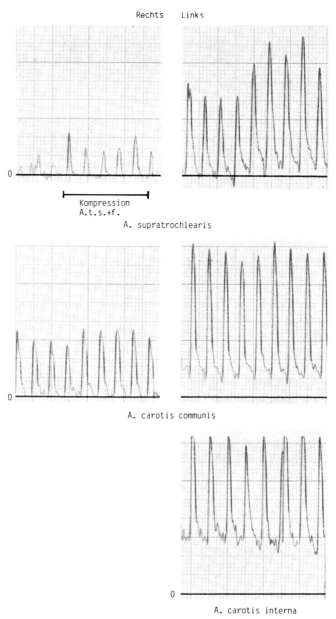

Abb. 3.50. D. W., ♂, 82 J. Angiographisch gesicherter Verschluß der A. carotis interna dextra (asymptomatisch) (*A. t. s. +f.* A. temporalis superficialis und facialis)

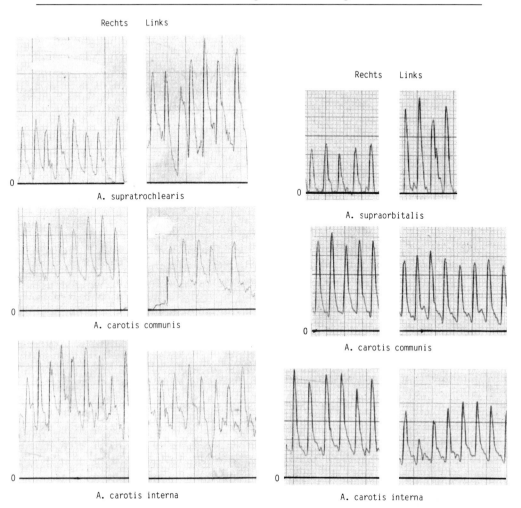

Abb. 3.51 *(links).* R. A., ♀, 80 J. Supraklinoidales Strombahnhindernis im Internagebiet links. (Flußbeschleunigung in der A. supratrochlearis sinistra und Flußverminderung der A. carotis communis – A. carotis interna sinistra)

Abb. 3.52 *(rechts).* H. L., ♂, 79 J. Vor 2 Monaten flüchtige Hemiparese rechts; USD: V. a. supraklinoidales Interna-Strombahnhindernis links. CT: Teilinfarkt im Bereich der A. cerebri media sinistra

Ein Absinken des „D-Werts" (= mittlere diastolische Amplitude) im HTG der A.c.c. weist also auf eine Stenose der A. carotis interna. D nahe Null deutet auf einen Verschluß der A. carotis interna (Abb. 3.50). Damit sind evtl. auch höhergradig stenosierende oder obliterierende Prozesse der *intrakraniellen* A. carotis interna, auch distal des *Ophthalmikaabganges*, feststellbar (Abb. 3.51, 3.52). Diese intrakraniellen, *supraklinoidalen* Strombahnhindernisse der A. carotis interna können zusätzlich zu einer kompensatorischen Mehrdurchblutung der A. ophthalmica führen, was sich an einer Strömungsbeschleunigung in der A. supratrochlearis/supraorbitalis bei der indirekten orbitalen Untersuchung (s. 3.3.5.1) erkennen läßt (Abb. 3.51, 3.52).

Diese typischen Veränderungen in der Doppler-Kurve der A.c.c. auf einer Seite zählen zusammen mit der Flußumkehr in der A. supratrochlearis zu den „harten Kriterien" bei der USD-Untersuchung der hirnversorgenden Arterien.

A. carotis externa (A.c.e.): Hochgradige Abgangsstenosen der A.c.e. führen zu entsprechenden Veränderungen im HTG der Externaäste (Abb. 3.53 a), was zur diagnostischen Absicherung beiträgt; bezüglich der typischen intra- und poststenotischen Befunde sei auf das bei der A. carotis interna Gesagte verwiesen (Abb. 3.53 a, b). Die Externaäste können jeweils durch Kompressionstests zusätzlich identifiziert werden. Bei proximalen Verschlüssen von Externaästen kann es in den distalen Abschnitten zur Stromrichtungsumkehr kommen, was ebenfalls mit der direktionalen Doppler-Sonde erkannt werden kann. Auch die Funktion eines extra-intrakraniellen Bypasses kann mit der USD-Sonde überprüft werden (s. Abb. 3.49).

Vor einer Temporalisbiopsie (Arteriitis temporalis; Polymyalgia rheumatica) muß heute die USD-Untersuchung gefordert werden, um berücksichtigen zu können, ob die A. temporalis superficialis wichtiges Kollateralgefäß für eine verschlossene A. carotis interna ist (auch zur Festlegung der Biopsiestelle).

A. carotis interna (A.c.i.): Wegen der außerordentlich hohen qualitativen und quantitativen Bedeutung der A.c.i.-Abgangsstenosen sei hier ausführlicher auf die *Stenosenbeurteilung* mit USD im Bereich der hirnversorgenden Arterien eingegangen. Stenosen können, wie bereits erwähnt, üblicherweise erst ab über 40%iger Einengung ausreichend zuverlässig erkannt werden. Eine 40- bis 60%ige Stenose zeigt im Stenosebereich eine systolische und diastolische Flußbeschleunigung; das HTG hinter der Stenose bleibt unverändert (Abb. 3.54 a). 60- bis 80%ige Stenosen führen zusätzlich zu Turbulenzen, die meist besser akustisch als graphisch zu erfassen sind (Abb. 3.54 b); gut allerdings meist mit der Frequenzspektrumanalyse darzustellen sind.

Über 80%ige Stenosen (Abb. 3.54 c) führen zu starker Flußbeschleunigung in der Stenose (peitschenhiebartiges Zischen) (Abb. 3.54 d), ausgeprägten Turbulenzen mit erheblichen Rückflußanteilen (vgl. Abb. 3.53 b) und zu einer eindeutigen Flußabnahme weiter distal der Stenose (Abb. 3.54 b). In Tabelle 3.19 sind nochmals wichtige Kriterien zur Beurteilung des Schweregrads einer Stenose bei der USD-Untersuchung zusammengefaßt; Tabelle 3.20 gibt Vorschläge zur Stenosegradeinteilung und -bewertung wieder.

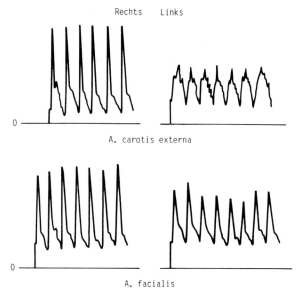

Abb. 3.53. a B. H., ♂, 75 J. Höhergradige Abgangsstenose der A. carotis externa sinistra, Ableitung des HTG poststenotisch; systolische Geschwindigkeitsminderung und diastolischer Geschwindigkeitsanstieg in der gleichseitigen A. facialis

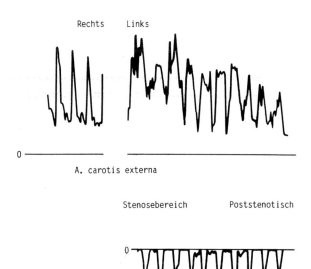

Abb. 3.53. b H. H., ♂, 55 J. Höhergradige Carotis-externa-Abgangsstenose links (über 70%) mit erheblichen Turbulenzen

Tabelle 3.19. Kriterien zur Abschätzung des Grades einer Stenose im Karotisgebiet bei der direkten Beschallung (speziell von Interna-Abgangsstenosen)

1. *Stenosierung etwa 30–40 %.* Meist nicht auskultierbar; geringe, aber charakteristische *Verschärfung* des USD-Signals; bei der Aufzeichnung findet sich eine entsprechende Zunahme v. a. des systolischen Spitzenflusses (Plaque am Abgang)
2. *Stenosierung um 50 %.* Oft auskultierbar; deutliche systolisch-diastolische Geschwindigkeitszunahme mit Abgrenzbarkeit der Stenose, *poststenotisch noch unveränderter Fluß,* Turbulenzen möglich.
3. *Stenosierung um 70 %.* Üblicherweise auskultierbar; hohe systolisch-diastolische Strömungsgeschwindigkeit in Stenose mit Verbreiterung und Verplumpung des systolischen Anteils (verzischend), *poststenotischer Flußabnahme,* deutlichen Turbulenzen mit unmittelbar poststenotisch oft ausgeprägten systolischen Rückflußanteilen, Amplitude über der ipsilateralen A. ophthalmica, A. supratrochlearis und A. supraorbitalis ggf. um mehr als 40–50 % reduziert.
4. *Stenosierung um 90 %.* Meist, aber nicht immer auskultierbar; verzischende systolisch-diastolische Geschwindigkeitszunahme in der Stenose, Turbulenzen, evtl. poststenotische Dilatation, deutliche periphere poststenotische Flußabnahme; *Abnahme der diastolischen Geschwindigkeit* in der A. carotis communis, Nullströmung bis Strömungsumkehr in A. ophthalmica, A. supratrochlearis und A. supraorbitalis, oft gewisse (kompensatorische?) Flußzunahme in der A. carotis externa.

Nach dem Hagen-Poisseuille-Gesetz ist dabei folgendes zu beachten:
Die Zunahme einer Stenose von z. B. 40 auf 80 % bedeutet eine Reduktion des Restdurchmessers auf 1/3, des Lumenquerschnitts auf 1/9 und des Durchflusses auf 1/81.

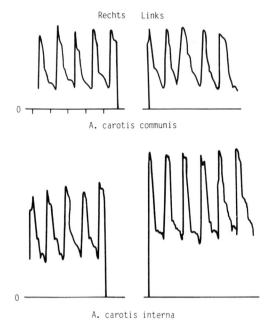

Abb. 3.54. a A. S., ♀, 62 J. 40–50 %ige Abgangsstenose der A. carotis interna sinistra
b–d s. S. 87, 88

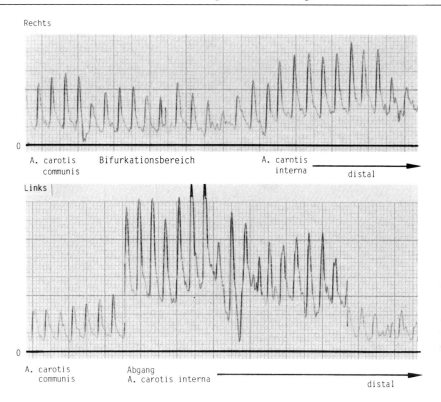

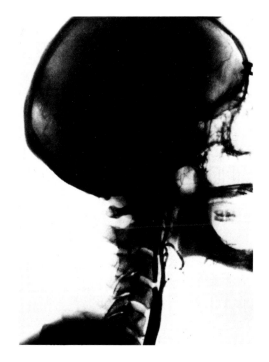

Abb. 3.54. b W. M., ♀, 76 J. Vor 8 Tagen waren nachts Sprach- und Schluckstörungen aufgetreten. Ca. 70%ige Abgangsstenose der A. carotis interna sinistra über 1 cm mit poststenotischen Turbulenzen

Abb. 3.54. c Filiforme Stenose der A. carotis interna dextra unmittelbar nach dem Abgang

88 Untersuchung des arteriellen Systems

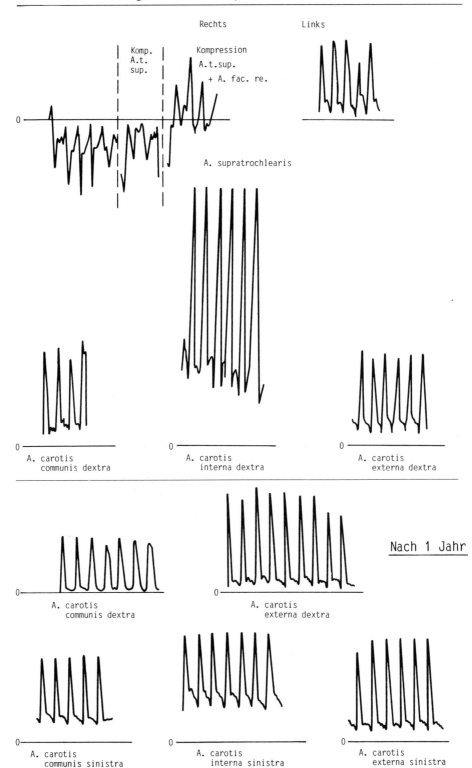

Tabelle 3.20. Stenosegradeinteilung und -bewertung bei zerebraler AVK

Stufe	Stenosegrad [%]	Morphologische Beschreibung	Hämodynamische Bedeutung
0		Normalbefund	
I	≤15	Geringfügig	Ohne Bedeutung
II	16–49	Bis mittelgradig	Gering
III	50–79	Bis hochgradig	Mittel
IV	80–99	Bis höchstgradig	Ausgeprägt
V		Verschluß	

Zu beachten ist, daß eine „*Tandemstenose*" der A. c. i. dopplersonographisch üblicherweise nicht erkannt werden kann, wenn die nachgeschaltete Stenose nicht höchstgradig und intrazerebral gelegen ist. Daraus können sich Probleme bei der Indikationsstellung zur Operation einer A. c. i.-Abgangsstenose allein aufgrund der USD-Untersuchung ergeben. (Allerdings würde eine Interna-Abgangsstenose auch bei Vorliegen einer Tandemstenose operiert werden, wenn auf dieser Seite ischämische Attacken auftreten.)

Dagegen ist eine hämodynamisch stärker wirksame isolierte *intrakranielle, infraklinoidale Carotis-interna-Stenose* an einer entsprechenden proximalen Flußverlangsamung und ggf. an einem pathologischen indirekt orbitalen Befund gut zu erkennen (Abb. 3.55 a–c).

Eine gute Kollateralzirkulation über den Circulus arteriosus Willisii bei einseitigem A. c. i.-Strombahnhindernis führt zu einer kompensatorischen Flußbeschleunigung in der gesunden A. c. i., was als Beschleunigung infolge einer geringeren Stenose dieser Arterie mißgedeutet werden kann; dabei treten aber keine Turbulenzen in der gesunden A. c. i. auf (vgl. Abb. 3.55).

Schlingen- und Knickbildungen (Coiling und Kinking) der A. c. i. im Halsbereich können daran erkannt werden, daß eine kontinuierliche Longitudinalbeschallung nicht möglich ist, sondern daß kurzstreckig immer eine stumme oder sogar eine Zone mit „retrograder" Strömung angetroffen wird (Abb. 3.56).

Eine relevante einseitige Strömungsbeschleunigung in der A. carotis communis plus A. carotis interna weist auf einen intrazerebralen arteriovenösen Kurzschluß (Fistel, Tumor) hin (s. auch Abb. 3.63).

(Nebenbei sei darauf verwiesen, daß sich die „ischämische Ophthalmopathie" besonders bei der Kombination eines A. c. i.-Verschlusses mit Shuntumkehr in der gleichseitigen A. ophthalmica findet.)

◄ **Abb. 3.54. d** *Oben:* Erstuntersuchung eines 59jährigen Angestellten mit pAVK. Keine Symptome bezüglich zerebraler Durchblutung (Zufallsbefund). *Unten:* Auch 1 Jahr später diesbezüglich keinerlei Symptome. Die USD-Untersuchung ergab eine hochgradige Abgangsstenose der A. carotis interna dextra bei der Erstuntersuchung (etwa 80 %ig ohne wesentliche Turbulenzen); 1 Jahr später Verschluß der A. carotis interna dextra (mit Flußminderung und Abnahme der diastolischen Strömungsgeschwindigkeit in der A. carotis communis dextra). *Links:* Normalbefund (jeweils 5 mm/s Papiervorschub)

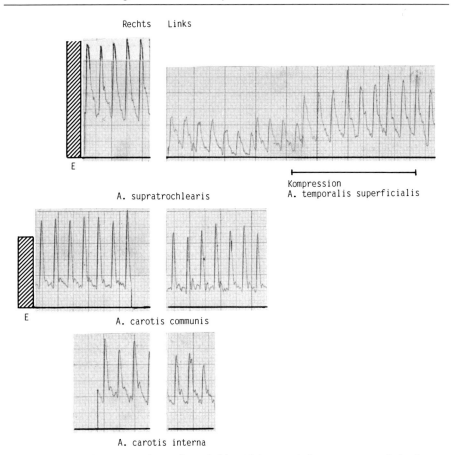

Abb. 3.55. a K. J., ♂, 67 J. Intrakranielle, infraklinoidale Carotis-interna-Stenose links, hämodynamisch mäßig wirksam. **b–c** s. S. 91, 92

Abb. 3.55. b F. J., ♀, 37 J. Seit 8 Jahren hormonelles Antikonzeptivum und Hochdruck. Vor ▶ 4 Jahren rezidivierende Amaurosis fugax auf dem rechten Auge. Angiographie: Einengung der A. carotis interna dextra 2 cm nach dem Abgang und Verschluß im Siphon-Bereich. (Katheterangiographie, Abb. 3.55 c). [Eventueller thrombotischer Verschluß der A. carotis interna rechts distal des Abgangs der A. tympanica anterior (im Canalis caroticus *vor* dem Abgang der A. ophthalmica) vor 4 Jahren mit schmallumiger Rekanalisation – sehr ungewöhnlicher Befund]

Abb. 3.55 b
Legende s. S. 90

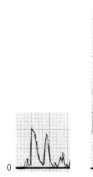
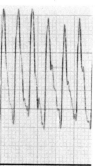

A. supraorbitalis

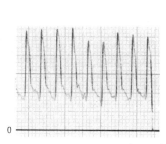
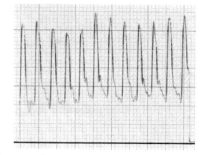

A. carotis communis

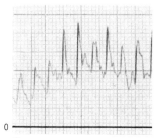
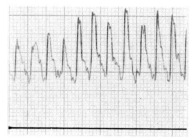

Abgang   A. carotis interna

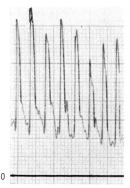
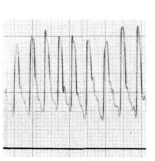

A. carotis externa

Abb. 3.55. c F. J., ♀, 33 J. Verschluß der A. carotis interna dextra im Siphonbereich (Katheterangiographie)

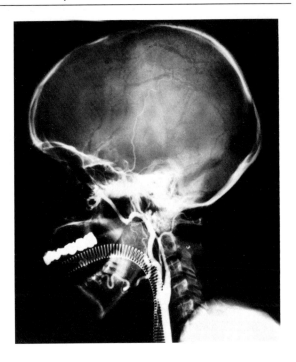

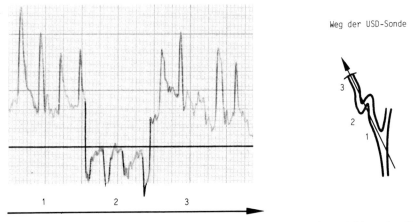

Weg der USD-Sonde

Abb. 3.56. F. R., ♀, 61 J. RR: rechts 130/85, links 200/85 mmHg. Schlingenbildung (Coiling) der A. carotis interna dextra (zusätzlich Stenose des Truncus brachiocephalicus; vgl. Abb. 3.47)

Einmal haben wir bei der *angiographischen* Diagnose eines „A. c. i.-Verschlusses am Abgang" dopplersonographisch nachweisen können, daß es sich um eine filiforme Stenose – ein ggf. operationswürdiger Befund – gehandelt hat (vgl. Abb. 3.54 c, d, auch Abb. 3.55 b, c). Bei entsprechendem Verdacht („Pseudookklusion") immer auch mit der 8 MHz-Sonde untersuchen und Farb-Duplexsonographie mit hoher Farbverstärkung (low flow) anschließen [24].

Da Stenosen mit einer Einengung unter 40–50 % – oft auch wenn sie stärker ulzeriert und damit besonders thrombogen sind („maligne Stenosen") – dopplersonographisch meist nicht erkannt werden können, ist bei normalem USD-Befund eine Duplexsonographie *immer* dann indiziert, wenn klinisch trotzdem der Verdacht auf ein Strombahnhindernis im A. c. i.-Bereich weiter besteht – speziell bei rezidivierenden transitorischen ischämischen Attacken oder einer Amaurosis fugax.

3.3.5.3 USD-Untersuchung der A. vertebralis

Die A. vertebralis kann routinemäßig meist suboccipital unterhalb des Processus mastoideus beschallt werden. Zur Orientierung empfiehlt es sich, einen Finger auf den Processus mastoideus zu legen, die Sonde darunter aufzusetzen und etwa auf das gegenüberliegende Ohr bis Auge zu zielen (Abb. 3.57).

Wegen des geschwungenen Verlaufs der A. vertebralis in diesem Bereich zwischen 2. und 1. Halswirbel (Abb. 3.57) ist keine sichere Aussage über die Stromrichtung möglich (vgl. Abb. 3.59 a–d), aber eine induzierte Strömungsänderung (z. B. durch einen kräftigen Faustschluß links bei einem ausgeprägten Subklavia-Anzapfsyndrom links; s. Abb. 3.60) durchaus nachweisbar. Andererseits kann dieser Bogen der A. vertebralis bei der Identifizierung hilfreich sein, da oft beide Schenkel des Bogens mit jeweils entgegengesetzter Strömungsrichtung beschallbar sind (Abb. 3.57 b). Die Atlasschlinge wird üblicherweise bei dieser Untersuchung nicht beschallt (Abb. 3.57 a).

Bei der subokzipitalen Beschallung ist eine Verwechslung mit der A. carotis interna und A. occipitalis möglich. Beide können z. B. durch die konstant orthograde Strömungsdarstellung abgegrenzt werden; die A. carotis interna weiterhin durch ganz kurzfristige Kompression der gleichseitigen A. carotis communis; die A. occipitalis durch kurzes, festes Andrücken der Sonde (Vorsicht, oft schmerzhaft): damit läßt sich die A. occipitalis leicht, die A. vertebralis nicht völlig abdrücken. Während die Doppler-Kurve der A. vertebralis und A. carotis interna normalerweise die gleiche Form aufweist (hohe diastolische Strömungsgeschwindigkeit infolge niedrigen peripheren Widerstands bei den hirnversorgenden Arterien), zeigt die A. occipitalis eine niedrige diastolische Strömungsgeschwindigkeit (ähnlich der A. carotis externa). (Die mittlere Blutstromgeschwindigkeit ist im Karotisstromgebiet fast doppelt so hoch wie im Vertebralis-Basilaris-Gebiet, vgl. Tabelle 3.26.) Bei funktionstüchtigem Circulus arteriosus Willisii kann die A. vertebralis auch dadurch identifiziert werden, daß sie eine kompensatorische Flußzunahme bei starker Kompression einer A. carotis communis zeigt (Abb. 3.58), während die A. carotis interna auf der Seite der Kompression selbstverständlich eine erhebliche Flußabnahme aufweist.

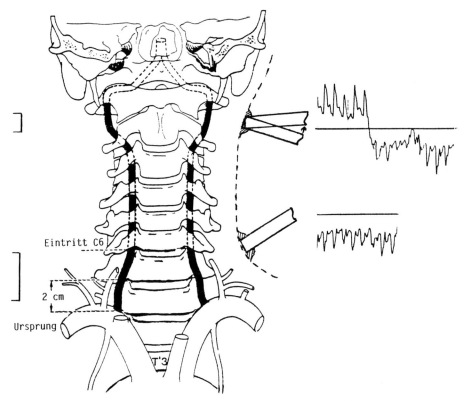

Abb. 3.57. a Vertebralisstromgebiet mit den für die Doppler-Sonographie geeigneten Beschallungsstellen proximal (V_1-Segment) und subokzipital (V_{3a}-Segment). Doppler-Kurven von einem 70jährigen Mann (Normalbefund)

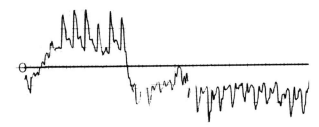

Abb. 3.57. b K. J., ♂, 70 J. Beschallung der A. vertebralis rechts subokzipital mit Schwenkung des Schallstrahls um ca. 20° (s. Abb. 3.57 a)

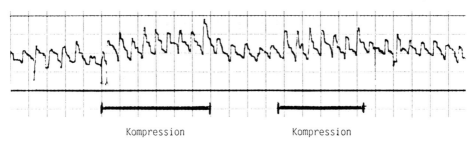

Abb. 3.58. A. vertebralis rechts subokzipital mit Kompression einer A. carotis communis

Abb. 3.59 a–d. Angiographisch gesicherte Hypoplasien der A. vertebralis (b–d). a Normalbefund

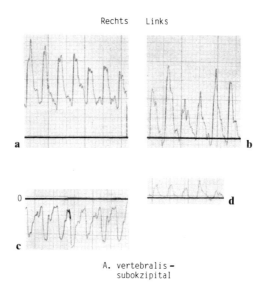

Tabelle 3.21. Topographische Einteilung des Vertebralisstromgebietes

Einteilung der Vertrebralisstrombahn	Untersuchungsmethode
V_0-Segment = Abgang	(Doppler/Duplex) Angio
V_1-Segment = proximal – „prätransversal"	Doppler/Duplex
V_2-Segment = „transversal" (HWK 6-1 (2))	Duplex (Doppler)
$V_{2/3}$ = HWK 1-2 (V_{3a})	Doppler (Duplex)
V_3-Segment = Atlasschlinge (V_{3b})	(Duplex/Doppler)
V_4-Segment = intrakraniell (präbasilär)	„transkran." Doppler/Angio
Durchmesser A. vertebralis re. 3,8±0,5, li. 3,9±0,5 mm Strömungsgeschwindigkeit 43±8 cm/s (Hypoplasie kleiner 3 mm)	

Abb. 3.60. a Hämodynamik des klassischen Subklavia-Anzapfphänomens mit Stromumkehr in der linken A. vertebralis. (Aus [19])

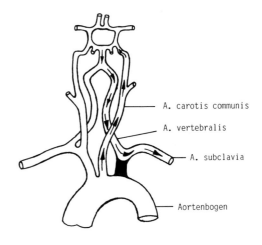

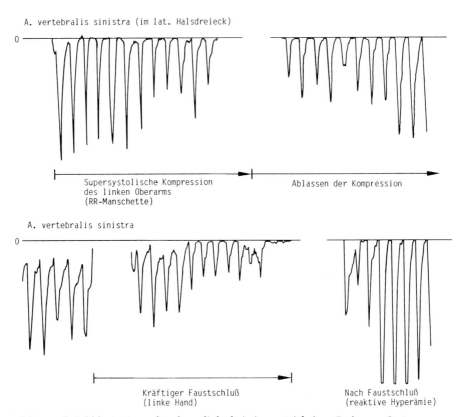

Abb. 3.60. b Subklavia-Anzapfsyndrom links bei einem 65jährigen Patienten. Strömungsumkehr in der A. vertebralis sinistra; Manschetten- und Faustschlußmanöver (weiterhin bestand geringe Strömungsbeschleunigung in der A. carotis communis sinistra im Seitenvergleich; typisch verändertes HTG der distalen A. subclavia sinistra und der A. brachialis sinistra im Sinne eines vorgeschalteten höchstgradigen Strombahnhindernisses)

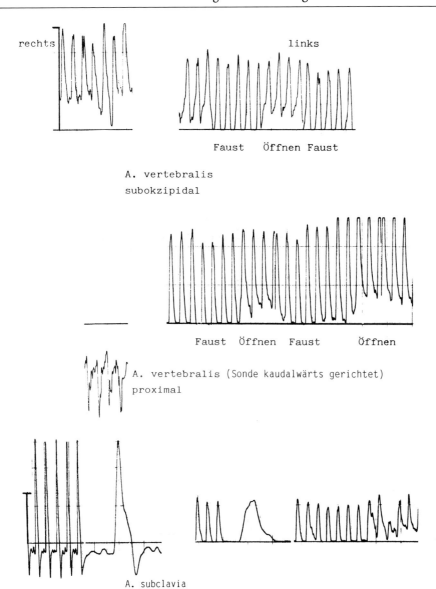

Abb. 3.60. c Ö. J., ♂, 69 J. (früher Kfz-Mechaniker). RR: rechts 150/90 mmHg, links 100/ 80 mmHg; in den letzten Wochen zunehmend Schwindel (Unsicherheit) bei Armarbeit links. Typischer Befund eines Subklavia-Anzapfsyndroms mit Flußumkehr in der A. vertebralis links und ausgeprägter monophasischer Deformierung des Signals der A. subclavia links (rechts betonte diastolische Rückflußanteile: Verdacht auf Aorteninsuffizienz)

Dagegen kann die Strömungsrichtung bei Beschallung der A. vertebralis proximal im lateralen Halsdreieck dorsal der A. carotis communis – meist mit abwärts gerichteter Sonde – festgestellt werden (Abb. 3.57). Diese Beschallung ist allerdings oft schwierig und unsicher; andererseits bei Vorliegen eines Subklaviaanzapfphänomens bzw. -syndroms mit Strömungsumkehr erfahrungsgemäß gut möglich. Schwierigkeiten bereitet hier die zuverlässige Abgrenzung von der A. carotis communis, A. subclavia und vom Truncus thyreocervicalis (Abb. 3.35). Erstere kann durch kurzfristige Kompression der A. carotis communis oder ihrer Hauptäste erkannt werden. Die Unterscheidung von A. vertebralis und A. subclavia geschieht durch die typischen Charakteristika des jeweiligen HTG, durch kurzen, kräftigen Daumendruck auf die Vertebralisschlinge subokzipital und durch Kompression des Oberarms oder feste Faustschlüsse (während des Faustschlusses ausgeprägte Verminderung der Armdurchblutung, danach reaktive Hyperämie). Der Truncus thyreocervicalis kann durch kurze Schilddrüsenkompressionen identifiziert werden.

Seitendifferenzen bei der subokzipitalen Beschallung von über 50%, besser 70%, der systolischen Amplitude und/oder niedriger bis fehlender diastolischer Fluß weisen auf eine Stenose oder Hypoplasie dieser A. vertebralis (Hypoplasien sind relativ häufig) (Abb. 3.59). Prinzipiell ist mit der USD-Methode nicht sicher zwischen Stenose und Hypoplasie und zwischen Verschluß und Aplasie zu unterscheiden. Eine *Hypoplasie* der A. vertebralis kann aber u. U. durch eine gleichartige pathologische Amplitudenmodulation subokzipital plus proximal von einer umschriebenen Stenose abgegrenzt werden, da es nach dem Hagen-Poiseuille-Gesetz in dem langstreckig hypoplastischen Gefäß zu einer deutlichen Strömungsverlangsamung kommt.[1]

Bei proximalem *Verschluß* der A. vertebralis ist subokzipital immer ein Fluß – über verschiedene Kollateralkreisläufe – nachweisbar; dabei aber deutliche systolische und diastolische Amplitudenverminderung. Zervikale Kollateralen bei proximalem Vertebralisverschluß können ggf. am Hinterrand des M. sternocleidomastoideus nachgewiesen werden.

Wenn die A. vertebralis im Rahmen des *Subklaviaanzapfphänomens bzw. -syndroms* Kollateralgefäß für die linke A. subclavia mit proximalem kritischen Strombahnhindernis wird (Abb. 3.60a), kann bei Druckgleichgewicht zwischen A. vertebralis und dem Subklaviakollateralgebiet in der A. vertebralis eine Pendelströmung („Pendelflußphänomen") auftreten – ähnlich der „Nullströmung" in der A. supratrochlearis bei Carotis-interna-Stenose; weitere Abklärung durch Karotiskompression (karotidovertebraler Steal), Oberarmkompression (dabei Flußverminderung oder orthograde Umkehrung) und Armhyperämie (dabei Fluß vermehrt armwärts) (siehe Tabelle 3.22 und Abb. 3.60b, c). Durch derartige Hyperämietests kann mit USD also auch die unvollständige Form des Subklaviaanzapf-

---

[1] Nach dem Hagen-Poiseuille-Gesetz ist die Strömungsgeschwindigkeit dem Quadrat des Gefäßradius proportional, wenn alle übrigen Größen konstant gehalten werden

$$\left(V = \frac{Q}{r^2 \pi} = \frac{r^2 \cdot \Delta P}{8 \cdot l \cdot \eta}\right).$$

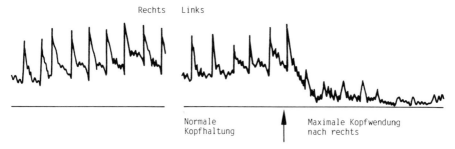

Abb. 3.61. H. U., ♀, 60 J. Erhebliche Osteochondrose der gesamten HWS; durch maximale Kopfwendung nach rechts Auslösung synkopaler Anfälle mit einer zeitlichen Verzögerung um einige Sekunden (Nachzeichnung der Originalkurve)

phänomens (armwärts gerichteter Fluß jeweils nur in der Systole) nachgewiesen werden. (Es gibt hämodynamisch unterschiedliche, auch rechtsseitige Subklaviaanzapfphänomene.)

Auch eine im Seitenvergleich beschleunigte Strömung in einer A. vertebralis kann unter Umständen erkannt werden, wenn diese A. vertebralis selten einmal über den Circulus Willisii Kollateralgefäß für eine verschlossene A. carotis interna ist; dabei kann der Befund bei der indirekten orbitalen Untersuchung normal sein (!) (vgl. Abb. 3.36).

Bei symmetrischer, diastolisch-betonter Flußminderung in beiden Aa. vertebrales muß ein Strombahnhindernis in der A. basilaris in Betracht gezogen werden (!).

Selbstverständlich kann die Beschallung der A. vertebralis auch in verschiedenen Kopfstellungen durchgeführt werden, um evtl. vertebragene Einklemmungssyndrome diagnostisch eingrenzen zu können (z. B. Schwindelattacken bei bestimmten Kopfhaltungen) (Abb. 3.61). Nach unseren Erfahrungen ist die Aussagekraft dieser „Funktionstests" aber gering; auch kann es durch extreme Kopfwendung physiologischerweise zu Geschwindigkeitsänderungen in der subokzipitalen A. vertebralis kommen (s. 7.4.1).

Die diagnostische Treffsicherheit der USD-Untersuchung der A. vertebralis erreicht je nach Befund bis zu etwa 80%, bei Verschlüssen nahezu 100%. Der Seitenvergleich ist dabei immer wichtig; allerdings gibt es nicht selten anlagemäßig Seitenvariationen bis zur Aplasie oder beidseitige Hypoplasien, wobei der Seitenvergleich dann versagt. Unübertroffen ist die USD-Untersuchung unseres Erachtens zur Primär- und, wenn keine Operationsindikation besteht, zur alleinigen Diagnostik des klassischen Subklaviaanzapfphänomens bzw. -syndroms (s. Tabelle 3.24).

Zur Abklärung einer Vertebralishypoplasie und bei Verdacht auf Vertebralisverschluß sollte heute aber *immer* ergänzend eine Beschallung der A. basilaris mit einer gepulsten 2 MHz-Sonde („transkranielle" Doppler-Sonographie) durch das Foramen magnum (s. 7.3) und eine (Farb-)Duplexsonographie angeschlossen werden (s. 7.4.2).

(Die Beschallung der A.vertebralis von der Mundhöhle aus hat sich für den routinemäßigen Einsatz nicht bewährt.) Typische Fehlerquellen bei der Doppler-Untersuchung des Vertebralis-Stromgebiets s.Tabelle 3.25.

3.3.5.4 Zusammenfassende Darstellung des Untersuchungsprogramms der hirnversorgenden Arterien
Zuverlässigkeit, Probleme und Fehlerquellen

Gang der praktischen Untersuchung der hirnversorgenden Arterien

Auch hierbei ist eine ausführliche Anamnese, besonders bezüglich der neurologischen Symptomatik, und ein klinischer Status einschließlich *beidseitiger* Blutdruckmessung, Herzuntersuchung (Arrhythmien u.a.) und Gefäßstatus mit Auskultation und Palpation – immer einschließlich der A.temporalis superficialis – unabdingbare Voraussetzung (Tabelle 3.22)

Generell ist die USD-Untersuchung mit Kopfhörer vorzuziehen, da die sofortige akustische Erkennung der Blutströmungsrichtung – stereophon – möglich ist.

Wir führen dann meist am liegenden Patienten die indirekte orbitale Untersuchung durch, bei Seitendifferenz in der A.supratrochlearis auch immer an der A.supraorbitalis, ggf. mit Kompressionstests, diese immer beginnend mit der A.temporalis superficialis. Danach wird die mittlere A.carotis communis im Seitenvergleich beschallt, anschließend auf jeder Seite kontinuierlich die A.carotis communis von möglichst weit proximal (Sonde nach kaudal schwenken) bis zur Bifurkation, dann die A.carotis interna und externa, immer unter topographischer Kontrolle durch kurzfristige, rhythmische Kompression der A.temporalis superficialis oder facialis. Anschließend wird die A.vertebralis im Seitenvergleich subokzipital beschallt, ggf. auch noch proximal. Abschließend wird die A.subclavia – üblicherweise infraklavikulär – untersucht. Sämtliche Befunde werden kurvenmäßig dokumentiert (meist nur mit 5 mm/s Papiervorschub).

Soweit erforderlich wird dieses Untersuchungsprogramm noch durch spezielle Kompressionstests (z.B. A.carotis communis – Vorsicht) und durch die direktionale Beschallung der Äste der A.carotis externa ergänzt.

Dieses Untersuchungsprogramm beansprucht bei Normalbefund, wenn keine ausgesprochenen anatomischen Probleme vorliegen (sehr dicker, sehr kurzer Hals; sehr tiefe, sehr hohe Teilung der A.carotis communis, Abdrängung der A.carotis communis), 15–20 min, bei pathologischen Befunden 30–40 min.

Ein allgemein-angiologisches *Minimalprogramm* (*„Siebtest", Screeningtest*) zur Untersuchung des Karotisstromgebiets besteht aus:

- Anamnese,
- beidseitiger Blutdruckmessung,
- Gefäßpalpation und -auskultation,
- indirekter orbitaler USD-Untersuchung (bei Normalbefund nur der A.supratrochlearis),
- direkter Beschallung der A.carotis communis auf gleicher Höhe im Seitenvergleich.

Tabelle 3.22. Untersuchungsprogramm bei zerebralen Durchblutungsstörungen

Anamnese: U. a. Art der neurologischen Ausfallerscheinungen, andere Manifestationen der AVK, Risikofaktoren.

Klinische Untersuchung: Immer Gefäßpalpation (auch A. temporalis superficialis) und -auskultation, auch kardiale Auskultation; beidseitige RR-Messung.

Apparative Untersuchung: An erster Stelle immer USD
- *Indirekt-orbital:*
  - A. supratrochlearis rechts/links, ggf. A. supraorbitalis,
  - Kompressionstests soweit erforderlich (A. temporalis superficialis; A. facialis)
- *Direkt:*
  - A. carotis communis proximal im Seitenvergleich,
  - { A. carotis communis rechts von Halsbasis bis zur Bifurkation,
    A. carotis interna rechts ab dem Abgang bis zur Schädelbasis und zurück,
    A. carotis externa einschließlich Abgang.
  - Gleiches Programm links.
  - A. vertebralis subokzipital beidseits; bei atypischem Befund auch proximal bis zum Abgang.
  - A. subclavia beidseits infraklavikulär bzw. A. cubiti
- *Ergänzende Untersuchungen:*
  - Kompressionstest der A. carotis communis (kurz, proximal) (Vorsicht!),
  - Funktionstest des Vertebralisstromgebiets mit Kopfwendung,
  - Funktionstests bei Verdacht auf Subklavia-Anzapfsyndrom.

Entscheidung über weiterführende Untersuchungen:
Vor allem Duplexsonographie, transkranielle Doppler-Sonographie; Angiographie (DSA, selektiv)

Therapieempfehlung: Konservativ/operativ (mit Aufklärung über die Alternativen)

Mit diesem Programm kann bezüglich bedeutsamer Befunde eine diagnostische Treffsicherheit um 80% erreicht werden. Der Zeitaufwand ab der beidseitigen Blutdruckmessung bei Normalbefund liegt unter 5 min. Es wäre zu diskutieren, inwieweit ein derartiger „Siebtest" auf zerebrale Durchblutungsstörungen in Untersuchungen von Berufstätigen mit besonderen Risiken (Fahr-, Steuer- und Kontrolltätigkeiten; Absturzgefahr u.a.) aufgenommen werden sollte, z. B. bei Untersuchungen nach Berufsgenossenschaftlichen Grundsätzen (z. B. G 25) – zumindest ab einem bestimmten Alter, z. B. 35 Jahre (s. auch 6.5)!

Zum Erlernen der USD-Untersuchung der hirnversorgenden Arterien sollte der Anfänger das Untersuchungsprogramm von Tabelle 3.22 soweit möglich wiederholt an sich selbst oder einer Versuchsperson durchführen und dabei durch vorsichtige Kompression der proximalen A. carotis communis künstlich eine Stenose erzeugen und das sich verändernde HTG beobachten und aufzeichnen (ein entsprechender Versuch kann auch an der A. femoralis durchgeführt werden).

Zusammenfassende Darstellung des Untersuchungsprogramms

Tabelle 3.23 faßt die Indikationen zur doppler-sonographischen Untersuchung der hirnversorgenden Arterien zusammen.

Abbildung 3.62 gibt Befunde und Diagnosen im Bereich der hirnversorgenden Arterien wieder, die mit der USD-Untersuchung erkennbar oder weiter abklärbar sind.

In Tabelle 3.22 ist das komplette neurologisch-angiologische Untersuchungsprogramm des Karotisstromgebiets aufgeführt. Dieses Programm sollte ggf. auch immer vor einer A.-temporalis-Biopsie durchgeführt werden um auszuschließen, daß dieses Gefäß wichtiges Kollateralgefäß für eine stenosierte bzw. obliterierte A. carotis interna ist (auch kann mit USD die optimale Biopsiestelle festgelegt werden).

Bei normalem USD-Befund ist eine Duplexsonographie immer dann streng indiziert, wenn klinisch weiterhin der Verdacht auf ein – auch geringgradiges – Strombahnhindernis im Karotis-Bereich besteht [24]! (Transitorische ischämische Attacken beruhen häufig auf hämodynamisch gering wirksamen, ulzerierten Läsionen.) Eine Angiographie (intraarterielle DSA) ist nur ausnahmsweise erforderlich, z. B. bei anatomischen Problemkonstellationen.

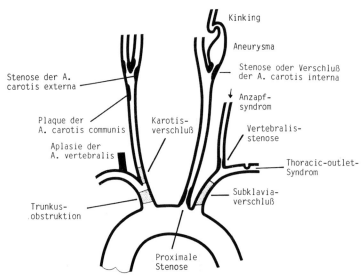

Abb. 3.62. Befunde und Diagnosen im Bereich der Aortenbogenäste, die mit USD erkennbar und weiter abklärbar sind

Tabelle 3.23. Indikationen zur Doppler- (und Duplex-) Sonographie der hirnversorgenden Arterien
TIA transitorische ischämische Attacke,
PRIND prolongiertes ischämisch-neurologisches Defizit,
PRINS partiell reversible ischämisch-neurologische Symptome

- Ischämische neurologische Symptome: TIA, Amaurosis fugax, PRIND; PRINS, Apoplexie, Sturzattacke u.a.
- Synkope
- Schwindel
- Ischämische Fundusveränderungen
- Strömungsgeräusch am Hals
- Uncharakteristische zerebral-neurologische Symptome
- Verlaufsbeobachtung bei bekannter supraaortaler AVK (Stenoseprogression)
- Unklare schmerzhafte und/oder pulsierende Sensationen am Hals (Karotidodynie, Dissektion im Karotisgebiet)
- Hohes Arterioskleroserisiko, besonders bei langjährigem oder ausgeprägtem Hochdruck
- Vorliegen einer peripheren AVK oder KHK
- Vor Operation mit hohem Blutungsrisiko
- Indikationsstellung zur Angiographie
- Indikationsstellung zur gefäßchirurgischen Intervention und regelmäßige Nachuntersuchungen
- [- Vorsorgeuntersuchungen bei Personen über 35 (♂) bzw. 45 (♀) Jahre]

Tabelle 3.24. Untersuchungsprogramm bei Subklavia-Anzapfsyndrom („subclavian steal")

- Beidseitige RR-Messung (deutliche Seitendifferenz)
- Gefäßpalpation und -auskultation
- Mit *Ultraschall-Doppler*:
Nachweis eines proximalen Subklaviastrombahnhindernisses (üblicherweise links; rechts ggf. Trunkusstrombahnhindernis);
Nachweis einer Strömung in der distalen A. subclavia mit typisch veränderten Kurvenbild (Verlust des frühdiastolischen Dip u. a.);
Strömungsumkehr (oder Pendelfluß) in der gleichseitigen A. vertebralis mit deutlicher Verminderung der retrograden Strömung bei Kompression der gleichseitigen A. brachialis (z.B. mit RR-Manschette) und Zunahme bei reaktiver Hyperämie in dem betreffenden Arm, z.B. nach Arbeit (Faustschlußübungen)

Tabelle 3.24 zeigt das *Untersuchungsprogramm bei Verdacht auf Subklavia-Anzapfsyndrom.* Die in Tabelle 3.25 angeführten Fehlerquellen und Probleme bei der USD-Untersuchung der hirnversorgenden Arterien können teilweise durch die Duplexsonographie geklärt bzw. vermieden werden; s. auch Tabelle 3.26 [24]. In Abb. 3.63 sind pathologisch veränderte Doppler-Kurven extremitätenversorgender (Hochwiderstandstyp) und hirnversorgender (Niederwiderstandstyp) Arterien zusammengestellt.

Tabelle 3.25. Mögliche Fehlerquellen und Probleme bei der USD-Untersuchung der hirnversorgenden Arterien

Seitens des Patienten:
1. Unruhe, Tremor
2. Häufiges Schlucken (Zwangsschlucken)
3. Kurzer, dicker Hals
4. Sehr hohe oder sehr tiefe Teilung der A. carotis communis
5. Anatomische Variationen (z. B. ventraler Abgang der A. carotis interna; weiter, langer Internabulbus)
6. Ausgedehntere Narben
7. Große Struma, Zustand nach Strumektomie
8. Ausgeprägte Arrhythmie
9. Ausgeprägte Herzinsuffizienz, Herzvitien (Aorteninsuffizienz, Subaortenstenose)
10. Ausgedehnte Verkalkungen

Seitens des Untersuchers:
11. Mangelnde Erfahrung
12. Mangelnde Geduld, Zeitdruck
13. Unzulängliche Geräteausstattung bzw. falsche Geräteeinstellung
14. Verwechslung von Gefäßen (A. vertebralis mit A. carotis communis, Truncus thyreocervicalis oder A. carotis interna mit A. thyreoidea superior u. a.)

Tabelle 3.26. Probleme und Fehlerquellen bei der USD-Untersuchung des Vertebralis-Stromgebiets

Seitens des Untersuchers:
1. Verwechslungsmöglichkeiten:
   - An Halsbasis mit A. carotis comm. und Truncus thyreocervicalis
   - In Halsmitte mit A. carotis comm. und A. carotis int.
   - Subokzipital mit A. carotis int. und A. occipitalis (und den begleitenden Venen)

2. Fehlbeurteilungen von:
   - Hypoplasien[a] gegenüber hochgradigen Stenosen
   - bds. Hypoplasie gegenüber Basilaris-Strombahnhindernis
   - ausgeprägten Kollateralen (dorsal M. sternocleidomastoideus) bei Vertrebralisverschluß
   - Pendelfluß und retrogradem Fluß bei Subklavia-Anzapfsyndrom unterschiedlichen Schweregrades
   - kompensatorischer Hyperzirkulation bei Interna-Verschluß

3. Falsche Sondenwahl u. a.

Seitens des Patienten:
Wie bei der Untersuchung des Karotis-Stromgebiets, besonders auch kräftiger, kurzer Hals

[a] $\varnothing < 3$ mm (Duplexsonographie).

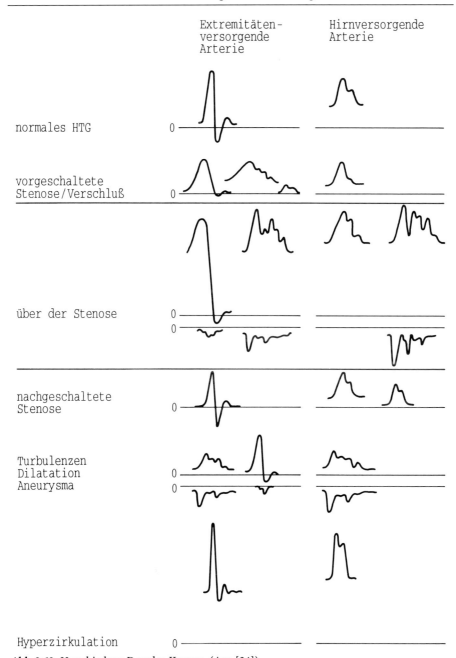

Abb. 3.63. Verschiedene Doppler-Kurven. (Aus [24])

Untersuchung des arteriellen Systems

Zuverlässigkeit

Wie dargestellt, besteht die Doppler-Untersuchung supraaortal aus der indirektorbitalen Beschallung der frontoorbitalen Endäste der A. carotis interna und der direkten Beschallung der extrakraniellen, supraaortalen Arterien (Tabelle 3.22). Obwohl diese Untersuchungsteile in der Praxis immer zusammengehören, kann zur Beurteilung der Zuverlässigkeit der Untersuchungsergebnisse zunächst eine getrennte Betrachtung vorgenommen werden, um dann die Überlegenheit des kombinierten Vorgehens belegen zu können. In unserem eigenen Patientengut ergaben sich folgende Werte für die Sensitivität und Spezifität (vgl. auch [23]):

Karotisstromgebiet
Indirekt-orbitale Untersuchung:
- Der Normalbefund (Spezifität) ist in 90% der Fälle richtig negativ.
- Der pathologische Befund (Sensitivität) ist durchschnittlich in 90% der Fälle richtig positiv:
  - Strömungsumkehr in 98% (hoch sensitiv), „hartes Kriterium";
  - „Nullfluß" (mit Kompressionstest) in 80% der Fälle;
  - deutliche Amplitudenverminderung (Kompressionstest) in 70% der Fälle.
- Bei 15% der gesicherten Internaverschlüsse ist die indirekt-orbitale Untersuchung nicht eindeutig positiv (relativ niedrige Spezifität).

Direkte Untersuchung:
- Ab 50%igen Stenosen hohe Zuverlässigkeit; sehr sensitiv bei hochgradigen Stenosen und Verschlüssen.

Kombinierte Untersuchung (indirekt-orbital und direkt):
- Sensitivität 92% (85-99%),
- Spezifität 97% (89-100%),
- Voraussagewert („predictive value"): des pathologischen Befundes 98%, des Normalbefundes 85%.

Vertebralisstromgebiet
Kombinierte Untersuchung (subokzipital und proximal):
- Bei pathologischen Befunden liegt die Trefferquote (Sensitivität) bei ca. 80%;
- bei Verschlüssen liegt sie nahe 100%.

Die Kombination aus indirekt-orbitaler und direkter Doppler-Untersuchung zeigt demnach in der Hand des Geübten eine außerordentlich hohe Sensitivität und Spezifität. Die Duplexsonographie kann das kombinierte Verfahren optimal ergänzen, weil sie vor allem bei gering- bis mittelgradigen und weniger bei hoch- bis höchstgradigen Stenosen eine hohe Zuverlässigkeit zeigt (vgl. Tabelle 3.27 und Abb. 3.65) [24].

Probleme und Fehlerquellen

Tabelle 3.27 veranschaulicht zunächst die grundsätzliche Problematik der Stenosegradbeurteilung im Karotisstromgebiet (s. auch Tabelle 3.20). Wichtig ist immer die Beachtung des Unterschieds zwischen *Diameterstenose*, die üblicherweise bei der angiographischen Untersuchung ermittelt wird und selbstverständlich auch bei der sonographischen Untersuchung ermittelt werden kann, und *Querschnittstenose*, die grundsätzlich bei der Doppler-Sonographie beurteilt wird. Es zeigt sich, daß die Fläche des Restlumens bei gleicher Diameterstenose um den Faktor 4 und mehr differieren kann (Tabelle 3.27). Gleichzeitig ergibt sich die Problematik einer bewertenden Stenosegradbeschreibung (hämodynamisch bedeutsam, hämodynamisch wirksam; geringgradig, mittelgradig, höchstgradig?) (vgl. Tabelle 3.20).

Bei diesen Überlegungen sind die hämodynamischen Gesetzmäßigkeiten und Auswirkungen einer ganz umschriebenen, einer kurzstreckigen und einer langgestreckten höhergradigen Stenose (Bernoulli-Beziehung, Hagen-Poiseuille-Gesetz), oder die Bedeutung der pulsatilen Strömung oder von Hämatokritveränderungen u. a. noch nicht berücksichtigt. Abb. 3.64 und 3.65 zeigen Fehlerquellen, die für das Karotisstromgebiet in besonderer Weise typisch und nicht selten sind: Abb. 3.64 zeigt, daß im Bereich der Karotisgabel der Beschallungswinkel im Extremfall zwischen 90° und 0° und damit die Dopplerfrequenzverschiebung zwi-

Tabelle 3.27. Vergleich der Diameterstenose mit resultierenden Querschnittstenosen und Restlumina

Anatomischer Befund (Längsschnitt)	Diameterstenose (Radiologisch/ sonographisch)	Querschnittstenose (Doppler-sonographisch/ duplexsonographisch)	Restlumen (Durchmesser und Fläche)	Beschreibung
10 mm	0 %	0 %	$\varnothing$ = 10 mm F = 78,5 mm^2	normal Intimaverdickung Endothelschaden (endangiopathisch)
5 mm	50 %	75 %	$\varnothing$ = 5 mm F = 19,6 mm^2	Hämodynamisch bedeutsam
	50 %	50 %	F = 39,3 mm^2	Unbedeutend Geringfügig Geringgradig Mittelgradig
= 1 mm	90 %	99 %	$\varnothing$ = 1 mm F = 0,79 mm^2	Hochgradig Höchstgradig Filiform
		96 %	F = 3,6 mm^2	Hämodynamisch stark wirksam

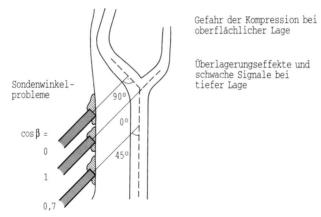

Abb. 3.64. Typische Fehlerquellen bei der Ultraschall-Doppler-Untersuchung des Karotisstromgebiets mit besonderer Berücksichtigung von Beschallungswinkelproblemen; Abweichung der Doppler-Frenquenzverschiebung ausgeprägter bei Sondenwinkelabweichung zwischen 45° und 90° als zwischen 45° und 0°

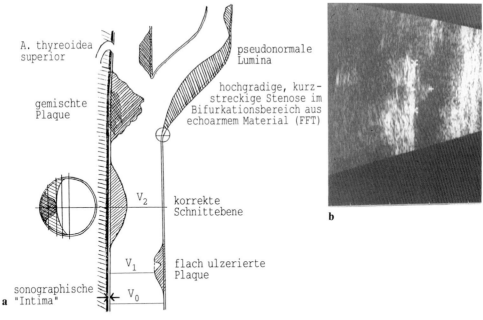

Abb. 3.65. a Schematische Darstellung möglicher Plaqueanordnungen im Bifurkationsbereich. **b** H.K., m, 70 J.: Vor 4 Jahren erstmals TIA, 3 Rezidive bis PRIND („*prolonged reversible ischaemic neurological deficit*"), mäßig große, gemischte Plaque im Bifurkationsbereich mit Ulkus, nicht wesentlich stenosierend (Befund operativ bestätigt). (Nach [24])

schen 0 und maximal variieren kann, ohne daß der Untersucher dies bei der cw-Doppler-Sonographie ausreichend sicher erkennen könnte. Abb. 3.65 demonstriert den schwierigen Nachweis größerer, mehr kegelförmiger Plaques im Bifurkationsbereich, und daß bei entsprechender Anordnung von gering- bis mittelgradigen Plaques pseudonormale Lumina resultieren können, die erhebliche Beurteilungsprobleme bedingen.

Es sei auch darauf hingewiesen, daß - ebenso wie bei sonographischer Darstellung - *verkalkte* Plaques zu akustischen Schatten führen und damit die Entdeckung einer Stenose verhindern können. Auch ein nur minimaler Carotis-interna-Fluß infolge einer höchstgradigen Stenose kann sich u. U. dem Nachweis durch die USD-Sonde (speziell mit 4–5 MHz) entziehen („Pseudookklusion").

4 Untersuchung des venösen Systems

4.1 Vorbemerkung

Die Untersuchung des venösen Systems gehört zu den besonders dankbaren Anwendungsgebieten der USD-Methode und weist sie wiederum als hochwertige diagnostische Methode speziell in der Hand des angiologisch engagierten Allgemeinmediziners und Internisten und hiebei selbstverständlich auch des Phlebologen aus.

Während für eine fortgeschrittene Venendiagnostik und zur Dokumentation die direktionalen USD-Geräte erforderlich sind, können mit den nichtdirektionalen Geräten doch auch wertvolle orientierende Informationen gewonnen werden, wie z. B. beim Hausbesuch (s. Tabelle 4.1).

Die Venendiagnostik mit USD ist nichtinvasiv, außerordentlich rasch, unbelastend, weist eine optimale Kosten-Nutzen-Relation auf und ist deshalb die empfehlenswerteste apparative Primärdiagnostik in Klinik und Praxis. Wegen der fehlenden Gefährdung des Patienten liegt ein weiterer Vorteil dieser USD-Untersuchung darin, daß sie auch bei Schwangeren, ggf. wiederholt, durchgeführt werden kann (s. Abb. 4.2).

Tabelle 4.1. Aspekte und Anmerkungen zur Untersuchung des Venensystems mit nichtdirektionalen USD-Geräten

Vorteil: Geringe Größe + geringes Gewicht = Mobilität

1. Gerätetechnische Aspekte:
   - Nichtdirektionale Geräte haben üblicherweise nur 1 Frequenz, meist 8 MHz; daher Untersuchung tief liegender Gefäße nicht möglich
   - Apparaterichtlinien der Kassenärztlichen Bundesvereinigung für entsprechende Abrechnungsmöglichkeiten

(2. Abrechnungsaspekte: Abrechnungsziffern)

3. Einsatz beim Hausbesuch und bei der Visite: Orientierende Untersuchung zur Einengung des Verdachtes auf tiefe Venenthrombose, um ggf. stationäre Einweisung bzw. Nachuntersuchung mit direktionalem Gerät zu veranlassen

Empfehlung:
- Einsatz zur orientierenden Untersuchung beim Hausbesuch und bei der Visite
- Sonst immer direktionale Untersuchung, da diese gleich lang dauert bei ungleich höherer Aussagekraft

Tabelle 4.2. Indikationen zur direktionalen Doppler-Sonographie bei phlebologischen Fragestellungen

- Tiefe Venenthrombose im Poplitea-, Oberschenkel-, Becken-, unteren Hohlvenen-Bereich, getrennt nach Etagen
- Tiefe Unterschenkelvenenthrombose bei entsprechender Ausdehnung oder Einbeziehung der Vv. tibiales posteriores (auch die Vv. tibiales anteriores und fibulares können vom Erfahrenen beschallt werden)
- Axillar-, Subklaviavenenthrombose
- Postthrombotische Syndrome
- Hämodynamisch bedeutsame Stenosen im Bereich der Beckenvenen (V. ilica externa und communis) und der V. cava
- Deutlich erhöhter systemischer Venendruck, z. B. bei Rechtsherzinsuffizienz und Trikuspidalvitien
- Regionale Steigerung von Stromzeitvolumen und Venendruck bei arteriovenösen Kurzschlüssen (traumatische oder angeborene av-Fisteln, gefäßreiche Tumoren, Cimino-Fisteln u. a.)
- Proximale Beinveneninsuffizienz mit Beurteilung des Schweregrades bzw. der Ausdehnung, getrennt nach oberflächlichem (V. saphena magna und V. saphena parva) und tiefem System
- Umschriebene periphere Klappeninsuffizienzen der tiefen und oberflächlichen Beinvenen, auch bei proximaler Klappensuffizienz
- Insuffizienz einzelner Perforansvenen
- Verschlüsse oberflächlicher Venen im Rahmen einer Thrombophlebitis (Abgrenzung einer Lymphangitis)
- Eine wichtige Möglichkeit ist die Erkennung und Beurteilung von arteriellen Durchblutungsstörungen, speziell beim Ulcus cruris und bei der Indikationsstellung zur Kompressionsbehandlung

Aber auch die USD-Venendiagnostik bedarf sorgfältiger Einarbeitung und langer Erfahrung. Die Sensitivität und Spezifität der klinischen, nicht apparativen Diagnostik tiefer Venenthrombosen liegt unter 50%.

Tabelle 4.2 zeigt die Indikationen zur Doppler-Sonographie bei phlebologischen Fragestellungen.

4.2 Methodisches Vorgehen

Beurteilt werden können die V. iliaca externa mit ihrem nachgeschalteten Abstromgebiet, V. femoralis communis, V. femoralis superficialis, V. saphena magna, V. poplitea, V. saphena parva, Perforansvenen, Vv. tibiales posteriores (Vv. dorsales pedis) und entsprechende Venen am Arm und im Schultergürtelbereich. Sehr erfahrene Untersucher können oft alle drei tiefe Doppelfaszikel am Unterschenkel beschallen (s. Abb. 4.1). *Beurteilungskriterien* sind fehlender venöser Fluß – bei der akuten verschließenden Thrombose – oder pathologisches Strömungsverhalten. Der Seitenvergleich ist *immer* heranzuziehen, da die interindividuellen Unterschiede erheblich sein können, die intraindividuellen Seitenunterschiede dagegen normalerweise gering sind.

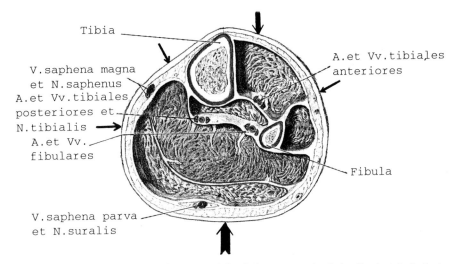

Abb. 4.1. Querschnitt durch das obere Drittel des linken Unterschenkels; distale Schnittfläche. (Nach [24])

Der venöse Blutstrom ist physiologischerweise durch die fehlende Pulsation [mitunter gewisse pulsatorische Überlagerungen durch die arterio-venösen Koppelungen oder bei maximaler peripherer Vasodilatation (s. Abb. 4.3)] und die Atemabhängigkeit des Signals gut vom arteriellen abgrenzbar (Abb. 4.2, 4.3, 4.4). Das venöse Doppler-Signal gleicht dem Heulen oder Brausen des Windes.

Beim Gesunden kommt es in der unteren Körperhälfte bei ausgeprägter Bauchatmung infolge Anstiegs des intraabdominellen Drucks inspiratorisch zu einer starken venösen Strömungsverlangsamung mit *endinspiratorischem Stopp*. Besonders bei jüngeren Frauen, die oft sehr hohe Strömungsgeschwindigkeiten in der V. femoralis aufweisen, kommt es mitunter nur zu starker Verlangsamung der normalen venösen Strömung – zumindest solange nicht sehr tief inspiriert wird. Nicht selten muß – häufiger bei Frauen – die typische Bauchatmung erst mit den Patienten eingeübt werden (Abb. 4.3).

Auch das Strömungssignal in V. subclavia/axillaris zeigt eine typische Atemabhängigkeit mit endinspiratorischer Strömungsverlangsamung (s. Abb. 4.8).

Leitgebilde zum Auffinden der Venen sind jeweils die zugehörigen Arterien. In der Körperperipherie kann das venöse Strömungssignal immer nur mit arterieller Überlagerung abgeleitet werden, was aber die venöse Funktionsdiagnostik nicht beeinträchtigt (Abb. 4.10), außer an der V. poplitea.

Es kann eine Venenfunktionsdiagnostik im ileo-femoro-poplitealen und humeroaxillären Bereich durchgeführt werden. Die einzelnen tiefen Unterschenkelvenen – die auch Ausgangspunkt von Lungenembolien sein können – sind einer Untersuchung nur eingeschränkt zugänglich; leicht durchzuführen ist allerdings die Beschallung der Vv. tibiales posteriores.

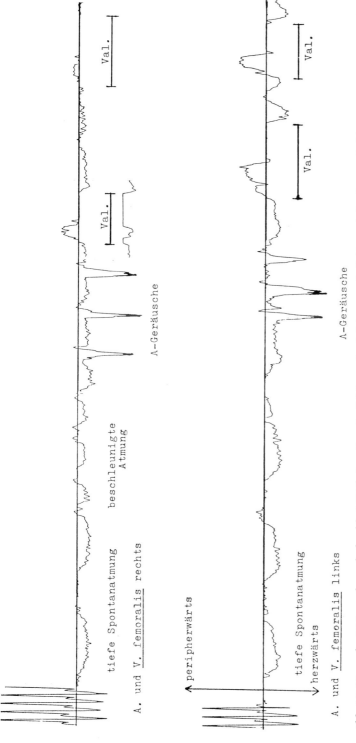

Abb. 4.2. Normaler Untersuchungsbefund bei 30jähriger Frau im 7. Monat der Schwangerschaft (5 mm/s Papiervorschub)

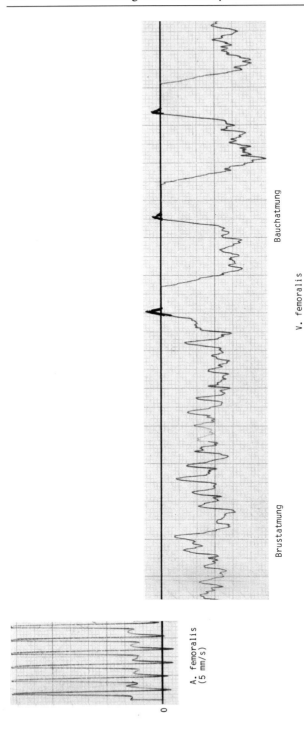

Abb. 4.3. a L. E., ♀, 46 J. Atemabhängigkeit des venösen USD-Signals: Unterschied Brust- und Bauchatmung (mäßige arterielle Hyperzirkulation). **b** s. S. 115

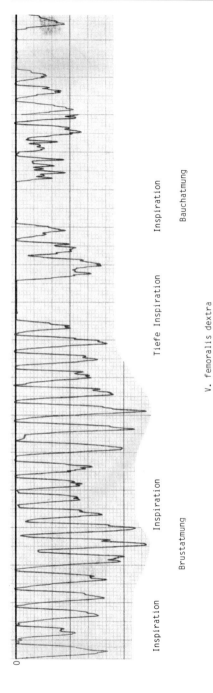

Abb. 4.3. b C. R., ♂, 41 J. Vergleich der Effekte von Brust- und Bauchatmung auf das USD-Signal der V. femoralis

Da eine arterielle Hyperzirkulation auch immer zu einem beschleunigten venösen Rückstrom führen muß, sollte vor der USD-Venenuntersuchung immer die Doppler-Kurve der A. femoralis abgeleitet werden, um derartige Zusammenhänge erkennen zu können (s. auch Abb. 4.3 a). Besonders wichtig ist dies bei lokalen Hyperzirkulationen, z. B. infolge einer Entzündung (Dermatitits) (Abb. 4.4) oder von arteriovenösen Fisteln (Abb. 4.28) oder akralen arteriovenösen Kurzschlüssen (seltener Befund bei postthrombolischem Syndrom, Malan-Pratesi-Syndrom [22]) (Abb. 4.5). (Die mittlere Strömungsgeschwindigkeit in der V. femoralis beträgt bei gesunden Männern (26 ± 5 Jahre) 16,2 ± 7,8 cm/s (n = 7).)

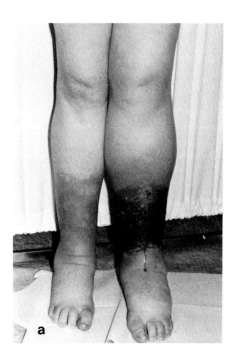

Abb. 4.4. a L. H., ♀, 56 J. Primäres (sporadisches) Lymphödem links und ausgeprägte Dermatitis – dadurch Hyperzirkulation

Abb. 4.4. b USD-Untersuchung des Venensystems in der Leistenbeuge: rechts Normalbefund; ▶ links starke arterielle und dadurch auch venöse Hyperzirkulation mit stark verminderter Atemabhängigkeit des venösen Strömungssignals bei Spontanatmung infolge Volumenüberlastung mit Druckanstieg, Valsalva-Versuch normal

Methodisches Vorgehen   117

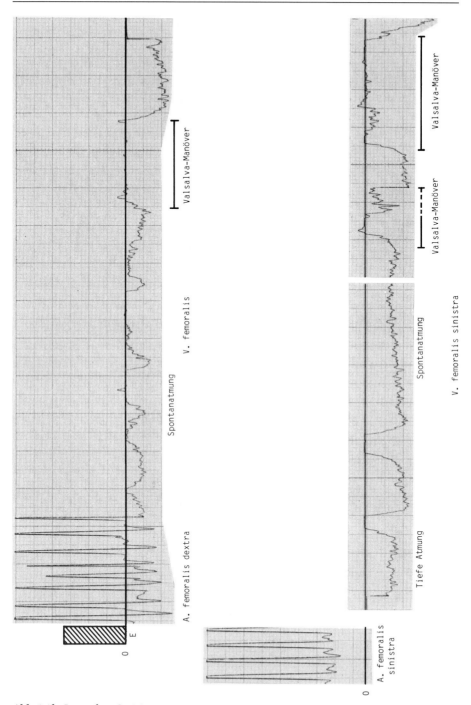

Abb. 4.4 b. Legende s. S. 116

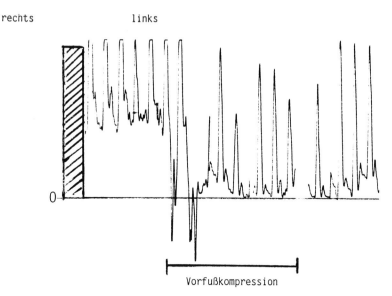

A. tibialis posterior

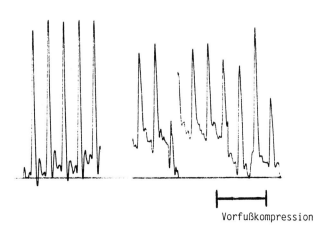

A. dorsalis pedis

Abb. 4.5. M. K., ♂, 78 J. Postthrombotisches Syndrom mit ausgeprägter chronischer Veneninsuffizienz *(CVI)*; Malan-Syndrom (Pratesi-Syndrom): akrale arteriovenöse Kurzschlüsse besonders bei PTS („akrale Hyperstomie") – sehr selten, umstritten

4.2.1 Akute tiefe Venenthrombose

Die Untersuchung am Bein beginnt immer in der Leistenbeuge auf der Seite des verdächtigen Befundes. Bei sehr adipösen Patienten kann diese Untersuchung Schwierigkeiten bereiten.

Der akute thrombotische Verschluß einer großen, oberflächennahen Vene, z.B. der V. femoralis, ist selbstverständlich bereits mit den einfachen, nichtdirektionalen Geräten nachweisbar (vgl. Abb. 4.7a und Tabelle 4.1).

Beim *Valsalva-Preßversuch* kommt es beim Gesunden nach einem kurzen initialen Rückstrom zum Sistieren der Femoralvenenströmung („venöser Niederwiderstandstyp"), während bei pathologisch erhöhtem Femoralvenendruck infolge Beckenvenenthrombose der Blutfluß in der gestauten Femoralvene beim Valsalva-Manöver über Kollateralen herzwärts anhält („venöser Hochwiderstandstyp")

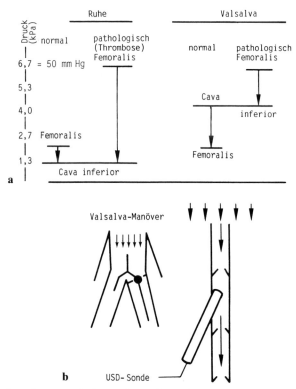

Abb. 4.6. a Druckgradienten zwischen V. femoralis und V. cava inferior bei Normalbefund und bei pathologischem Befund (Beckenvenenthrombose) jeweils in Ruhe und beim Valsalva-Manöver. Bei pathologisch erhöhtem Femoralvenendruck infolge einer Beckenvenenthrombose bleibt auch beim Valsalva-Manöver ein Druckgradient in Richtung V. cava und daher eine herzwärts gerichtete Blutströmung bestehen. b Schematische Darstellung der Untersuchung des Venensystems in der Leistenbeuge mit dem Valsalva-Manöver, auch zum Nachweis von Klappeninsuffizienzen der Becken-Beinvenen. (Nach [20])

(Abb. 4.6, 4.7). Bei hochgradigen *Stenosierungen* wird der Fluß lediglich langsamer, ohne daß es endinspiratorisch zu einem völligen Stopp kommt; damit lassen sich Beckenvenen*stenosen* mit hämodynamischer Wirksamkeit nachweisen, d. h. mit über 80%iger Einengung (Seitenvergleich!); dies ggf. auch bei einem stark ausgeprägten „Beckenvenensporn" (links) [22]. Wegen des erhöhten Venendrucks distal einer Thrombose ist auch die typische Atemabhängigkeit des venösen Strömungssignals weitgehend aufgehoben (Abb. 4.7 b).

Diese Befunde lassen sich in der Leistenbeuge mit der Doppler-Sonde nachweisen, indem die medial der Arterie liegende V. femoralis beschallt wird. Wichtig ist immer der Seitenvergleich. Bei seitengleich pathologischem Befund muß auch an eine Thrombose der V. cava inferior oder an eine hochgradige Stenosierung derselben gedacht werden (wir haben einen derartigen Befund im Rahmen einer retroperitonealen Fibrose nach längerfristiger Methysergid-Einnahme gesehen).

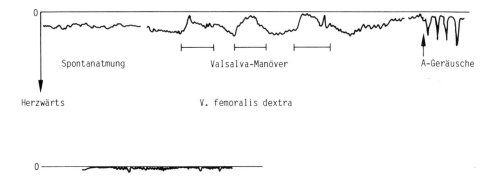

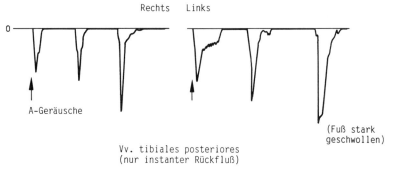

Abb. 4.7. a G. R., ♀, 60 J. Metastasierendes Zervix-Karzinom. Vor 9 Monaten Schwellung des rechten Beins, seit 1 Woche des linken. USD-Befund: postthrombotisches Syndrom rechts, akute Femoralvenenthrombose links mit Verschluß der V. femoralis (communis) in der Leistenbeuge. **b** s. S. 121

Akute tiefe Venenthrombose 121

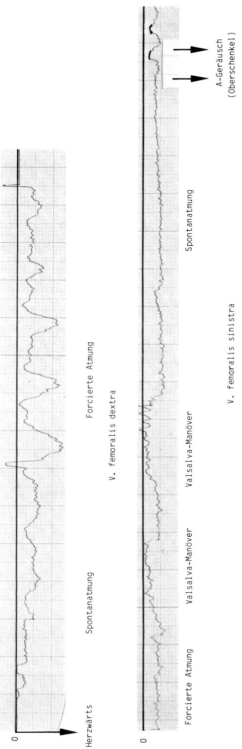

Abb. 4.7. b M.I., ♀, 12 J. Vor 2 Monaten Operation eines Medulloblastoms; seit etwa 2 Wochen Schwellung des linken Beins. USD-Befund: Weitgehend aufgehobene Atemmodulation des Signals in der linken V. femoralis (communis) und massiv abgeschwächte A-Geräusche links (Beckenvenenthrombose links)

Die diagnostische Treffsicherheit dieser Untersuchung liegt bei typischem Ausfall bei etwa 90%. Entsprechende Befunde können unter günstigen Bedingungen in der Kniekehle bei Femoralvenenthrombose und in der Achselhöhle oder im Bereich des Schlüsselbeins, am günstigsten infraklavikulär, bei *Thrombose der V. axillaris/subclavia* erhoben werden (Abb. 4.8).

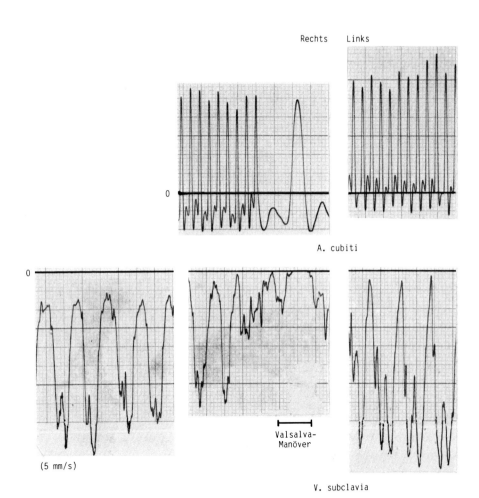

Abb. 4.8. a S. G., ♀, 63 J. Schwerstes, phlegmasieartiges Paget-von-Schroetter-Syndrom rechts. Akut aufgetreten am 3. Tag einer postoperativen Infusionsbehandlung (Cholezystektomie); Untersuchung am 5. postoperativen Tag (arterielle und venöse Widerstandserhöhung rechts; am extrem geschwollenen Arm keine Venensignale ableitbar). **b, c** s. S. 123, 124

Akute tiefe Venenthrombose 123

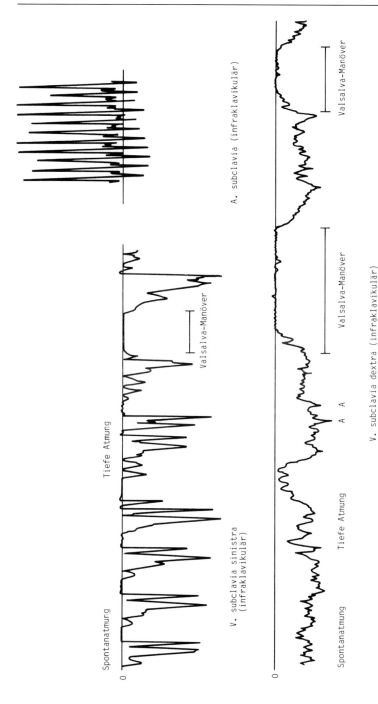

Abb. 4.8. b S. H., ♂, 41 J. USD-Untersuchung bei einem Sicherheitsangestellten 6 Wochen nach Auftreten eines schweren Paget-von-Schroetter-Syndroms rechts nach intensivem Hanteltraining („thrombose par effort" [22]). *Links:* Normalbefund. *Rechts:* Zeichen einer venösen Durckerhöhung in der distalen V. subclavia bei – angiographisch gesicherter – proximaler Thrombose. A stark abgeschwächtes A-Geräusch bei Oberarmkompression

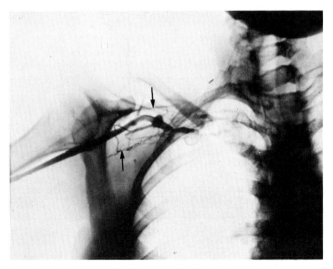

Abb. 4.8. c Thrombotischer Verschluß der V. subclavia dextra (Paget-von-Schroetter-Syndrom) mit Ausbildung eines Kollateralnetzes im Schulterbereich nach ungewohnt schwerer körperlicher Arbeit („thrombose par effort" [22]) (aszendierende Phlebographie). An den Kollateralen besteht die Möglichkeit des Nachweises von S-Geräuschen *(Pfeil)*

4.2.1.1 Zusätzliche Methodik (s. Tabelle 4.3)

A-Geräusche

Hervorrufung einer beschleunigten orthograden Strömung, sog. *A-Geräusche* (*a*ngehoben, englisch: *a*ugmented), durch rasche manuelle Kompression von Bein oder Arm distal der Untersuchungsstelle (Abb. 4.9) oder durch Kompression oder Dorsalflexion des Fußes (Sprunggelenksvenenpumpe). A-Geräusche sind auch zuverlässig an V. poplitea und den Vv. tibiales posteriores bei Fußkompression (Abb. 4.10, 4.11) sowie an Arm und V. subclavia nachweisbar (Abb. 4.8 b). Selbstverständlich sind A-Geräusche auch mit nichtdirektionalen USD-Geräten nachweisbar.

Distal der jeweiligen Kompressionsstelle läßt sich normalerweise unmittelbar *nach* Aufheben der Kompression ebenfalls eine beschleunigte orthograde Strömung nachweisen (Verbesserung der Etagenlokalisation einer umschriebenen Venenthrombose) („Dekompressions-A-Geräusche" nach und distal der Kompression) (Tabelle. 4.4).

Ein Zeichen für einen Venenverschluß liegt vor, wenn herzwärts *keine* oder *stark abgeschwächte* A-Geräusche auftreten (Abb. 4.9). Unter Umständen ist dieser Effekt auch noch im Bereich der V. cava inferior rechts des Nabels nachweisbar bei Untersuchung auf Beckenvenenthrombose. Fehlen derart induziert beschleunigte venöse Signale in den Vv. tibiales posteriores, so weist dies auf einen Verschluß dieser Venen, was als wichtiger Hinweis auf eine Unterschenkelvenenthrombose gewertet werden kann (Abb. 4.10, 4.11).

Tabelle 4.3. Typische Befunde bei der Ultraschall-Doppler-Untersuchung des Venensystems in der Leistenbeuge (entsprechende Befunde z. T. auch an V. axillaris/subclavia und an V. poplitea zu erheben). (Nach [24])

Manöver	Normale Verhältnisse	Tiefe Thrombose (Beckenvenen)	Klappeninsuffizienz
Atemabhängigkeit des Doppler-Signals	+	Fehlt	Bei postthrombotischem Syndrom verminderte Atemabhängigkeit
Valsalva	Sistieren der venösen Blutströmung	Strömung herzwärts anhaltend	Rückstrom
Valsalva mit Stauung distal der Einmündung der V. saphena magna	Sistieren der venösen Blutströmung	[a]	Rückstrom nur bei Insuffizienz der tiefen Venen
A-Geräusche bei Kompression	+	Fehlend[a]	(Retrograder Fluß über insuffiziente Perforansvenen)
S-Geräusche in Kollateralvenen	0	+ [Nach wenigen Stunden (in V. saphena manga umgehend)]	(Bei schlecht kompensiertem postthrombotischen Syndrom Fortbestehen von Kollateralvarizen)

[a] *Cave:* Keine intensiven Manipulationen am erkrankten Bein!

Abb. 4.9. Schematische Darstellung der Auslösung von A-Geräuschen bzw. der fehlenden Auslösbarkeit bei verschließender Venenthrombose

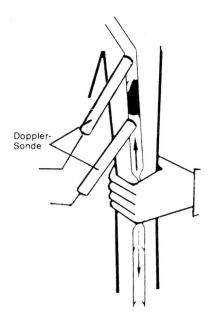

Abb. 4.10. B. A., ♀, 75 J. Auslösung von A-Geräuschen in den Vv. tibiales posteriores (zusätzlich periphere Minderdurchblutung links bei diabetischer Angiopathie)

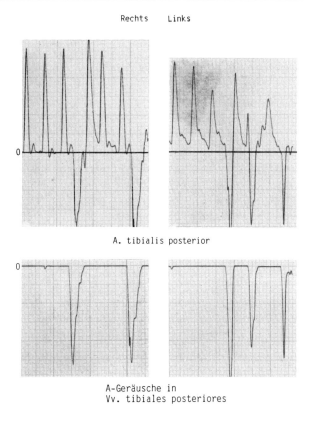

Tabelle 4.4. Systematik der A-Geräusche. Prüfung auf venöse Abstromstörungen oder Insuffizienzstrecken und -punkte

Normalbefund: immer orthograd
- Nach proximal *bei* Kompression
- Von distal *nach* Kompression (oder Valsalva, „overshoot")
- In der Peripherie rasch erschöpfbar

Pathologischer Befund: abgeschwächt bis aufgehoben oder retrograd
Orthograd abgeschwächt bis aufgehoben: Abstromhindernis
- Nach proximal *bei* Kompression
  • Zwischen Thrombose und Kompressionsstelle
  • Herzwärts der verschließenden Thrombose
  • Von distal *nach* Kompression oder Valsalva
- Verzögert oder nicht erschöpfbar: Stauung (evtl. verstärkte A-Geräusche)

Retrograd (bei Valsalva oder proximaler Kompression): Insuffizienz
- Im tiefen System: Leitveneninsuffizienz
- Im oberflächlichen System: Stammveneninsuffizienz, Varokosis
- Im transfaszialen System: Perforansveneninsuffizienz
- Kombinierte Schäden

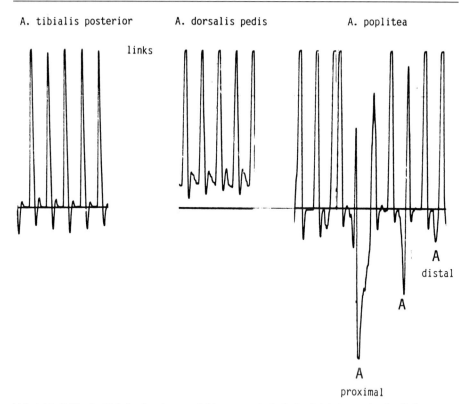

Abb. 4.11. Z.N., ♀, 80 J. In den letzten 2 Monaten wiederholte Injektionen in das linke Kniegelenk. Vor 2 Wochen Ausbildung einer ausgedehnten Unterschenkelvenenthrombose: fehlende A-Geräusche in den Vv. tibiales posteriores und anteriores (Vv. dorsales pedis); abgeschwächte A-Geräusche in der V. poplitea, besondes vom distalen Unterschenkel

Relativ gut können auch die Vv. tibiales anteriores am distalen Unterschenkel entsprechend geprüft werden; die Vv. fibulares sind schwierig zu beschallen (Abb. 4.1) (Tabelle 4.4).

Der Ausfall der A-Geräusche kann prinzipiell zwischen Kompressionsort und Thrombose oder unmittelbar herzwärts der Thrombose nachgewiesen werden (Abb. 4.9, Tabelle 4.2, 4.3).

Um einen verstärkten Abfluß über oberflächliche Venen auszuschließen, können die A-Geräusche von V. femoralis und V. poplitea auch noch nach Anlegen eines Stauschlauchs zwischen Kompressions- und Beschallungsstelle geprüft werden.

Da die Loslösung von Thromben durch diese Manipulation nicht mit letzter Sicherheit ausgeschlossen werden kann (dies trifft in gewisser Hinsicht auch für das Valsalva-Manöver zu), muß diese Untersuchung bei Verdacht auf akute tiefe Venenthrombose sehr behutsam durchgeführt werden! Wir selbst haben allerdings bei mehreren Tausend dieser Untersuchungen noch nie eine Lungenembolie erlebt (auch aus der Literatur sind dem Autor keine entsprechenden Angaben bekannt).

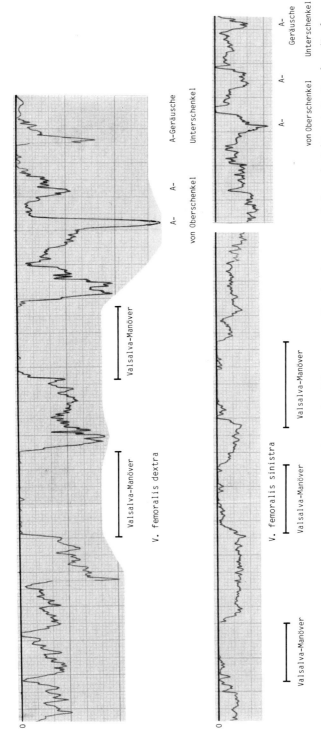

Abb. 4.12. P.L., ♀, 62 J. Postthrombotisches Syndrom links mit deutlicher venöser Drucksteigerung und abgeschwächten A-Geräuschen (Becken-Oberschenkelvenenthrombose post partum vor 31 Jahren)

Kommt es mit der Ausbildung eines postthrombotischen Syndroms (PTS) zu einer – funktionell minderwertigen – Rekanalisation der thrombosierten Vene, treten auch wieder A-Geräusche auf. Oft sind sie dann allerdings auf der erkrankten Seite abgeschwächt (Abb. 4.7, 4.8 b, 4.12).

Die A-Geräusche in der Vv. tibiales posteriores sind normalerweise *rasch erschöpfbar*, da das venöse Blutreservoir im Fußbereich durch rasch repetitive Kompressionen ganz schnell abgepumt wird (Abb. 4.13; Tabelle 4.4). Bei einem Phlebödem infolge eines proximalen Abstromhindernisses sind diese A-Geräusche nur *verzögert erschöpfbar* (Abb. 4.7 a, 4.13; Tabelle 4.4).

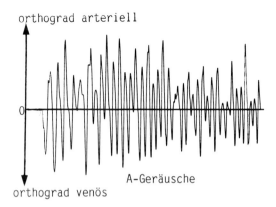

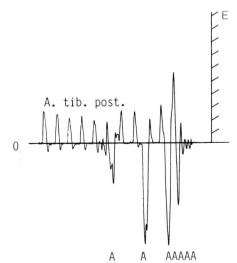

Abb. 4.13. *Oben:* 40jährige Patientin: fehlende Erschöpfbarkeit der A-Geräusche in den Vv. tibiales posteriores bei ausgeprägtem postthrombotischen Syndrom nach Bein-Becken-Venenthrombose. *Unten:* 45jährige Patientin: normale Erschöpfbarkeit der A-Geräusche bei unkomplizierter Varikosis. *AAAAA* rasch repetitive Fußkompression

Letzterer Befund kann zur Abgrenzung des Lymphödems vom Phlebödem herangezogen werden, da beim Lymphödem ohne zusätzliche venöse Schädigung die normale rasche Erschöpfbarkeit der A-Geräusche in den Vv. tibiales posteriores erhalten bleibt – trotz ggf. erheblicher Fuß- und Unterschenkelschwellung (Abb. 4.14).

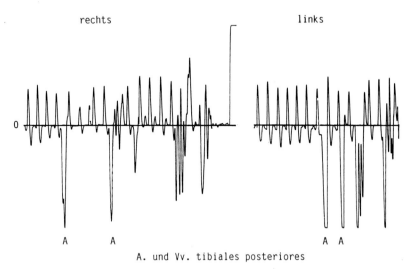

Abb. 4.14. F.I., ♀, 24 J. Friseuse: primäres, familiäres Lymphödem links. Seit sieben Jahren mäßige Vorfußbombierung links; Stemmer-Zeichen +; Vater und Großmutter haben gleiche Symptomatik. A-Geräusche links normal erschöpfbar

S-Geräusche

Nach einer akuten tiefen Becken- oder Schultergürtelvenenthrombose bildet sich spontan rasch ein subkutanes Kollateralvenennetz aus (Abb. 4.8 c, 4.15).

Daran ist der Nachweis der relativ hochfrequenten, aber – im Gegensatz zum arteriellen Signal – nicht pulsatilen, sich mit der Atmung etwas ändernden „S-Geräusche" (spontan) als Zeichen einer schnellen venösen Strömung z. B. in einer inguinalen Kollateralvene bei Beckenvenenthrombose möglich. Zur weiteren Abgrenzung von arteriellen Signalen eignet sich die leichte manuelle Kompression über der Symphyse und Leistenbeuge oder die Kompression mit der Sonde, wobei dieses Geräusch über der Kollateralvene sistiert. Ein entsprechender Befund ist auch im Schulterbereich bei Thrombose der V. axillaris/subclavia zu erheben.[1]

---

[1] Die Bezeichnung „S-Geräusch" wird von manchen Arbeitsgruppen für alle spontanen venösen Doppler-Signale verwendet, also auch für völlig normale Signale. Uns erscheint es nicht sinnvoll, für einen Normalbefund eine gesonderte Bezeichnung zu verwenden (vgl. Tabelle 10.4).

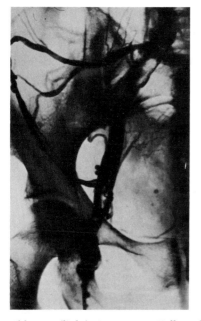 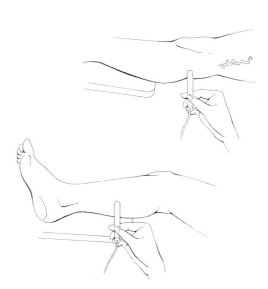

Abb. 4.15 *(links).* Ausgeprägte Kollateralenbildung, z. B. inguinal bei Thrombose der V. iliaca communis. Möglichkeit zum Nachweis von S-Geräuschen an diesen Kollateralen

Abb. 4.16 *(rechts).* Ultraschall-Doppler-Untersuchung (8 MHz-Sonde) der V. saphena magna, z. B. zum Nachweis von S-Geräuschen bei Thrombose der tiefen Beinvenen oder zum Nachweis und zur Bestimmung der Ausdehnung einer Insuffizienz dieser Vene. (Nach [23])

Da bei tiefer Oberschenkelvenenthrombose die *V. saphena magna* sofort als wichtiges Kollateralgefäß wirken kann, ist der Nachweis einer im Seitenvergleich deutlich beschleunigten Strömung in dieser Vene ein indirektes Zeichen für Obliteration der tiefen Strombahn („May-Kollaterale" [22]) (Abb. 4.16). Entsprechendes gilt auch für die V. saphena parva und andere oberflächliche Beinvenen bei Unterschenkelvenenthrombose. Selbstverständlich darf dabei der Mündungsbereich der V. saphena magna bzw. parva nicht thrombotisch verschlossen sein.

Zuverlässigkeit der doppler-sonographischen Thrombosediagnostik

Die Sensitivität (richtige Diagnosen zu Gesamtzahl der Erkrankungen) dieser Untersuchungen auf tiefe Venenthrombose im ileofemoropoplitealen Bereich (Tabelle 4.3) beträgt nach einer Zusammenstellung verschiedener großer Studien in der Literatur und eigenen Untersuchungen 84% (76–94%), die Spezifität (richtig erkannte Normalbefunde zu Gesamtzahl der Normalbefunde) 87% (78–91%). Die USD-Untersuchung zeichnet sich demnach für diese Fragestellung durch eine hohe Zuverlässigkeit aus. In Tabelle 4.5 sind die entsprechenden Werte für die Duplexsonographie und die Phlebographie diesen Werten gegenübergestellt.

Tabelle 4.6 zeigt den Versuch einer kritischen Bewertung der wichtigsten Verfahren in der Diagnostik der tiefen Venenthrombose.

In Tabelle 4.7 (s. S. 134/135) sind die Möglichkeiten aufgezeigt, mit den beschriebenen Kriterien der USD-Untersuchung auch eine – grob orientierende – Altersabschätzung einer tiefen Venenthrombose durchzuführen.

Tabelle 4.5. Vergleichende Diagnostik der tiefen Beinvenenthrombose

	USD (phlebographisch kontrollierte Studien, einschl. eigene)	Duplex	Phlebographie (Post-mortem-Studie, 1969)
Proximal:			
– Sensitivität (Thrombosenachweis)	84 % (76–94 %)	97 % (95–99 %)	89 %
– Spezifität (Nachweis Normalbefund)	87 % (78–91 %)	99 % (97–100 %)	97 %
Unterschenkel (symptomatische Patienten):			
– Sensitivität	Etwa entsprechend bei aufwendiger Untersuchung	78 % (65–92 %)	Hoch bei guter Technik (s. oben)
– Spezifität		90 % (81–99 %)	

Tabelle 4.6. Diagnostik der Venenthrombose

	Sensitivität [%]	Spezifität [%]	Aufwand	Kosten
Klinik	< 50	< 50	+	+
cw-Doppler	≤ 90	≤ 90	++	++
Duplex	> 95	> 95	+++	+++
Phlebographie	> 95	> 95	++++	++++

4.2.2 Veneninsuffizienz

Bei Klappeninsuffizienz der Beinvenen kommt es beim rasch einsetzenden, starken Valsalva-Preßversuch zu einem heftigen, anhaltenden Blutrückstrom, der in Dauer und Ausmaß mit der Schwere der Klappeninsuffizienz korreliert und ebenfalls mit der direktionalen Doppler-Sonde zu erfassen ist (Abb. 4.6, 4.17, 4.18). Der abrupte Preßversuch muß meist einige Male geübt werden.

Durch Kompression der oberflächlichen Stammvenen mit einer elastischen Binde kann zusätzlich eine Differenzierung in Insuffizienz der tiefen und oberflächlichen Venen durchgeführt werden: Bei Insuffizienz der tiefen Venen bleibt trotz oberflächlicher Kompression ein Rückstrom erhalten, bei isolierter Insuffizienz des oberflächlichen Systems verschwindet er (Tabelle 4.3, Abb. 4.17b). Orientierend reicht auch die Kompression der V. saphena magna mit dem Daumen.

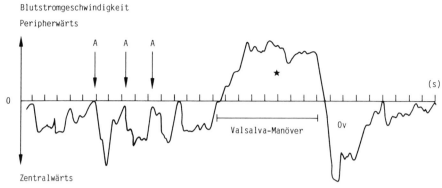

Abb. 4.17. a Blutströmungsverhalten im Bereich der V. femoralis sinistra einer 35jährigen Angestellten mit ausgeprägtem postthrombotischen Venenklappenschaden im Oberschenkel-Beckenbereich. *A* Auslösung von A-Geräuschen durch Oberschenkel- und Wadenkompression (fast normaler Testausfall bei rekanalisiertem tiefen Venensystem); * pathologischer Rückstrom beim Valsalva-Manöver; *Ov* „Overshoot" nach dem Valsalva-Manöver

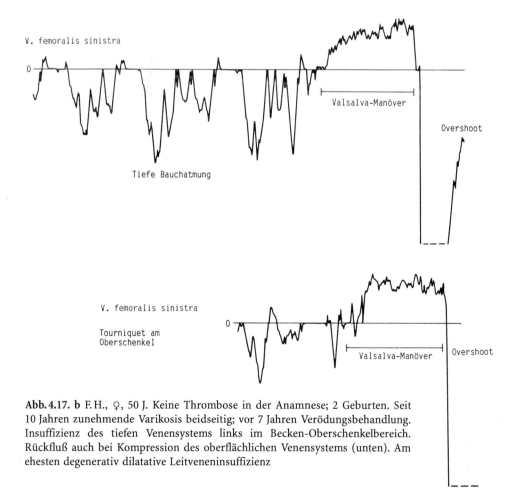

Abb. 4.17. b F.H., ♀, 50 J. Keine Thrombose in der Anamnese; 2 Geburten. Seit 10 Jahren zunehmende Varikosis beidseitig; vor 7 Jahren Verödungsbehandlung. Insuffizienz des tiefen Venensystems links im Becken-Oberschenkelbereich. Rückfluß auch bei Kompression des oberflächlichen Venensystems (unten). Am ehesten degenerativ dilatative Leitveneninsuffizienz

Untersuchung des venösen Systems

Tabelle 4.7. USD-Untersuchungskriterien zur Erkennung und Altersbestimmung einer Bein-, Becken- und Armvenenthrombose. (Unsicherer oder schwer zu erhebender Befund: in eckigen Klammern). (Nach [24])

USD-Kriterium (Untersuchung im Liegen) / Thrombosealter	Atemabhängigkeit mit endispirator. Stopp	A-Geräusche	S-Geräusche in neugebildeten Kollateralvenen	S-Geräusche in V. saphena magna (et parva) (May-Kollaterale)
Normalbefund	+	+ *Bei* Kompression der vorgeschalteten Strombahn *Nach* Druckerhöhung in der nachgeschalteten Strombahn	0	0
Höhergradige Beckenvenenstenose	Verminderte Atemabhängigkeit mit fehlendem endinspirator. Stopp in V. femoralis	(Abgeschwächt in V. femoralis)	0	[Verminderte Atemabhängigkeit in vorgeschalteter Strombahn]
Ganz frische, verschließende Venenthrombose:				
− Becken	Aufgehoben in V. femoralis	Aufgehoben oder stark vermindert in V. femoralis	0	Verminderte Atemabhängigkeit in vorgeschalteter Strombahn
− Oberschenkel	[Aufgehoben in V. poplitea]	Aufgehoben oder stark vermindert in V. femoralis u. poplitea	0	V. saphena magna: +
− ausgedehnte Unterschenkelvenenthrombose	Proximal Normalbefund	Vermindert in V. poplitea; ggf. aufgehoben od. stark vermindert in Vv. tibiales post. [u. Vv. tibiales ant. u. Vv. fibulares]	0	V. saphena magna et parva: +
− Schultergürtel	Vermindert in V. subclavia/ axillaris	Vermindert in V. subclavia/ axillaris/brachialis	0	

Veneninsuffizienz

Tabelle 4.7. *(Fortsetzung)*

USD-Kriterium (Untersuchung im Liegen) / Thrombosealter	Atemabhängigkeit mit endispirator. Stopp	A-Geräusche	S-Geräusche in neugebildeten Kollateralvenen	S-Geräusche in V. saphena magna (et parva) (May-Kollaterale)
Frische, verschließende Venenthrombose nach 1–3 Tagen:				
– Becken	Wie oben	Wie oben	+ (Leistenbeuge, Bauchdecke)	Wie oben
– Bein	Wie oben	Wie oben	Zusätzl. Kollateralvenen am Bein	Wie oben
– Schultergürtel	Wie oben	Wie oben	+ (Schultergürtel)	
Postthrombotisches Syndrom (nach Monaten):				
– Mit ungenügender Rekanalisation	Vermindert, Rückstrom bei Valsalva	Abgeschwächt	+	+
– Mit guter Rekanalisation	Pendelfluß, ausgedehnter Rückstrom bei Valsalva	+	0 bis (+)	0 bis (+)

136　Untersuchung des venösen Systems

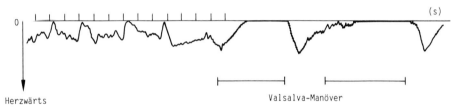

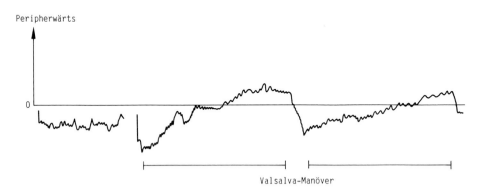

Abb. 4.18. M.J., ♂, 59 J. Postthrombotisches Syndrom links (Zustand nach Unterschenkeltrümmerfraktur links, rezidivierende Lungenembolien); rechts Normalbefund

Diese Befunde können sich allerdings mit den Befunden bei tiefer Venenthrombose (Rezidivthrombose) überlagern, bzw. hängen in ihrem Ausmaß gegebenenfalls auch von einer *postthrombotisch* bedingten Drucksteigerung im untersuchten Bein ab (abhängig vom Druckgradient von der V. cava inferior zu den Beinvenen, vgl. Abb. 4.7, 4.18 und Tabelle 4.7).

Bei entsprechender kontinuierlicher Ausdehnung der tiefen Klappeninsuffizienz kann die pathologische Rückströmung auch in der V. poplitea nachgewiesen werden (proximale Leitveneninsuffizienz). Umschriebene periphere Klappeninsuffizienzen können durch manuelle proximale Kompression bei distaler Beschallung nachgewiesen werden (segmentale Leitveneninsuffizienz; s. auch Tabelle 4.4).

Die Insuffizienz der Saphenahauptstämme kann von der Leistenbeuge bis zum distalen Unterschenkel überprüft und damit eine Schweregradeinteilung der Stammvarikosis durchgeführt werden (Abb. 4.19) [22].

Beim Valsalva-Manöver kann es initial zu einem deutlichen zentrifugalen Strom in der V. femoralis kommen, wenn die erste schlußfähige Klappe weit peripher und nicht in der V. ilica externa oder V. femoralis communis liegt. Dieser Rückstrom darf nicht länger als 1 bis maximal 2 s anhalten und muß dann abrupt aufhören; er darf dann nicht im Sinne einer Klappeninsuffizienz interpretiert werden (Abb. 4.2, 4.3). Auch hierbei ist wiederum der Seitenvergleich sehr wich-

Abb. 4.19. Schematische Darstellung zum Nachweis eines Refluxes in der V. saphena magna *(V. s. m.)* mittels Doppler-Sonde (8 MHz) bei Krosseninsuffizienz und Klappeninsuffizienz am gesamten Oberschenkel links. (Nach [23])

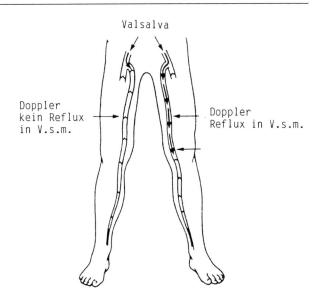

tig. Refluxe von 1–2 s Dauer, die nicht abrupt sistieren, können als *„frühe Inkompetenz"* („early incompetence") gewertet werden.

Während des Valsalva-Manövers kann sich ein relativ hoher, zentripetal gerichteter Durckgradient aufbauen und nach dem Manöver zu einer deutlichen orthograden Strömungsspitze („overshoot") führen (s. Abb. 4.17).

Bei ausgeprägter *postthrombotischer Klappeninsuffizienz* im Becken-Oberschenkel-Bereich mit sonst nur wenig gestörter venöser Hämodynamik im Liegen, d. h. nur wenig erhöhtem venösen Druck, kann es bei tiefer Bauchatmung zu einer *Pendelströmung* in der V. iliaca externa und V. femoralis statt des normalen endinspiratorischen Stopps kommen (rekanalisierte, klappenlose Vene) (Abb. 4.20 a). Andeutungsweise findet sich dieser Effekt manchmal auch bei langsamer oberflächlicher Bauchatmung bei intaktem Venensystem, um bei vertiefter Atmung sofort zu verschwinden, wenn es zum normalen endinspiratorischen Klappenschluß kommt (Abb. 4.20 b).

Die Abklärung eines Refluxes in der V. femoralis communis (proximal der Magna-Mündung) ist eine sehr häufige Fragestellung in der Praxis. Da rund 10% aller Menschen erst im Oberschenkelbereich die erste völlig schlußfähige Klappe aufweisen [22], ist ein – kurzer – Reflux in der V. femoralis communis per se nicht pathologisch und wird von uns daher durch die Bezeichnung „proximale Beinveneninsuffizienz" von der proximalen Leitveneninsuffizienz im Oberschenkel abgegrenzt (Abb. 4.21). Es ist dabei sehr wichtig, die gesamten Refluxwege einer ausgeprägten „proximalen Beinveneninsuffizienz" (Refluxdauer 2 s und mehr) differentialdiagnostisch zu bedenken, wie sie in Abbildung 4.21 dargestellt sind. Es muß hier kritisch angemerkt werden, daß eine exakte Abklärung des Befundes der proximalen Beinveneninsuffizienz oftmals nur durch die (farbkodierte) Duplexsonographie möglich ist [24] (s. 7.4.2).

138 Untersuchung des venösen Systems

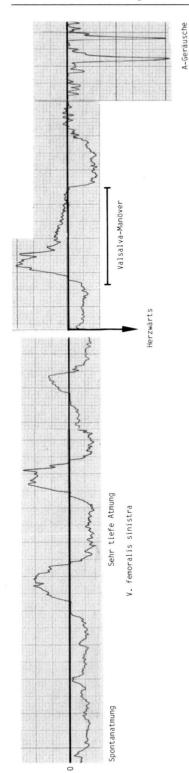

Abb. 4.20. a W.L., ♂, 72 J. Schweres postthrombotisches Syndrom links nach Bein-Beckenvenenthrombose vor 8 Jahren (Hüftoperation). Bei tieferer Atmung ausgeprägte *Pendelströmung* (pathologischer Befund) in der rekanalisierten V.femoralis

Abb. 4.20 b s. S. 139

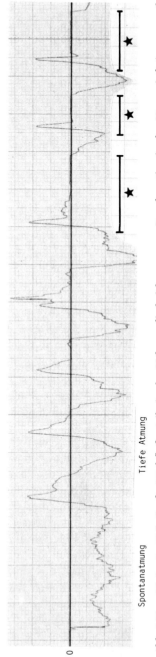

Abb. 4.20. c M.A., ♀, 45 J. Große Rückflußanteile in der V.femoralis bei langsamem Druckanstieg in der V.cava inferior; normales Verhalten bei Valsalva-Manöver (★)

Veneninsuffizienz 139

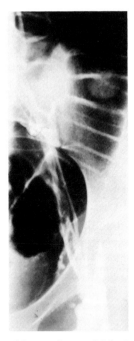

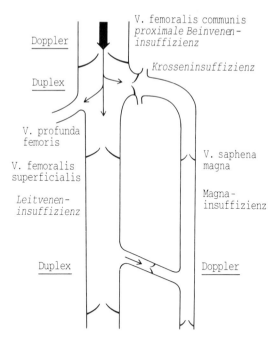

Abb. 4.20. b Der gleiche Patient (wie Abb. 4.20 a). Phlebogramm der rekanalisierten, klappenlosen V. iliaca sinistra

Abb. 4.21. Differenzierung der proximalen Beinveneninsuffizienz. (Nach [24])

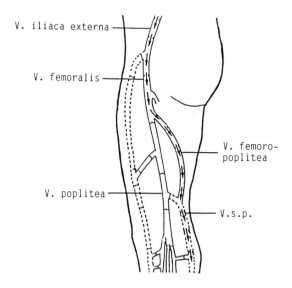

Abb. 4.22. Reflux in der V. saphena parva (V. s. p.), der über eine insuffiziente V. femoropoplitea gespeist wird. Die V. poplitea ist dabei suffizient

Auch bezüglich der Refluxe in der V. saphena magna müssen zahlreiche Besonderheiten berücksichtigt werden, die allerdings meist sehr gut mit der direktionalen Doppler-Sonographie beurteilt werden können (vgl. Abb. 4.19, 4.21). Es sei hier stellvertretend die Magna-Insuffizienz vom Mündungstyp und die Magna-Teilstreckeninsuffizienz vom Perforans- oder Nebenasttyp hervorgehoben (Abb. 4.21).

Ähnliches gilt auch für die Insuffizienz der V. saphena parva (z. B. Refluxe über die V. femoropoplitea oder über eine persistierend embryonale V. marginalis) (Abb. 4.22).

4.2.3 Funktionelle Untersuchung der Perforansvenen

Auch insuffiziente Vv. perforantes lassen sich mit der USD-Methode erfassen. Über einer intakten Perforansvene – soweit diese überhaupt auffindbar ist – ist kein Doppler-Signal zu hören. Es fehlt auch dann, wenn – bei Untersuchungen am Unterschenkel – die Wade proximal manuell komprimiert wird; erst beim Aufheben der Kompression erzeugt das vermehrt in die Tiefe frei abfließende

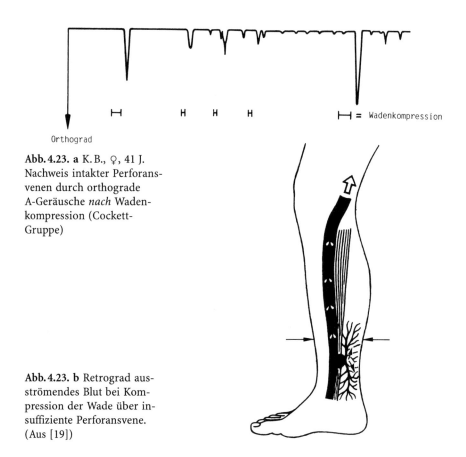

Abb. 4.23. a K. B., ♀, 41 J. Nachweis intakter Perforansvenen durch orthograde A-Geräusche *nach* Wadenkompression (Cockett-Gruppe)

Abb. 4.23. b Retrograd ausströmendes Blut bei Kompression der Wade über insuffiziente Perforansvene. (Aus [19])

Blut ein entsprechendes orthogrades Doppler-Signal (Abb. 4.23 a). Bei Insuffizienz einer Perforansvene – lokalisierbar durch eine tastbare Weichteillücke (oft mit Druckschmerzhaftigkeit) – kommt es auch *bei der Kompression* zu einem Doppler-Signal mit umgekehrter Ausschlagsrichtung bei der direktionalen Aufzeichnung, da das Blut retrograd an die Oberfläche gepreßt wird (Abb. 4.23 b, 4.24).

Um eine lediglich Blutverschiebung in oberflächlichen Venen auszuschließen, kann proximal und distal der zu prüfenden Perforansgruppe ein Tourniquet oder ein Gummiring um die Perforansvene angelegt werden. Es gibt mehrere mediale

Tabelle 4.8. Wertigkeit verschiedener Verfahren zum Nachweis insuffizienter Präforansvenen. (Modifiziert nach: May, R. et al.: Venae perforantes. Urban & Schwarzenberg, München 1981)

Diagnostik	Autor (Jahr)	Anzahl der Beine	Trefferquote [%]	Intraoperative Perforantenbefunde je Bein
Palpation	Knospe et al. (1978)	85	34	3,3
	Myrhe et al. (1971)	20	35	4,1
	Wuppermann et al. (1974)	16	37	3,2
	Callum et al. (1973)	45	48	2,4
	Beesley et al. (1970)	32	51	3,7
	Burnand et al. (1975)	32	53	–
	Noble et al. (1972)	44	54	3,1
	Patil et al. (1970)	70	60	1,2
	O'Donnell et al. (1977)	39	60	1,8
	Vuori (1972)	68	63	0,9
			50	
Ultraschalluntersuchung	Knospe et al. (1978)	88	55	3,5
	O'Donnell et al. (1977)	39	62	1,8
	Burnand et al. (1975)	32	67	–
	Miller et al. (1974)	49	82	2,7
	Miller et al. (1971)	30	89	3,1
	Myrhe et al. (1971)	20	95	4,1
			75	
Thermographie	Beesley et al. (1970)	32	39	3,7
	Noble et al. (1972)	44	62	3,1
	Patil et al. (1970)	70	94	1,2
	Elem et al. (1971)	25	94	2,7
			72	
Phlebographie	Knospe et al. (1978)	54	44	3,5
	Beesely et al. (1970)	32	51	3,7
	Burnand et al. (1975)	32	57	–
	O'Donnell et al. (1977)	39	60	1,8
	Wuppermann et al. (1973)	13	64	3,0
	Vuori (1972)	68	67	0,9
	Callum et al. (1973)	45	69	2,4
			59	

Kosten

Risiko

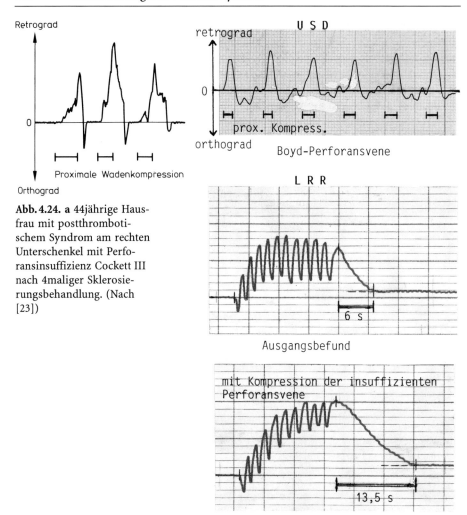

Abb. 4.24. a 44jährige Hausfrau mit postthrombotischem Syndrom am rechten Unterschenkel mit Perforansinsuffizienz Cockett III nach 4maliger Sklerosierungsbehandlung. (Nach [23])

Abb. 4.24. b *(rechts)* 75jährige Frau mit primärer Varikosis am rechten Bein mit ausgeprägter Insuffizienz einer Boyd-Perforansvene. *Oben:* USD-Untersuchung; *unten:* Lichtreflexionsrheographie ohne und mit Kompression der insuffizienten Perforansvene. (Nach [23])

Perforansgruppen an Ober- und Unterschenkel, wovon die Cockett-Gruppe proximal des Innenknöchels, die Boyd-Perforans proximal am Unterschenkel und die Dodd-Gruppe am distalen Oberschenkel am bedeutsamsten sind [22].

Die sehr empfindliche Untersuchung auf Perforansinsuffizienzen kann auch mit nichtdirektionalen Geräten mit hoher Zuverlässigkeit durchgeführt werden.

Es empfiehlt sich auch die Doppler-Untersuchung der Perforansvenen *im Stehen:* Bei Insuffizienz kommt es nach dem Aufstehen, wenn die tiefen Muskelvenen aufgefüllt sind, zu einem spontanen Rückstrom über diese defekten Perforansvenen.

In Tabelle 4.8 sind die wichtigsten Verfahren zum Nachweis insuffizienter Perforansvenen in ihrer Wertigkeit gegenübergestellt. Es zeigt sich die eindrucksvolle Überlegenheit der Doppler-Sonographie gegenüber allen anderen Verfahren – speziell gegenüber der Phlebographie (die Thermographie ist äußerst störanfällig, was zu einer geringen Spezifität führt; die Duplexsonographie war zum Zeitpunkt dieser Untersuchungen noch nicht verfügbar).

4.2.4 Funktionelle Untersuchungen bei segmentaler Insuffizienz von Stammvenen

Im Bereich der großen Stammvenen, v. a. der V. saphena magna, kann es zu segmentalen Insuffizienzen bei erhaltener Funktion der Mündungsklappe kommen, die über insuffiziente Perforansvenen (oder Seitenäste) z. B. am Oberschenkel gespeist werden (Abb. 4.25). Beim Valsalva-Preßversuch kommt es dabei zu einem allmählich zunehmenden Rückstrom in dem insuffizienten Segment (Abb. 4.25). Vergleiche auch Abbildung 4.22.

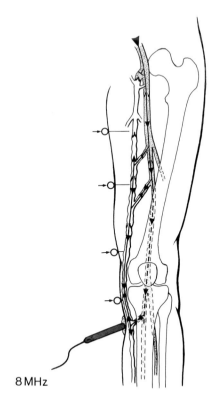

Abb. 4.25. Doppler-sonographische Untersuchung von segmentalen Insuffizienzen der V. saphena magna, die von insuffizienten Perforansvenen gespeist werden. Die speisende insuffiziente Perforansvene kann durch Tourniquets in verschiedener Höhe (→0) festgestellt werden. (Aus [23])

4.2.5 Fehlermöglichkeiten

Auf die Bedeutung des Seitenvergleichs – speziell bei grenzwertig pathologischen Befunden – wegen der geringen intraindividuellen Seitenunterschiede bei starken interindividuellen Unterschieden und der Korrelation zum arteriellen Einstrom (HTG der A. femoralis) zur Erkennung einer einseitigen Hyperzirkulation wurde bereits hingewiesen (Abb. 4.4 b).

Bei Stauung im Niederdrucksystem infolge einer Rechtsherzinsuffizienz oder Trikuspidalinsuffizienz sind die typischen atemabhängigen Änderungen der venösen Hämodynamik vermindert, und es können – besonders bei Trikuspidalinsuffizienz – die Aktionen des rechten Herzens retrograd oft bis weit in die Peripherie übertragen werden (Abb. 4.26, 4.27). Dieses dann pulsatile Signal kann mit dem arteriellen verwechselt werden (Abb. 4.26, 4.27). Auch bei arterio-venösen Fisteln ist das venöse Signal stark vermindert atemabhängig und zeigt arterielle Pulsationen (Abb. 4.28).

Falschnegative USD-Befunde sind möglich bei Thrombosen in nur einem Schenkel einer doppelt angelegten V. femoralis oder V. poplitea.

Auch der unterschiedliche USD-Befund bei aktuer tiefer Venenthrombose und *postthrombotischem Syndrom* (PTS) ist zu beachten: Beim PTS kommt es zum Wiederauftreten von A-Geräuschen (Abb. 4.12, 4.17 a, 4.20 a; Tabelle 4.6) und wiederum zu einer gewissen Atemabhängigkeit des venösen Signals – allerdings mit mehr oder minder deutlicher Seitendifferenz (Abb. 4.12, 4.17 a; Tabelle 4.6), und der tiefe Klappenschaden führt zum pathologischen Rückstrom (Abb. 4.17 a, 4.20 a) beim Valsalva-Manöver bis zur „Pendelströmung" bei tiefer Atmung (Abb. 4.20 a). Aus diesen Befunden ist andererseits eine gute Verlaufsbeobachtung der tiefen Venenthrombose und eine Schweregradabschätzung des PTS möglich (Abb. 4.18; Tabelle 4.6).

In Tabelle 4.9 sind die wichtigen Fehlerquellen und Probleme bei der Doppler-Untersuchung des Venensystems zusammengestellt.

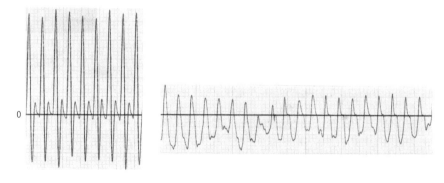

A. femoralis   V. femoralis sinistra

Abb. 4.26. B. M., ♀, 56 J. Rheumatische Vitien: kombiniertes Mitralvitium, Aortenklappenprothese; Zeichen für Trikuspidalinsuffizienz (Schrittmacher)

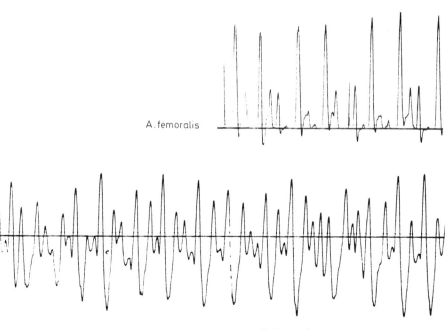

V. femoralis

Abb. 4.27. 76jähriger Mann mit Trikuspidalinsuffizienz (mit schwerer Rechtsherzinsuffizienz, zeitweise Bigeminus) – entsprechend verändertes Doppler-Signal in der V. femoralis. (Aus [23])

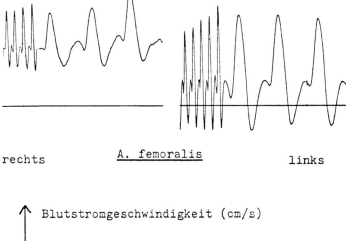

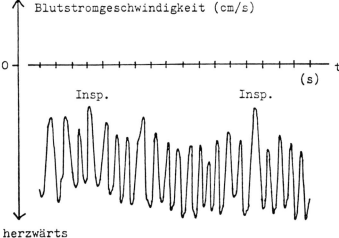

Abb. 4.28. *Oben:* Hyperzirkulation in der A. femoralis rechts nach Anlage einer Fistel zwischen A. und V. femoralis nach Thrombektomie rechts bei Becken-Cava-inferior-Venenthrombose (19jähriger Mann). *Unten:* Hyperzirkulation in der V. femoralis links bei einem 7jährigen Schüler mit ausgeprägtem Parkes-Weber-Syndrom am linken Bein. Überleitung der arteriellen Pulsationen durch die multiplen arteriovenösen Kurzschlüsse, die sich den stark gedämpften atemabhängigen Schwankungen überlagern; mittlere Strömungsgeschwindigkeit gegenüber der Gegenseite 3fach gesteigert. (Aus [23])

Tabelle 4.9. Wichtige Fehlerquellen und Probleme bei der USD-Untersuchung des Venensystems (speziell bei der Thrombosediagnostik). (Nach [23])

Seitens des Patienten:
1. Kompression einer Vene von außen (Tumor im kleinen Becken; Baker-Zyste in der Kniekehle)
2. Nicht verschließende, nicht hochgradig stenosierende Thrombose
3. Thrombosen außerhalb der Hauptleiter (trotzdem entsprechende Klinik und die Gefahr – meist kleiner – Lungenembolien)
4. Mehrfach angelegte V. femoralis und/oder V. poplitea
5. Ausgeprägte Kollateralvenen
6. Hyperzirkulation an einer Extremität: Entzündung, Tumor
7. Beurteilungsprobleme bei Rezidivthrombose bei postthrombotischem Syndrom
8. Falscher – thorakaler – Atemtyp mit fehlendem endinspiratorischem Stopp im Beinvenensystem oder dispositionell hohe venöse Strömungsgeschwindigkeit (hoher Venentonus?)

Seitens des Untersuchers:
9. Abrutschen der Sonde vom Gefäß, z. B. bei bestimmten Manövern (besonders bei Untersuchung der V. femoralis, saphena magna und subclavia)
10. Falsche Sondenposition (V. saphena magna statt V. femoralis; V. saphena parva statt V. poplitea; hintere Bogenvene statt Vv. tibiales posteriores)
11. Falsche Sondenwahl (z. B. 3-MHz-Sonde für V. saphena magna bei schlanken Personen)
12. Verformung der Vene durch Sondenkompression mit Verschiebung der Klappentaschen (Insuffizienz) (Abb. 4.29) oder Kompression von Kollateralvenen; Kompression der V. poplitea durch Überstreckung des Knies
13. (Mangelnde Zeit oder Erfahrung des Untersuchers)

Zum Teil treffen diese Fehlermöglichkeiten auch auf die Phlebographie zu (1, 2, 3, 4, 7, 13) oder sie beinhalten auf jeden Fall eine wichtige diagnostische Information (1, 6)

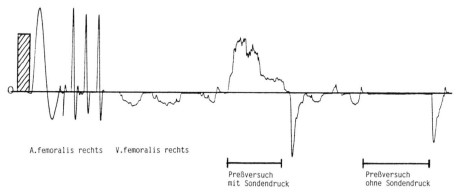

Abb. 4.29. K. R., ♂, 71 J. (Beinschmerzen bei Polyneuropathie) „Klappeninsuffizienz" durch Verformung des Klappenrings mit Verschiebung der Klappensegel durch Druck mit der USD-Sonde

4.2.6 Gang der praktischen Untersuchung des Bein-Becken-Venensystems mit USD

In Tabelle 4.10 ist der übliche Untersuchungsgang aufgeführt. Auch hierbei stehen die Anamnese und die klinische Untersuchung einschließlich Gefäßstatus am Anfang. Neben der Beurteilung des Arteriensystems, um Beschwerden seitens einer AVK auszuschließen, bedarf es eines ausführlichen venösen Status (ggf. Untersuchung auch im Stehen, Umfangmessungen an den Beinen, Prüfung der „Thrombosefrühzeichen" u.a.) [19, 22].

Die USD-Untersuchung – immer im Seitenvergleich – beginnt jeweils mit der Aufzeichnung der Doppler-Kurve der A. femoralis; wo diese am besten ableitbar ist, wird die Sonde gering nach medial geschoben und das Doppler-Signal der V. femoralis abgeleitet. Dieses wird zunächst bei ruhiger spontaner Bauchatmung beobachtet, dann bei forcierter Bauchatmung; ggf. muß die Bauchatmung vorher geübt werden. Danach wird ein Valsalva-Preßversuch über 5–7 s durchgeführt; er-

Tabelle 4.10. Untersuchungsgang bei Venenerkrankungen

I. *Anamnese:* u. a. Art der Erkrankung; welches Teilsystem ist befallen?

II. *Untersuchung:* ggf. im Stehen und im Liegen
Apparative Untersuchung: immer USD
(und Lichtreflexionsrheographie)
USD direktional: im Liegen
1. Leistenbeuge: A. femoralis – V. femoralis bei Spontanatmung (abdominell)
   - Valsalva (2 mal) (Tourniquet)
   - A-Geräusche (etagenweise Ober- bis Unterschenkel)
2. Knöchelregion: A. tibialis posterior – Vv. tibiales posteriores
   - A-Geräusche mit Erschöpfbarkeit
   - proximale Kompression
3. V. saphena magna unterhalb des Knies
   - S-Geräusche
   - Pendelfluß
   - Valsalva mit etagenweiser Kompression
4. Ergänzende Untersuchungen
   - V. poplitea
   - V. saphena parva
   - Perforansvenen
   - Unterschenkelleitvenen
   - Untersuchung im Stehen

III. Entscheidung über weiterführende Untersuchungen: Duplexsonographie, Thermographie, Phlebodynametrie, Venenverschlußpletysmographie; Phlebographie; ggf. differentialdiagnostische Abklärung

IV. Therapieempfehlung (mit Aufklärung über Alternativmöglichkeiten)

forderlichenfalls muß auch dieser mehrfach geübt und durch Druck mit der flachen Hand auf den Bauch gesteuert werden. Anschließend wird die Auslösbarkeit der A-Geräusche von Ober-, Unterschenkel und Fuß geprüft; dazwischen sind immer kurze Pausen zu machen, damit sich die Venen wieder auffüllen können. Zuletzt wird die A. tibialis posterior aufgesucht und die Auslösbarkeit der A-Geräusche in den begleitenden Venen durch Fußkompression überprüft. Es sei nochmals darauf hingewiesen, daß bei Verdacht auf akute tiefe Venenthrombose all diese Untersuchungen mit höchster Vorsicht durchzuführen sind!

Je nach Befund werden ergänzende Untersuchungen angeschlossen: evtl. Beschallung der V. cava inferior rechts der Aorta mit Auslösung von A-Geräuschen durch Oberschenkelkompression; Prüfung des Valsalva-Manövers an der V. femoralis mit Tourniquet am Oberschenkel; Beschallung der V. poplitea (lateral der Arterie) in Bauchlage mit Prüfung der A-Geräusche durch Wadenkompression; Untersuchung auf Perforansinsuffizienzen – dies ggf. auch im Stehen; u. a. Beurteilung der oberflächlichen Stammvenen.

Bei Normalbefund dauert die USD-Untersuchung des Bein-Becken-Venensystems beidseits 5 bis 10 min.

Aus dem Ergebnis der USD-Untersuchung bei *Insuffizienz der V. saphena magna* lassen sich auch *Therapieentscheidungen* ableiten:

- Bei lediglich positivem USD-Befund proximal: sachgerechte Unterbindung der Krosse (= gekrümmter Mündungsbereich der oberflächlichen Stammvene in das tiefe System [19, 22]).
- Bei positivem USD-Befund plus positivem Hustentest: Operation oder Verödung der varikösen V. saphena magna (bei intaktem tiefen Venensystem).
- Bei ausgedehntem positiven USD-Befund plus positivem Hustentest plus positivem Trendelenburg: nur Operation [19, 22].

Unabhängig von diesen Angaben läßt sich mit der 8 MHz-Sonde die Insuffizienzstrecke der V. saphena magna und parva oder ein ungewöhnlicher Insuffizienzweg (z. B. Magnainsuffizienz vom Seitenasttyp) exakt festlegen und in Verbindung mit der Duplexsonographie immer die optimale therapeutische Strategie bestimmen [22, 24].

Abbildung 4.30 gibt die Stellung der USD-Untersuchung im diagnostischen Programm bei Verdacht auf tiefe Venenthrombose bzw. Lungenembolie wieder.

Sind keine eingreifenden therapeutischen Maßnahmen, wie Thrombolyse oder Operation, indiziert, reicht die USD-Untersuchung zusammen mit der Duplexsonographie zur Diagnosesicherung bei tiefer Bein-Becken-Venenthrombose voll aus; ebenso zur Verlaufsbeobachtung bei entsprechenden therapeutischen Maßnahmen (Abb. 4.31).

In Tabelle 4.3 sind die typischen Befunde bei der USD-Untersuchung des Venensystems in der Leistenbeuge zusammengefaßt.

Es wäre zu diskutieren, ob eine prospektive Überwachung thrombosegefährdeter Patienten mit USD und Duplex – z. B. postoperativ – eine medikamentöse Routineprophylaxe für alle Patienten eventuell überflüssig machen und die sofortige Behandlung einer sich entwickelnden tiefen Venenthrombose ermöglichen könnte.

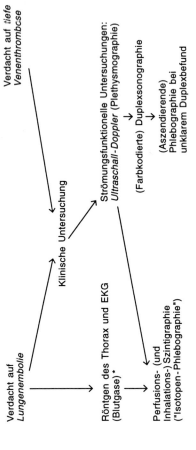

Abb. 4.30. Stellung der USD-Untersuchung im diagnostischen Programm bei Verdacht auf tiefe Venenthrombose bzw. Lungenembolie. *Cave:* Keine arterielle Punktion, wenn thrombolytische Behandlung indiziert sein könnte!

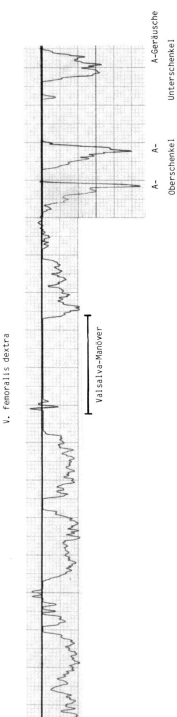

Abb. 4.31. S.W., ♀, 56 J. Zustand nach Bein-Beckenvenenthrombose rechts mit *Thrombektomie* vor 1 Jahr: völlig normale venöse Hämodynamik

4.2.7 Differentialdiagnostische Abgrenzung
von oberflächlicher Thrombophlebitis und Lymphangitis

Da Lymphgefäße parallel zu den oberflächlichen Venen verlaufen, kann es Schwierigkeiten bereiten, Entzündungen dieser Systeme voneinander abzugrenzen. Wenn die oberflächliche Vene sich bei der USD-Untersuchung als thrombosiert erweist, handelt es sich um eine Thrombophlebitis. Zeigt sich in der Vene im Entzündungsgebiet Blutströmung, ist eine Lymphangitis wahrscheinlich.

4.2.8 USD-Untersuchung im Stehen

Die Grunduntersuchung erfolgt immer *im Liegen*, da dabei keine orthostatische Belastung die Untersuchung beeinflußt; eine orthograde Beschleunigung durch distale Kompression bzw. *nach* proximaler Kompression („A-Geräusche") und eine retrograde Beschleunigung bei Klappeninsuffizienz durch proximale Kompression (Reflux) ist unbehindert prüfbar – auch repetitiv (z.B. Erschöpfbarkeit).

Bei Mündungs- und Stammveneninsuffizienz, besonders bei Insuffizienz der Parvamündung und von Perforansvenen, kann die ergänzende Untersuchung im Stehen hilfreich sein:

Nach Ausstreichen der Venen am erhobenen Bein steht der Patient rasch auf; unmittelbar danach kann ggf. ein heftiger Reflux über Insuffizienzpunkten und -strecken nachgewiesen werden; eine weitere Differenzierung durch Tourniquets ist möglich. Nach Auffüllung der Venen kann auch unter orthostatischer Belastung noch ein Pendelfluß in insuffizienten oberflächlichen Venensegmenten bei wiederholter distaler Kompression induziert werden.

4.2.9 Spezielle Bedeutung der USD-Untersuchung für die Phlebologie

Neben der dargestellten hochdifferenzierten Diagnostik und Beurteilung von Venenerkrankungen ermöglicht die USD-Untersuchung weiterhin:

- die differentialdiagnostische Abgrenzung von Venopathien gegenüber der arteriellen Verschlußkrankheit und den Lymphödemen;
- die Erkennung und Schweregradbewertung einer peripheren arteriellen Verschlußkrankheit als wichtige Kontraindikation gegen eine Kompressionsbehandlung;
- die Abklärung des gemischten – arteriell-venösen – Ulcus cruris.

In Tabelle 4.11 findet sich ein ausführlicher Vergleich zwischen der Doppler-Untersuchung bei Venenerkrankungen und der häufig verwendeten Photoplethysmographie (*LRR* Lichtreflexionsrheographie). Es ergibt sich die zwingende Notwendigkeit, primär immer die Doppler-Untersuchung einzusetzen.

Tabelle 4.11. Vergleich zwischen Ultraschall-Doppler-Methode *(USD)* und Lichtplethysmographie *(LRR)* zur nichtinvasiven Untersuchung des Venensystems. (In Klammern: Versuch einer Punktewertung der einzelnen methodischen Charakteristika). (Nach [22])

		USD	LRR
Prinzip		Direkte Untersuchung der venösen Hämodynamik (2)	Indirekte Rückschlüsse über Abschöpfung des kutanen Venenplexus umschrieben medial am Unterschenkel (0)
Allgemein	Diagnostische Zuverlässigkeit (Sensitivität/Spezifität)	++ (2)	? (0)
	Zeitaufwand	Gering (2)	Gering (2)
	Vielseitigkeit, venös und differentialdiagnostisch	+++ (3) +++ (3)	0 (0) 0 (0)
	Investitions- und laufende Kosten	Relativ gering (2)	Relativ gering (2)
Klinisch	Quantitative hämodynamische Messungen	Unter bestimmten Umständen (sonst semi) (1)	0 (0)
	Funktionstests	++ (2)	+ (1)!
	Exakte Lokalisierung	++ (2)	0 (0)
	Untersuchung im Liegen und Stehen – ohne Manipulation – bei Gelenksversteifung am Bein	Ja (2) Ja (1) Ja (2)	Nein (0) Nein (0) Nein (0)
	Untersuchung auf frische Thrombose	Ja (3)	Nein (0)
	Untersuchung der oberen Extremität	Ja (3)	Nein (0) bzw. mit erheblichen Einschränkungen
Praktische Anwendung	Ausbildungsanforderungen	Relativ hoch (0?)	Gering (1?)
	Durchführung durch Assistenzpersonal	0 (0?) (ausnahmsweise)	Möglich (1?)
	Abrechnungsziffern	Mehrere (2)	Eine (1)
Fazit		Sehr empfehlenswert (Punkte 32)	Nicht empfehlenswert im Vergleich zur USD-Untersuchung, ggf. als Ergänzung (Punkte: 10)

5 USD-Untersuchung bei Vitien

Bei bestimmten Vitien liefert die USD-Untersuchung wertvolle qualitative und quantitative Aussagen in Ergänzung zu den eigentlichen kardiologischen Untersuchungsmethoden. Gar nicht so selten wird bei der Untersuchung der hirnversorgenden Arterien eine bislang unbekannte Aorteninsuffizienz entdeckt. Auch aus diesem Grunde ist eine routinemäßige Mitbeschallung der A. subclavia bei der Untersuchung der hirnversorgenden Arterien wichtig; denn eine Aorteninsuffizienz, die man dabei erkennen könnte, kann die Doppler-Kurve der A. carotis communis erheblich verändern (s. u., Abb. 5.1 b, c) und so bei Unkenntnis der Zusammenhänge zu schwerwiegenden Fehlbeurteilungen führen.

5.1 Aorteninsuffizienz

Bei der Aorteninsuffizienz läßt sich die diastolische Rezirkulation in den herznahen Arterien, besonders in der A. subclavia/axillaris (Vorsicht: häufig venöse Überlagerung), evtl. auch in der A. carotis communis, sicher nachweisen und quantitativ grob abschätzen (Abb. 5.1). Besonders gut geeignet sind für diese Untersuchung die Geräte mit Outphaser-Technik mit der Möglichkeit zur simultanen Registrierung der Summenkurve und des instanten Rückflusses (s. Abb. 2.5). Je höhergradig die Aorteninsuffizienz ist, desto ausgeprägter ist die Rezirkulation, desto früher setzt sie ein und umso herzferner läßt sich noch eine pathologische diastolische Rezirkulation nachweisen (Abb. 5.1 b). Auch andere Vitien können eine derartige diastolische Rezirkulation zeigen: offener Ductus arteriosus Botolli bzw. aortopulmonales Fenster bei Pulmonalatresie mit Ventrikelseptumdefekt (Abb. 5.2).

5.2 Idiopathische hypertrophische Subaortenstenose

Bei der idiopathischen hypertrophischen Subaortenstenose im Rahmen der hypertrophischen obstruktiven Kardiomyopathie findet sich eine charakteristische Doppelgipfligkeit der Doppler-Kurve der A. carotis communis durch die mittsystolische Auswurfunterbrechung durch Verengung der aortalen Ausflußbahn (mittsystolische Strömungsinzisur) (Abb. 5.3).

Eine sehr ausgeprägte mittsystolische Inzisur bzw. Strömungsabnahme bis zur Nullinie ist ein zuverlässiges Zeichen für eine hochgradige Einengung der aortalen Ausflußbahn, also für einen meßbaren intraventrikulären Druckgradienten.

154 USD-Untersuchung bei Vitien

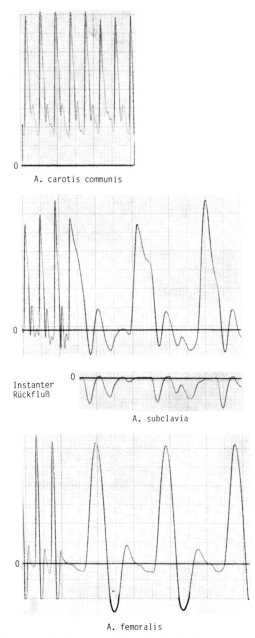

Abb. 5.1. a G.R., ♂, 48 J. In den letzten 4 Jahren fünfmal Schindelattacke mit anschließender Bewußtlosigkeit. Schon länger Pulsarrhythmie. USD-Untersuchung: Zeichen einer geringgradigen Aorteninsuffizienz

Idiopathische hypertrophische Subaortenstenose 155

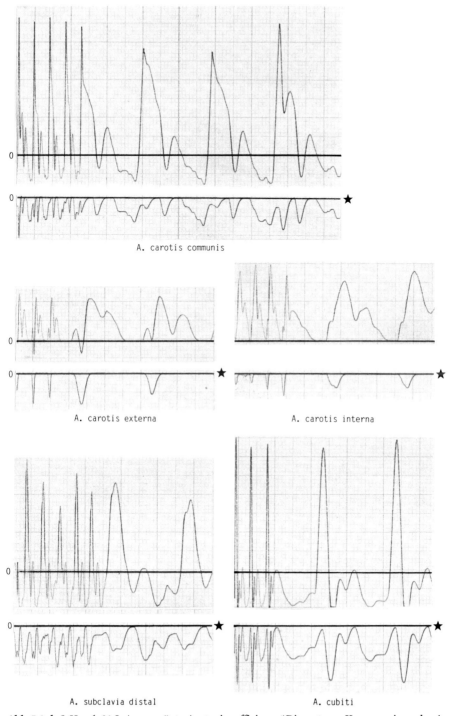

Abb. 5.1. b S. H., ♂, 31 J. Ausgeprägte Aorteninsuffizienz. *Die unteren Kurven zeigen den instanten Rückfluß

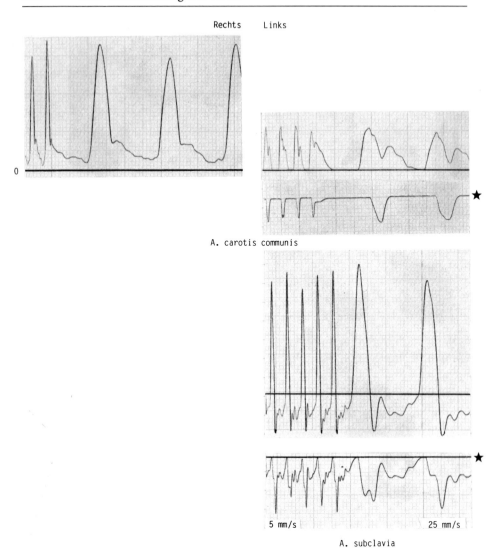

Abb. 5.1. c F. J., ♂, 67 J. Vor 5 Jahren Aortenklappenersatz; vor 5 Wochen Parästhesien in der rechten Hand und Synkope. USD-Untersuchung: Verschluß der A. carotis interna sinistra ab Abgang und Aorteninsuffizienz. *Die unteren Kurven zeigen den instanten Rückfluß

rechts   links

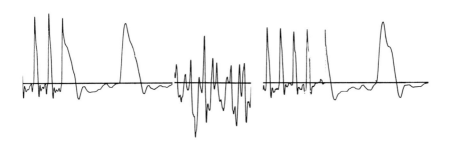

A. und V. subclavia

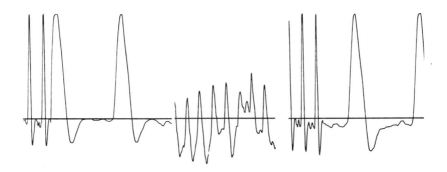

A. und V. femoralis

Abb. 5.2. J. E., ♀, 52 J. Rentnerin. Zustand nach Rötelnembryopathie: persistierender Ductus arteriosus Botalli mit pulmonaler Hypertonie

Wenn ein meßbarer Druckgradient auftritt, führt dies in der A. subclavia zu einer mittsystolischen Strömungsumkehr.

5.3 Aortenisthmusstenose

Bei der Aortenisthmusstenose finden sich neben den Druckunterschieden zwischen Arm und Bein die typischen stenosebedingten Veränderungen des HTG der A. femoralis beidseits (s. 3.3.3.1, vgl. Abb. 3.15).

158   USD-Untersuchung bei Vitien

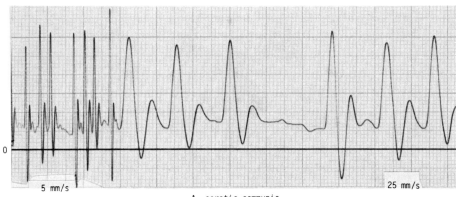

5 mm/s
A. carotis communis
25 mm/s

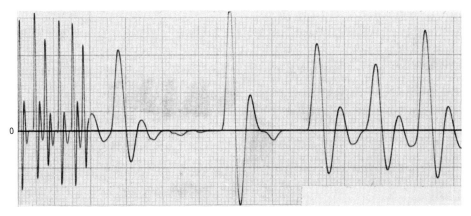

A. subclavia dextra (infraklavikulär)

Abb. 5.3. R. H., ♂, 40 J. Hypertrophische obstruktive Kardiomyopathie (Zustand nach Lungenödem) mit mittsystolischer Strömungsinzisur bei hypertrophischer Subaortenstenose

5.4 Weitere Untersuchungsmöglichkeiten

Auch *periphere arteriovenöse Kurzschlüsse* führen zu HTG-Veränderungen wie bei Weitstellung der Gefäßperipherie (s. 3.3.3.1) (Abb. 5.4) und zu typischen Veränderungen des Signals der ableitenden Venen (Kap. 6, Abb. 4.28 und 6.6).

Bei *Trikuspidalvitien* lassen sich Veränderungen des Strömungsprofils der V. jugularis nachweisen, besonders ausgeprägt bei der Trikuspidalinsuffizienz. Ähnliche Befunde finden sich auch bei einer bedeutsamen Rechtsherzinsuffizienz (Abb. 4.26, 4.27).

Ein weiterreichender Einsatz der USD-Methode in der kardiologischen Diagnostik bedarf spezieller einschlägiger Erfahrung; außerdem ist immer eine Ergänzung durch die modernen kardiologischen Untersuchungsverfahren, wie die Echokardiographie, erforderlich. So kann z. B. durch Kombination der Echokar-

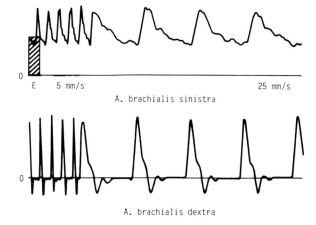

Abb. 5.4. 62jähriger Patient, seit 4 Jahren Cimino-Fistel am linken Arm

diographie mit gepulstem Ultraschall mit Bestimmung der Doppler-Frequenzverschiebung *(Doppler-Echokardiographie)* eine Mitralinsuffizienz ausreichend empfindlich und sehr spezifisch diagnostiziert und bezüglich des Schweregrades abgeschätzt werden; in der Diagnostik der Herzvitien nimmt die farbkodierte Doppler-Echokardiographie heute den vorrangigen Platz ein [15]. Zur Erkennung von Plaques im Aortenbogen, die Anlaß zu arterio-arteriellen Embolien in das Karotisgebiet geben können, ist die transoesophageale Echokardiographie die Methode der Wahl.

Auf jeden Fall sollte aber jeder mit Doppler-Diagnostik befaßte Untersucher die Kurvenformveränderungen durch eine Aorteninsuffizienz erkennen und bewerten können – auch im Bereich der hirnversorgenden Arterien – und die entsprechende Verdachtsdiagnose in seinem Bericht angemessen erwähnen. Auch kann die relativ einfache direktionale Doppler-Untersuchung in der Verlaufsbeobachtung z. B. der Aortenstenose (Abnahme der systolischen Beschleunigung, Verspätung des systolischen Gipfels) oder der Aorteninsuffizienz (Zunahme des diastolischen Rezirkulationsvolumens) in der Praxis Hilfestellung leisten.

6 Spezielle Anwendungen der USD-Methode

Speziell die direktionalen USD-Geräte eröffnen über das Beschriebene hinaus ein eindrucksvolles Repertoire an diagnostischen Möglichkeiten in der gesamten Angiologie. Dazu gehört zum Beispiel:

6.1 In der inneren Medizin einschließlich Intensivmedizin

- Exakte systolische Blutdruckmessung bei Patienten im Schock und in der Pädiatrie. Dabei ist der diastolische Wert durch Auftreten eines diastolischen Flusses abschätzbar (Abb. 6.1). Eine derartige Bestimmung des **diastolischen** Blutdrucks kann bei Patienten mit beidseitigem Verschluß der A. subclavia/axillaris von Bedeutung sein, wenn es gilt, den Schweregrad einer Hypertonie durch die Druckmessung am Bein genauer zu beurteilen.
- Lokalisierung nicht tastbarer Gefäße zum Zwecke der Punktion, z. B. auch in der Notfallmedizin zur Schaffung eines zentralvenösen Zuganges (evtl. A-Geräusche ausnützen). Die USD-geleitete Punktion der V. jugularis interna und der V. subclavia ergab eine optimale Erfolgsrate bei sehr geringer Komplikationsrate. Auch der Hämorrhoidalplexus kann z. B. für eine exakt gesteuerte Sklerosierungsbehandlung lokalisiert oder auf Thrombosen überprüft werden (Abb. 6.1 b). (Dafür gibt es dünne, lange Doppler-Sonden, die transproktoskopisch eingesetzt werden können.)
- Hilfsmethode zum Nachweis der ausgefallenen Blutzirkulation als einfach feststellbares Todeszeichen; bzw. Beschallung der A. carotis interna und A. vertebralis zum Nachweis des Hirntods.

Der Hirntod tritt bereits vor dem völligen Sistieren der zerebralen Zirkulation ein; wenn die zerebrale Sauerstoffaufnahme etwa auf $^1/_3$ vermindert ist, liegt praktisch schon Hirntod vor. Bei *Hirntod* findet sich oft typischerweise eine Pendelströmung mit kleiner Strömungsgeschwindigkeit in der A. carotis interna („Blubb-blubb-Geräusch") (Abb. 6.2). Die A. carotis communis bekommt ein USD-Profil ähnlich dem der A. subclavia bzw. entsprechend dem der A. carotis externa. Die A. vertebralis zeigt ebenfalls Pendelströmung. Die Beschallung der A. supratrochlearis ist bei dieser Fragestellung völlig unzuverlässig! Bei Verdacht auf „klinischen Hirntod" ist die USD-Untersuchung eine zunehmend anerkannte *Hilfsmethode* zum Nachweis des Fehlens einer biologisch relevanten Restdurchblutung; damit kann die Festlegung des Zeitpunkts zum angiographischen Nachweis der intrazerebralen Stase oder für neurologische Spezialuntersuchungen optimiert werden.

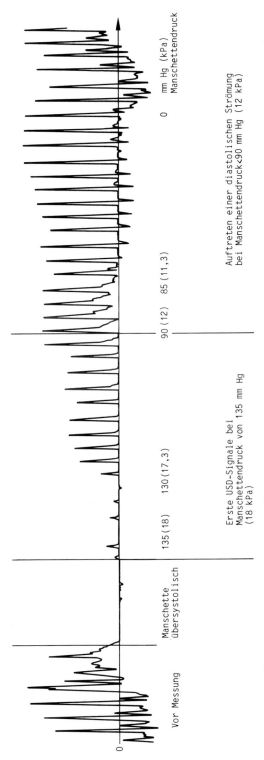

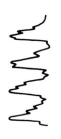

Abb. 6.1. a M.M., ♀, 20 J. Systolische und diastolische Blutdruckmessung mit Ultraschall-Doppler an der A. cubiti. RR: 135/85 mm Hg (18/11,3 kPa)

Abb. 6.1. b Normale Doppler-Kurve vom Hämorrhoidalplexus

162 Spezielle Anwendungen der USD-Methode

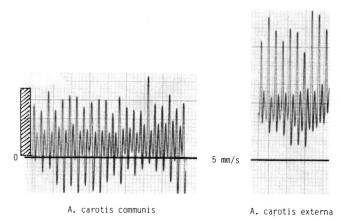

A. carotis communis   A. carotis externa

Abb. 6.2. a S. A., ♂, 35 J. Angiographisch gesicherter Hirntod (Papiervorschub 5 mm/s)

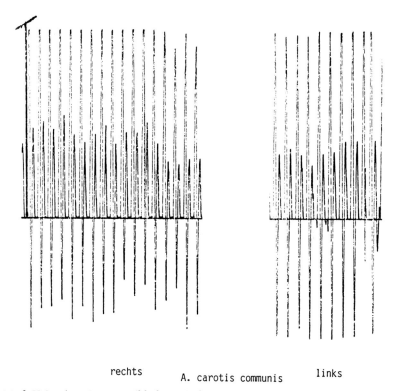

rechts   A. carotis communis   links

Abb. 6.2. b U. S., ♂, 21 J. Irreversible hypoxische Hirnschädigung im Status asthmaticus vor 24 h (Asthma als Krampfanfälle fehldeutet), unter Beatmung (Vorbereitung zur Organentnahme) (hohe Eichverstärkung)

– Abgrenzung eines primären Morbus Raynaud vom sekundären Raynaud-Syndrom einschließlich der differentialdiagnostischen Abklärung der „Fingerapoplexie" [19] (Abb. 6.3) und Untersuchung auf vibrationsbedingte Fingerdurchblutungsstörungen (reversible Angiospasmen der Fingerarterien – Berufskrankheit) und des Hypothenar-Hammer-Syndroms (Abb. 6.4).
– Entscheidende Untersuchung beim akuten und subakuten akralen Ischämiesyndrom zur Vermeidung einer Angiographie, da bei organischen Ischämiesyndromen oft die sofortige Lysebehandlung die Therapie der Wahl ist.
– Überprüfung der Versorgung der Hohlhandbögen durch Kompression von A. radialis und A. ulnaris mit Registrierung eines ggf. kompensatorischen Anstiegs der Flußgeschwindigkeit in der nicht komprimierten Arterie (bei Patienten mit M. Raynaud häufig schlechte ulnare Versorgung des Hohlhandbogens) (Abb. 6.3 a). Damit auch Feststellung der Kollateralzirkulation bei Verschlüssen einzelner Unterarmarterien möglich (Abb. 3.21, 6.4).

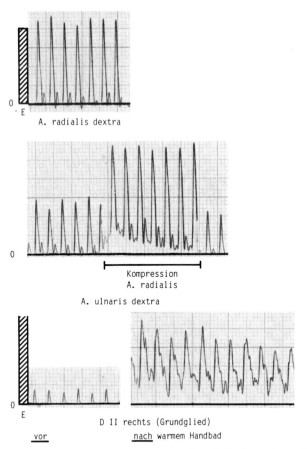

Abb. 6.3. a G. F., ♀, 33 J. Krankenschwester; seit 20 Jahren kälteabhängig typische Raynaud-Anfälle an beiden Händen (positive F.A.: Vater und 5 Geschwister haben Raynaud-Anfälle) **b** s. S. 164

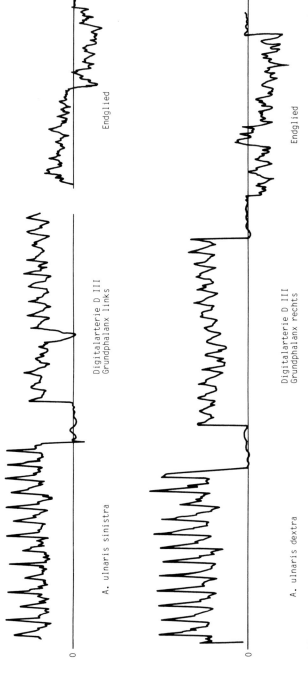

Abb. 6.3. b F.E., ♀, 35 J. Darstellung der Untersuchungsmöglichkeit der Aa. radialis und ulnaris und von Digitalarterien mit Ultraschall-Doppler, z.B. bei der Abklärung von akralen Ischämie-Syndromen (hier Normalbefund)

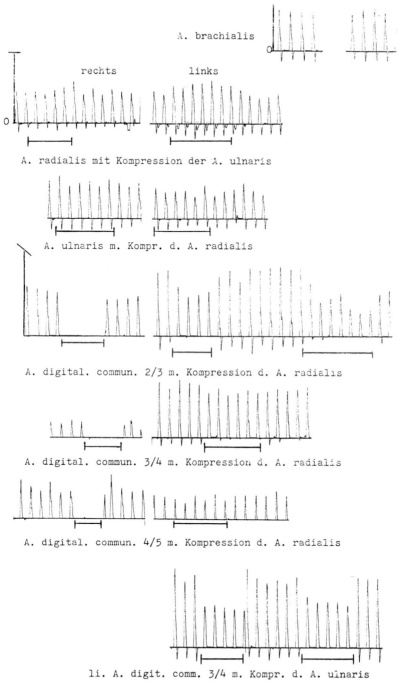

Abb. 6.4. O. J., ♂, 59 J. Typisches Hypothenar-Hammer-Syndrom bei Wasserleitungsinstallateur in einem Großbetrieb. Seit Jahrzehnten mit schwerem, handbetriebenen Werkzeug gearbeitet, oft Schläge mit der Hohlhand. Zustand nach akraler Nekrose am 4. Finger rechts; jetzt ausgeprägtes sekundäres Raynaud-Syndrom; Raucher

- Nachweis von Gefäßverschlüssen bei immunologisch-entzündlichen Gefäßerkrankungen (M. Horton; Polymyalgia rheumatica bzw. arteriitica u.a.) (Abb. 3.15 h). Bei der Arteriitis temporalis Horton (Arteriitis gigantocellularis) können damit Verschlüsse von Externa-Ästen lokalisiert und damit Probebiopsien optimal gezielt durchgeführt werden. Auch kann vor der Biopsie ausgeschlossen werden, daß die A. carotis externa wichtige Kollateralfunktionen für ein Interna-Strombahnhindernis übernommen hat!
  Bei der Arteriitis Horton mit Erblindung kann auf der erkrankten Seite meist eine fehlende Perfusion oder eine sehr niedrige Strömungsgeschwindigkeit in der A. supratrochlaris nachgewiesen werden.
- Nachweis einer Hyperzirkulation bei Hyperthyrose (Abb. 6.5) und beim hyperkinetischen Herzsyndrom.
- Nachweis einer arteriellen Hyperzirkulation und einer beschleunigten Strömung in den ableitenden Venen ggf. mit übergeleiteten arteriellen Pulsationen bei arterio-venösen Fisteln, z.B. beim Parkes-Weber-Syndrom (Abb. 4.28); Klippel-Trénaunay-Syndrom (Abb. 6.6); Überprüfung von Cimino-Fisteln (Abb. 5.4).
- Mitunter auch Nachweis einer lokalen Hyperzirkulation bei gefäßreichen Geschwülsten (z.B. bei intrazerebralen Tumoren!).

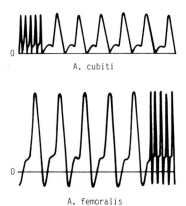

Abb. 6.5. S. H., ♀, 59 J. Generalisierte Hyperzirkulation bei Hyperthyrose

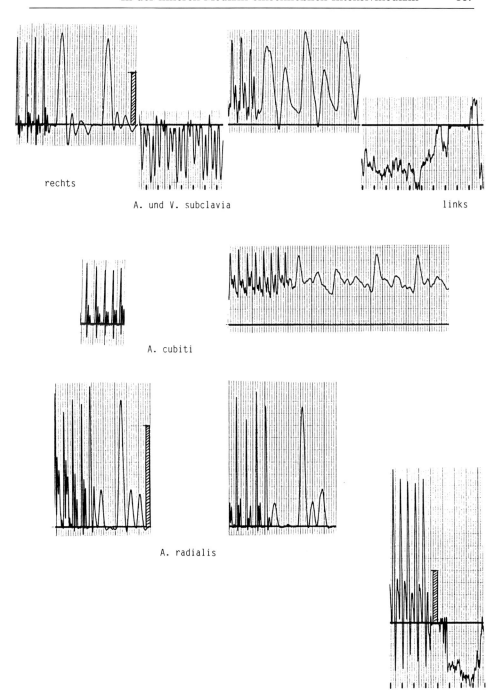

Abb. 6.6. A. S., ♂, 9 J. Klippel-Trénaunay-Syndrom mäßiger Ausprägung des linken Arms (Hyperzirkulation in A. subclavia und A. cubiti links)

- Bei allen arteriellen oder venösen Verschlußprozessen im Bereich des Schultergürtels sollte ein Schultergürtel-Engpaßsyndrom ausgeschlossen werden. Orientierend sollte zuerst ein Maximalmanöver durchgeführt werden: Elevation des Armes auf der erkrankten Seite, starker Druck auf die entsprechende Schulter, maximale Kopfwendung zur Gegenseite und tiefe Inspiration (Abb. 6.7).
- Zur Abklärung der zerebralen Perfusionsstörung im Rahmen einer orthostatischen Dysregulation wird die Blutdruckmanschette am Unterarm angelegt, dann der Arm angehoben mit der Manschette in Kopfhöhe und der systolische Perfusionsdruck der A. radialis mit der Doppler-Sonde bestimmt (Drücke < 70 mm Hg in Hirnhöhe korrelieren oft mit ersten psychosensorischen Beeinträchtigungen; Drücke < 60 mm Hg bedeuten eine starke Beeinträchtigung der zerebralen Funktion und können mit Ohnmacht einhergehen).
- Ähnlich wie im Schultergürtelbereich gibt es auch im Bereich der Kniekehle Einklemmungssyndrome (Entrapment-Syndrome), die durch entsprechende Provokationsmanöver (z.B. Überstreckung des Knies) zusammen mit der Doppler-Analyse sehr gut abzuklären sind, ansonsten häufig lange fehlgedeutet werden (Abb. 6.8).
- Zusammen mit der Duplexsonographie kann heute in entsprechend gelagerten Fällen durchaus die Indikaton zur Thrombolyse tiefer Bein-Becken-Venenthrombosen gestellt werden. Noch mehr gilt dies für die Indikation zur Antikoagulation. Für die Verlaufsbeobachtung der tiefen Venenthrombose sollte ohnehin auf die Phlebographie verzichtet werden [24].

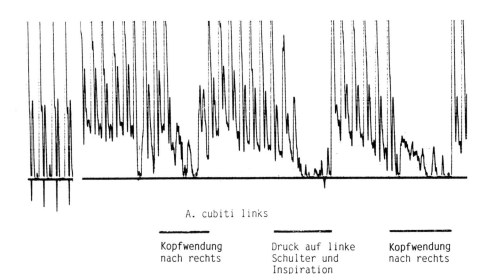

A. cubiti links

Kopfwendung nach rechts   Druck auf linke Schulter und Inspiration   Kopfwendung nach rechts

Abb. 6.7. R. C., ♀, 39 J. Paraesthesien im linken Arm, verstärkt durch schwere körperliche Arbeit; kräftige Muskulatur. Typisches Schultergürtel-Engpaßsyndrom (kostoklavikuläre und muskuläre Enge)

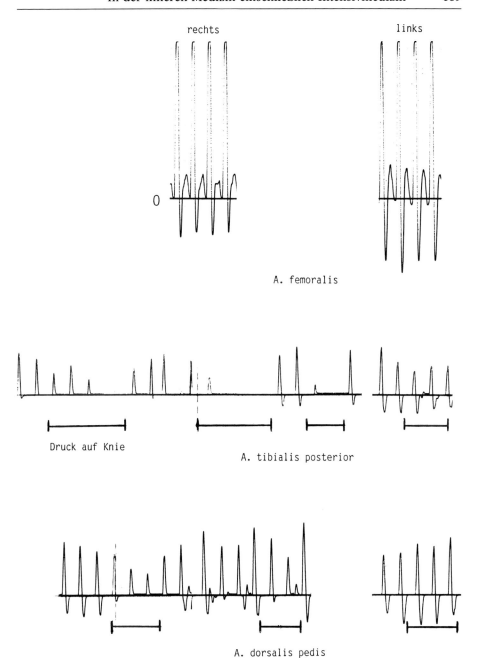

Abb. 6.8. E. A., ♂, 35 J. Strömungsstopp in A. tibialis posterior rechts bei Druck auf das Knie (Einklemmungssyndrom durch Druck eines Tumors von 2 cm ∅ 6 cm distal des Kniegelenkspalts)

6.2 In der Gefäßchirurgie und Radiologie

- Häufig Indikationsstellung zur Operation bei Karotisstenosen nur aufgrund der USD-Untersuchung (Reimer et al., 1980); heute aber immer ergänzt durch die Duplexsonographie [24].
- Intraoperative Erfolgskontrolle gefäßchirurgischer Maßnahmen und postoperative Überwachungsuntersuchungen (Abb. 4.31, 6.9); auch nach extrakranieller Bypassoperation (Abb. 3.49). Ebenso Erfolgskontrolle nach Katheterverfahren (Dilatation, Atherektomie, lokale Lyse u. a.) (Abb. 6.10).

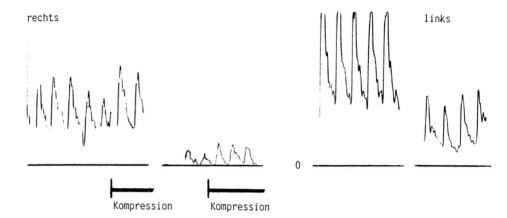

A. supratrochlearis / A. supraorbitalis

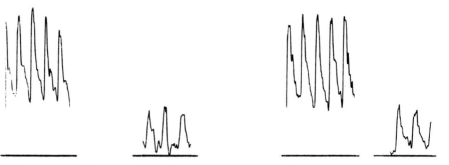

Abb. 6.9. H. H., ♂, 53 J. Hochdruck, 40 Zigaretten/Tag; prolongierte ischämisch-neurologische Symptome (PRINS) rechts-hirnig bei 90%iger Abgangsstenose A. c. i. rechts; *oben* vor und *unten* nach Thrombendarteriektomie (TEA) der A. c. i. rechts

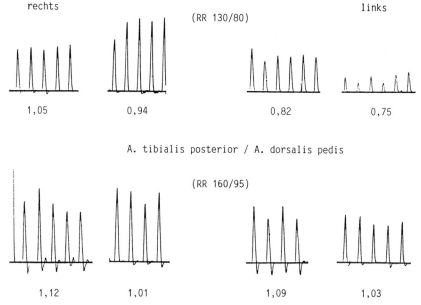

Abb. 6.10. K. E., ♂, 50 J. 20 Zigaretten/Tag; 1 cm lange, filiforme Stenose der A. femoralis superficialis links; *oben* vor und *unten* nach Behandlung mit Atherektomie-Katheter. Jeweils mit den Knöchelarterien-Druckquotienten

6.3 In der Urologie und Andrologie

- Nachweis einer unterbrochenen Hodendurchblutung bei Strangulation der A. spermatica (bei Hodentorsion typischerweise kein Doppler-Signal; bei Epididymitis vermehrte Perfusion).
- Impotenzabklärung: Beschallung der Penisarterien bei der Frage nach einer erektilen Impotenz mit Kurvenformanalyse und vergleichender Druck- und Strömungsgeschwindigkeitsmessung (Abb. 6.11, 6.12, 6.13). Mit kleinen Spezialmanschetten kann der systolische Perfusionsdruck von Penisarterien bestimmt und der Penis-Brachialarterie-Druckindex (PBI) berechnet werden (Abb. 6.11); normal sind PBI-Werte zwischen 1,0 bis 1,4, pathologisch $\leq 0,9$ und hochpathologisch $\leq 0,65$. Weiterhin kann die Penis-Pulswellen-Wiedererscheinungszeit nach 3–5 minütiger supersystolischer Okklusion und schlagartiger Desufflation gemessen werden (normal 1 s) [32]. Wertvoll ist besonders die Doppler-Kurvenformanalyse (s. 3.3.3.1); normalerweise liegen Kurven mehr vom Hochwiderstandstyp vor; bei vorgeschalteten, hämodynamisch bedeutsamen Strombahnhindernissen kommt es zur monophasischen Deformierung (Abb. 6.12, 6.13). Die Ermittlung des Penisflußgeschwindigkeitsindex (PFI) ist nach unseren Erfahrungen sehr unzuverlässig: mittlere Strömungsgeschwindigkeit in A. dorsalis penis dextra/sinistra („mean flow") zu mittlerer Strömungsgeschwindigkeit in A. radialis; normal $> 0,5$ (Abb. 6.13 b).
Tabelle 6.1 zeigt einen Vorschlag zur Stufendiagnostik bei erektiler Dysfunktion.

Abb. 6.11. Penisarterien-Druckmessung. Ableitung des distalen Signals entweder mit elektronischem Pulsabnehmer oder besser mit der 10 MHz-Doppler-Sonde

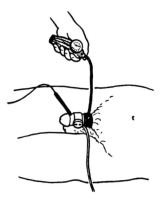

Penis-Brachialis-Index (PBI)
normal > 0,9
PBI < 0,6 bezeichnend für
vaskuläre Impotenz

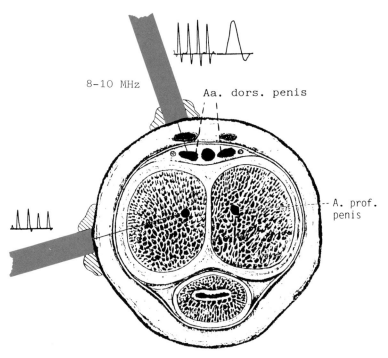

Abb. 6.12. Normale Doppler-Kurven der Penisarterien

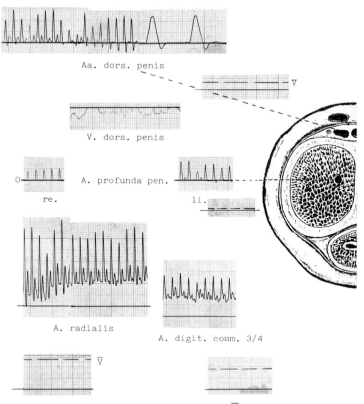

Abb. 6.13. a USD-Untersuchungen bei Libidostörungen; $\overline{V}$ mittlere Strömungsgeschwindigkeit. 43 jähriger Patient mit wahrscheinlich psychogenen Libidostörungen; angiologischer Status o. B., Serumcholesterin grenzwertig. (Aus [23]). **b** s. S. 174

Tabelle 6.1. Stufendiagnostik bei erektiler Dysfunktion (etwa bei 10% der sexuell aktiven Männer Erektionsstörungen)	– Anamnese (spezifisch: Periodik, Auslöser, Erwartung? Arteriosklerose-Risikofaktoren u. a.) – Körperliche Untersuchung: Hoden, Gynäkomastie u. a. – „Routinelabor" einschließlich Blutglukose – Doppler-Sonographie: Qualitative HTG-Analysen Druckmessung Strömungsgeschwindigkeit evtl. mit Papaverin-Test – Weiterführende Untersuchungen: Hormonanalysen Neurologische Tests Tumeszenz- und Rigiditätsmessung Kavernosographie

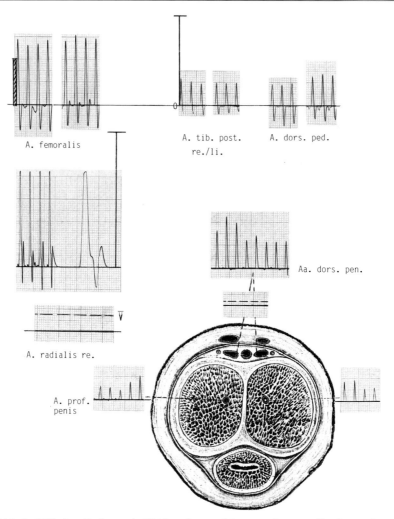

Abb. 6.13. b 61 jähriger Patient mit Libidoverlust und Impotentia coeundi seit 10 Jahren; seit 4 Jahren Typ-II-Diabetes; KHK, vor ca. 10 Jahren 2 Herzinfarkte; ebenfalls seit 10 Jahren lumbosakrales Kompressionssyndrom; beginnende Mediasklerose. Penisflußgeschwindigkeitsindex PFI = 0,3 (normal > 0,5) (PFI: mittlere Strömungsgeschwindigkeit in A. dorsalis penis zu der in A. radialis). (Aus [23])

– Untersuchung auf Varikozelen: Reflux in der Varikozele beim Valsalva-Manöver (Abb. 7.14). (Der „Stopp-Typ" zeigt beim Valsalva-Manöver nur einen kurzen Reflux. Beim „Shunt-Typ" kommt es bereits beim Stehen zu einem deutlichen Spontanreflux, der beim Valsalva-Versuch lange anhält; hierbei ist die Prognose bezüglich der Fertilität ungünstig.)

Grundsätzlich muß bei diesen urologischen Indikationen eine 8-, besser eine 10-MHz-Dopplersonde verwendet werden.

6.4 In der Gynäkologie und Geburtshilfe

- *Mamma-Untersuchung:* Es können perimamillär Arterien beschallt werden. Diese weisen normalerweise niedrige diastolische Strömungsgeschwindigkeiten auf (relativer Hochwiderstandstyp) (Abb. 6.14), während diese bei tumorversorgenden Arterien meist relativ hoch sind (abnehmender Widerstandsindex). Derartige Untersuchungen sollten heute aber *nur* noch in Form der farbkodierten Duplexsonographie durchgeführt werden, da nur so die gegebenenfalls verdächtige sonographische Morphologie (z.B. ausgeprägt echoarmer Rundherd mit sehr unregelmäßigem, „ausgefranstem" Randsaum, der sich nicht komprimieren läßt) mit der hämodynamischen Analyse tumor-versorgender Arterien gezielt in Verbindung gesetzt werden kann.
- *Schwangerschaftsüberwachung:* Mit einer niederfrequenten (3–4 MHz) Doppler-Sonde können sowohl uterine (maternale) als auch fetale Gefäße beschallt werden. Die utero-plazentaren Gefäße (A. uterina am Isthmus uteri und A. arcuata am oberen lateralen Korpusbereich – Untersuchung in Linksseitenlage) zeigen eine deutliche Zunahme des diastolischen Flusses um das Ende des 1. Trimenons. Die A. umbilicalis (feto-plazentar) weist im Verlauf einer normalen Schwangerschaft eine Zunahme der diastolischen Flußgeschwindigkeit auf; eine Abnahme derselben korreliert eng mit einer Gefährdung des Feten.

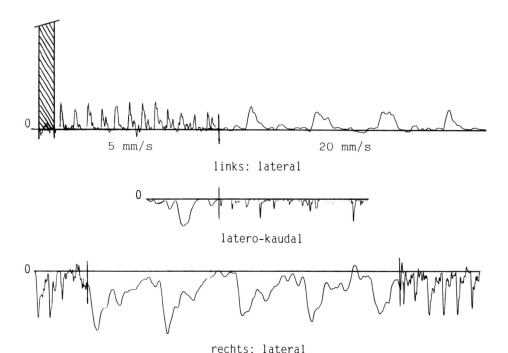

Abb. 6.14. Normalbefund der mamillennahen Arterien einer ruhenden Mamma bei einer 24jährigen Frau

6.5 In der Arbeitsmedizin

- Als ganz spezielle Indikation Nachweis von Gasblasen bei der Dekompressionskrankheit (Caisson-Krankheit) in peripheren Venen (V. femoralis) und gegebenenfalls in der A. carotis oder – mit speziellen USD-Transducern – präkordial.
- Obligat erscheint die Doppler-Sonographie bei der vibrationsbedingten Weißfingerkrankheit und dem Hypotenar-Hammer-Syndrom (Abb. 6.4). Letzteres ist zwar keine anerkannte Berufskrankheit, kann aber bei beruflicher Verursachung – was fast immer der Fall ist – wie eine solche anerkannt werden.
- Schließlich müssen die vielfältigen Wechselwirkungen zwischen arteriellem und venösem System und deren Erkrankungen und der beruflichen Tätigkeit und Erwerbsfähigkeit hervorgehoben werden. Daher sollten geeignete angiologische *Siebtests* in arbeitsmedizinische Vorsorgeuntersuchungen, z. B. in Untersuchungen nach berufsgenossenschaftlichen Grundsätzen, aufgenommen werden (s. auch 3.3.5.4):
  a) Zum Nachweis einer *peripheren AVK*: Anamnese und klinische Untersuchung mit beidseitiger RR-Messung; USD: HTG der A. femoralis und Knöchelarteriendrücke, bei normalem Ausfall Hyperämietests (Sensitivität und Spezifität um 90%; Zeitaufwand 10–20 min).
  b) Zur Untersuchung des *Karotisstromgebiets*: Anamnese und klinische Untersuchung mit beidseitiger RR-Messung; USD: indirekte orbitale Untersuchung und direkte Beschallung der A. carotis communis im Seitenvergleich (Sensitivität und Spezifität 80–90%; Zeitaufwand bei Normalbefund 5–10 min).
  c) Zur Untersuchung der *peripheren Venen*: Anamnese und klinische Untersuchung; USD: beidseits HTG der A. femoralis, HTG der V. femoralis bei spontaner Bauchatmung und Valsalva-Manöver; A-Geräusche in V. femoralis und Vv. tibiales posteriores; Beschallung V. saphena magna in Kniehöhe; (Sensitivität und Spezifität um 85%; Zeitaufwand ~ 10 min).

7 Weiterentwicklungen in der angiologischen Ultraschalldiagnostik

Tabelle 7.1 führt wichtige methodische Ergänzungen und Erweiterungen zur cw-Doppler-Sonographie auf. Ein Teil dieser Verfahren ist bereits überholt oder hat sich nicht durchgesetzt. Andere sind inzwischen unverzichtbare Bestandteile in einer sachgerechten, modernen angiologischen Stufendiagnostik – hervorgehoben sei die Duplexsonographie.

Tabelle 7.1. Technische Variationen, Ergänzungen und Erweiterungen der continuous-wave-Doppler-Sonographie	*Zweidimensionaler, stehender Bildaufbau* anhand der Doppler-Signale entsprechend dem Compound-contact-Verfahren, ggf. mit farbkodierter Geschwindigkeitsanzeige: „Doppler-Angiographie", „Flußkarten-Darstellung", „Mapping"
	Frequenzspektrumanalyse: Darstellung des gesamten Doppler-Frequenzspektrums, ggf. farbkodiert nach der Häufigkeit der repräsentierten Geschwindigkeiten
	Niederfrequente USD-Sonden zur Durchdringung dünner Knochen: transkranielle Doppler-Sonographie
	Gepulste Systeme zur Tiefenbestimmung des Doppler-Signals: Analysen der Frequenzverteilung über einen Gefäßquerschnitt; Bestimmung von Gefäßdurchmesser und Stromzeitvolumina; bildgebende Verfahren; transkranielle Doppler-Sonographie
	Duplex-System: Kombination aus schneller – ggf. hochauflösender – B-Bild-Sonographie und gepulster Doppler-Sonographie, zusätzlich auch mit kontinuierlichem USD und Frequenzanalyse

7.1 Spektrumanalyse (Frequenzanalyse)

Durch die Reibung an der Gefäßwand und die innere Reibung des Bluts kommt es über den Gefäßquerschnitt zu unterschiedlichen Blutströmungsgeschwindigkeiten (paraboloides Strömungsprofil bei schmalkalibrigen Gefäßen) (Abb. 2.3). Diese Geschwindigkeitsunterschiede werden durch Gefäßwandveränderungen wie Plaques, Stenosen oder Ulzerationen, die zu Turbulenzen bis hin zu Rückflußanteilen führen können, verstärkt. Je mehr das Flußmuster vom physiologischen, mehr oder weniger parabol konfigurierten Strömungsprofil abweicht, d.h., je mehr Turbulenzen auftreten, um so mehr unterschiedliche Geschwindigkeiten sind über dem Gefäßquerschnitt repräsentiert und um so breiter wird das USD-Frequenzspektrum, das mit entsprechenden Geräten in Form einer Fast-Fourier-Transformation (FFT) registriert werden kann (Abb. 3.37, 3.38, 7.1).

Das cw-Doppler-System gibt nur eine, die über den Gefäßquerschnitt etwa gemittelte Geschwindigkeit an (Abb. 7.1 b). Die damit zu erhebenden pathologischen Befunde setzen eine deutliche hämodynamische Störung des Blutflusses voraus. Mit der Spektrumanalyse lassen sich hämodynamische Veränderungen erkennen, bevor sie eine durchblutungsmindernde Wirkung haben. So ist nach den bisherigen Erfahrungen die Spektrumanalyse bei Stenosegraden unter 60% dem cw-Doppler überlegen (Abb. 7.1 d).

Die Spektralanalyse erlaubt also die visuelle Darstellung aller Doppler-Frequenzverschiebungen über den Gefäßquerschnitt in Abhängigkeit von der Zeit. Es gibt dabei 2 Auswerteverfahren:

1. Die *Spektrum-Pulskurve,* das ist die Darstellung der Frequenzverteilung über die Zeit (Abb. 3.52, 7.1).
2. Die *Frequenzdichte-Verteilung,* darunter versteht man die Darstellung der Häufigkeit der vorkommenden Frequenzen in einem bestimmten – kurzen – Zeitabschnitt (Frequenzhistogramm; im Englischen *power spectrum*) (bedeutsam z. B. für eine bestimmte Art der Bildverarbeitung bei modernen Farb-Duplex-Geräten) (Abb. 7.2).

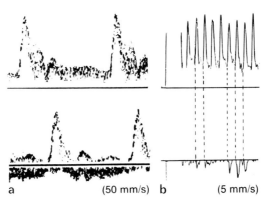

Abb. 7.1. a, b Frequenzspektrumanalyse. **a** *Oben:* Normalbefund (A. carotis communis); *unten:* turbulente Strömung mit erheblichen Rückflußanteilen. **b** *Oben:* Hämotachygramm (integrierte Summenkurve) der A. carotis communis mit cw-Doppler distal einer mäßiggradigen Abgangsstenose (♀, 72 J.); *unten:* systolische Rückflußanteile (Turbulenzen) mit Outphaser-Technik aufgezeichnet. **c, d** s. S. 179, 180

Spektrumanalyse (Frequenzanalyse)

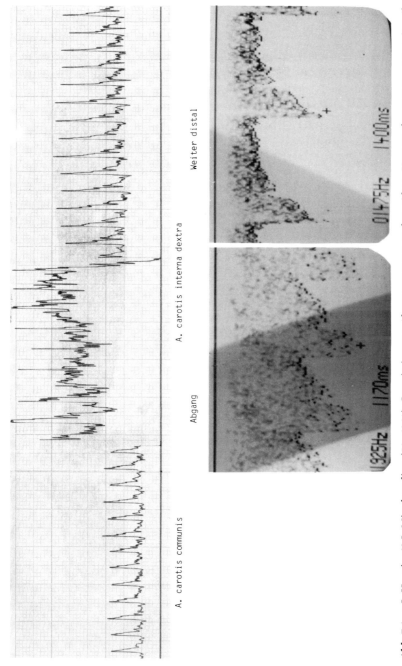

Abb. 7.1. c L.H., ♂, 68 J. Mittelgradige (50–60%) Carotis-interna-Abgangsstenose rechts. *Oben:* Hämotachygramm; *unten:* jeweils zugehörige Frequenzspektrumanalyse

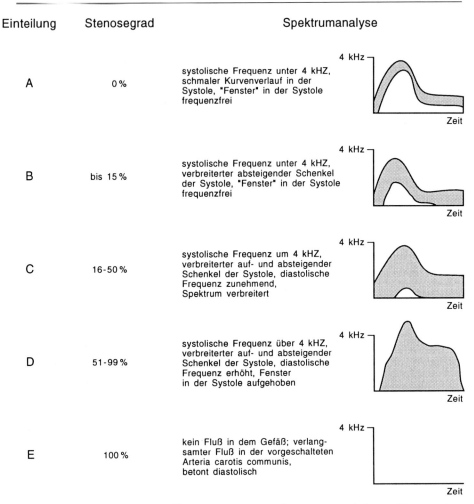

Abb. 7.1. d Schematische Darstellung der Frequenzspektrumanalyse bei verschiedenen Stenosegraden im Bereich des Carotis-interna-Abgangs

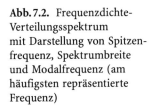
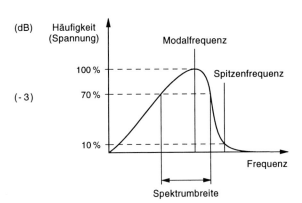

Abb. 7.2. Frequenzdichte-Verteilungsspektrum mit Darstellung von Spitzenfrequenz, Spektrumbreite und Modalfrequenz (am häufigsten repräsentierte Frequenz)

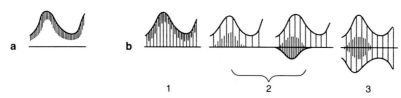

Abb. 7.3. a, b Schematische Darstellung von Doppler-Frequenzspektren mit Angaben zur Beurteilung einer gestörten Strömung. a Normaler Befund; b gestörte Strömung: *1* geringgradige, *2* mittelgradige, *3* ausgeprägte Störung

Tabelle 7.2. Zusammenhang zwischen systolischer Spitzenfrequenz, ungefährer Blutströmungsgeschwindigkeit und Stenosegrad bei Verwendung einer 4-MHz-Sonde (Voraussetzung: korrekter Beschallungswinkel)

ΔF [kHz]	Strömungsgeschwindigkeit [cm/s]	Stenosegrad [%]
1,5	~ 50	
3	~ 100	
5	~ 200	~ 50
8	~ 300	~ 80
12	~ 400	> 90

Folgende quantifizierbare Parameter sind von besonderer Bedeutung: die *Spitzenfrequenz* und die *Spektrumbreite* (s. auch 3.3.5.2). Die Spitzenfrequenz kann aus dem Doppler-Spektrum direkt abgelesen oder technisch aus der Frequenzdichte-Verteilung ausgewertet werden (Abb. 7.2). Die Spektrumbreite bedeutet die Häufigkeitsverteilung der verschiedenen Doppler-Frequenzverschiebungen in einem bestimmten Zeitabschnitt des Pulszyklus (Abb. 3.38, 7.1 d, 7.2).

Bei einer hämodynamisch „gestörten" Strömung kommt es zu einer Verbreiterung des Frequenzspektrums (Abb. 7.1 c, d, 7.3) („spectral broadening"). Eine „gestörte" Strömung kann allerdings auch an physiologischen Gefäßaufweitungen (Interna-Bulbus), an Gefäßkrümmungen und -aufzweigungen auftreten. Um das korrekte Frequenzspektrum aufzuzeichnen, ist eine exakt zentrale Beschallung des Blutgefäßes erforderlich. Abbildung 7.3 zeigt einen Vorschlag zur Einteilung einer „gestörten" Strömung (vgl. auch Abb. 7.1 d).

In Tabelle 7.2 sind die Zusammenhänge von systolischer Spitzenfrequenz, ungefährer Blutströmungsgeschwindigkeit und Stenosegrad dargestellt.

7.2 Bildgebende Untersuchungen des Kreislaufsystems

Die rein funktionelle Analyse der Hämodynamik in einem Gefäß mittels USD kann, so unbestreitbar wertvoll sie auch ist, nicht in jedem Fall die exakte morphologische Gefäßdarstellung ersetzen, wie sie mit der invasiven Röntgenkontrastabbildung erreicht wird. In letzter Zeit sind allerdings auch nichtinvasiv morphologisch-anatomische Gefäßabbildungen mit Ultraschall (Abb. 7.4), auch unter Ausnutzung des Doppler-Effekts, möglich [13, 31].

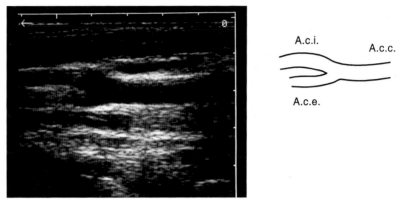

Abb. 7.4. a Schnelles B-Bild der Karotisbifurkation, dargestellt 1984 mit einem üblichen Sonographiegerät mit 5 MHz-Linearsonde. (Etwas betonte Echogenität der Wand der A. carotis communis)

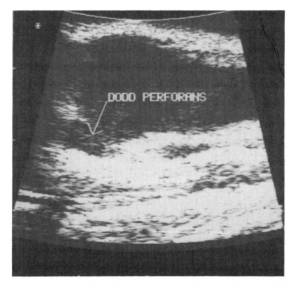

Abb. 7.4. b Darstellung einer Dodd-Perforansvene mit dem raschen B-Bild bei einer 50jährigen Frau (10 MHz-Sonde). (Aus [23])

7.2.1 Impuls-Echo-Verfahren (Ultraschall-B-Bild)

Das Interesse hierbei konzentriert sich ganz vorwiegend auf die A. carotis communis mit der Karotisgabel. Mit modernen, hochauflösenden Sonographiegeräten mit vielen Grauabstufungen gelingt es mit geeigneten hochfrequenten Schallköpfen nach dem Impuls-Echo-Verfahren, die A. carotis communis mit Interna und Externa darzustellen sowie Verkalkungen, arteriosklerotische Plaques, Stenosierungen und Dilatationen nachzuweisen (Abb. 7.4a). Auch die tiefen Beinvenen lassen sich gut untersuchen (Abb. 7.4b) und in Form der „Kompressions-Sonographie" auf thrombotische Verschlüsse überprüfen [24].

7.2.2 Zweidimensionales USD-System

Ein zweidimensionales USD-System besteht im wesentlichen aus 3 Bestandteilen: dem Doppler-Schallkopf, einem Arm, der die Position im Raum genau registriert (Koordinatenarm) und einer Speicherröhre (Abb. 7.5). Mit Hilfe des Positionsarms wird die Ultraschallsonde („langsames" B-Bild = Compound-contact-Verfahren oder Doppler-Sonde) in einer Ebene über das zu untersuchende Gefäß ge-

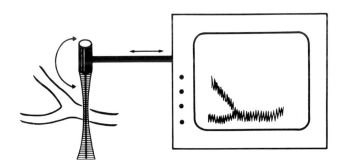

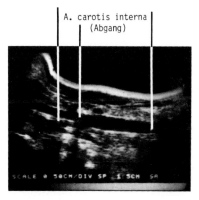

Abb. 7.5. Darstellung der A. carotis communis mit Bifurkation mit dem langsamen B-Bild-Verfahren (Compound-contact-Verfahren). *Oben:* Schema, *unten:* Originalbild

führt. Entweder wird ein „langsames" B-Bild der Region, z. B. der Karotisbifurkation aufgebaut (Abb. 7.5), oder jeweils dort, wo Blut strömt, kommt es zu einer Doppler-Frequenzverschiebung, und dieses Signal wird an entsprechender Stelle auf der Speicherröhre als Bildpunkt wiedergegeben. Wo kein Blut strömt, kann dann keine Doppler-Frequenzverschiebung registriert werden. Auf diese Weise wird allmählich aus den Doppler-Signalen ein zweidimensionales Bild aufgebaut, das den Verlauf und grob die innere Form des untersuchten Gefäßes zeigt (Abb. 7.6).

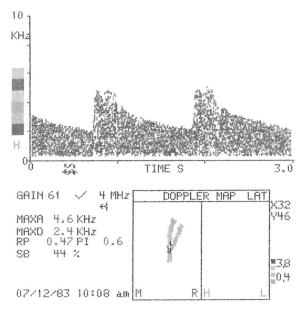

Abb. 7.6. a Originalaufzeichnung einer USD-Frequenzanalyse einer A. carotis interna rechts abgangsnah (72 jähriger Mann) und der zweidimensionalen USD-Darstellung (Flußkarte, „Mapping" mit Möglichkeit zur Farbkodierung) der A. carotis communis mit Bifurkation beim gleichen Patienten: relativ tiefe Teilung der A. carotis communis. **b, c** s. S. 185

Zweidimensionales USD-System 185

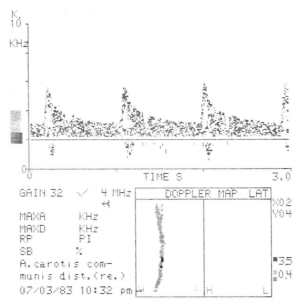

Abb. 7.6. b Flußkarte („Mapping") mit hochfrequenter Überlagerung (schwarz kodiert) des Carotis-communis-Signals durch eine kleine Arterie. Relativ hohe Teilung der A. carotis communis bei 25 jähriger Patientin

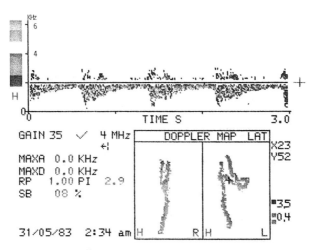

Abb. 7.6. c L. O., ♂, 71 J. Darstellung einer ausgeprägten A.-carotis-interna-Schlinge links mittels zweidimensionaler USD-Bildgebung (Mapping). + = Stelle der Doppler-Frequenzanalyse (Grenzbefund zwischen Schlingen- und Knickbildung bzw. Coling und Kinking)

Kombiniert mit einer Frequenzanalyse können Strömungsgeschwindigkeitsänderungen, wie sie z. B. in einer Stenose auftreten, gleichzeitig mit dargestellt und – z. B. durch Farbkodierung – topographisch exakt zugeordnet werden (vgl. Abb. 7.6: „Doppler-Angiographie", „Fußkartendarstellung", „Mapping").

Werden derartige Doppler-Abbildungen, z. B. der A. carotis, mit Röntgenkontrastangiographien verglichen, besteht bezüglich der technischen Abbildung eine Übereinstimmung von 75%. Das Ausmaß von Stenosen wird nur mit einer Übereinstimmung von 25% beurteilt. Wenn Verkalkungen in der Gefäßwand die Transmission der Ultraschallwellen verhindern, können bei der Doppler-Gefäßabbildung Stenosen vorgetäuscht werden.

7.3 Transkranielle Doppler-Sonographie

Die Doppler-Sonographie der extrakraniellen hirnversorgenden Arterien vermag intrakranielle Strombahnhindernisse nur indirekt zu erkennen, wenn sie hämodynamisch entsprechend stark wirksam sind (Abnahme der diastolischen Strömungsgeschwindigkeiten in der vorgeschalteten Strombahn; kongruenter pathologischer Befund bei der indirekten orbitalen Untersuchung; s. 3.3.5.2) (Abb. 3.51, 3.52, 3.53 a).

Da die Absorption des Ultraschalls im Gewebe von Gewebeeigenschaften, der Länge der Passagestrecke, der Sendeenergie und vor allem direkt von der US-Frequenz abhängt, gelingt es mit der relativ hochfrequenten 4 MHz-cw-Doppler-Sonde üblicherweise nicht, durch den Schädel hindurch intrakranielle Arterien zu beschallen. Dies kann aber dann gelingen, wenn dünne Bereiche der Schädelkalotte (Squama temporalis, Orbita) mit Ultraschall hoher Energie und niedriger Frequenz durchschallt werden. Aaslid et al. gelang es, 1982 mit einem 2 MHz-Doppler-System transtemporal und von nuchal große intrakranielle Hirnarterien zu beschallen [1]. Da z. B. bei der transtemporalen Beschallung die A. cerebri media, die A. carotis interna, die A. cerebri anterior und der Ramus communicans anterior gleichzeitig im Schallstrahl liegen können (Abb. 7.7), können verwertbare Doppler-Signale nur gewonnen werden, wenn die einzelnen Arterien nach Tiefe und dem Untersuchungsbereich „gezielt" durch ein *gepulstes* Doppler-System beschallt werden. Im Gegensatz zum continuous-wave-System mit ständigem Senden und Empfangen aus kontinuierlich verschiedenen Tiefen über 2 Piezo-Kristalle (Abb. 2.3, s. 2.4), wird bei einem *gepulsten* System durch Bestimmung der Vor- und Rücklaufzeit eines ganz kurzfristigen Sendeimpulses die Tiefe des Untersuchungsbereichs und durch eine begrenzte Empfangszeit über eine Torschaltung die Ausdehnung des Untersuchungsbereichs (sample volume) festgelegt.

Mit einem derartigen gepulsten 2 MHz-Doppler-System können demnach die wichtigen intrakraniellen Arterien an jeweils definierter Stelle transtemporal, transorbital oder durch das Foramen magnum an der Schädelbasis untersucht werden:

A. carotis interna mit Aufzweigung, A. cerebri media, A. cerebri anterior, Ramus communicans anterior, Ramus communicans posterior, A. cerebri posterior, distale A. vertebralis, A. basilaris (Abb. 7.7, 7.8).

Transkranielle Doppler-Sonographie

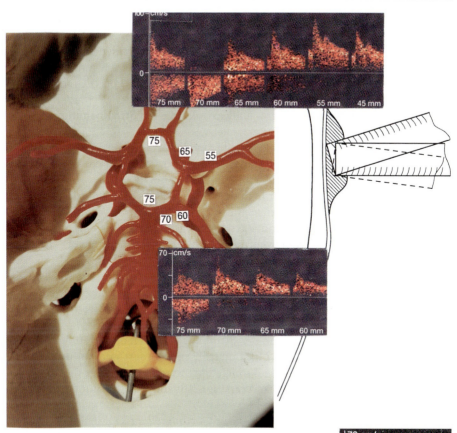

Abb. 7.7. Transkranielle temporale Beschallung der
A. cerebri media, A. carotis interna, A. cerebri anterior
und A. cerebri posterior

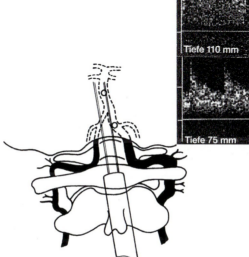

Abb. 7.8. Beschallung der ▸
A. vertebralis (75 mm) und
der A. basilaris (110 mm)
von subokzipital. Hypoplasie
der A. vertebralis links

Die Doppler-Signale werden immer als Frequenzspektrum dargestellt. Somit können Stenosen – bes. der A. cerebri media –, Turbulenzen („gestörte Strömung", s. 7.1), deutlich seitendifferente Strömungsgeschwindigkeiten (bes. A. cerebri media), grob absolute Strömungsgeschwindigkeiten (z. B. unter der meist nicht völlig korrekten Annahme eines Beschallungswinkels von 0 Grad; Umrechnung Frequenzverschiebung in Geschwindigkeit: ΔF [kHz] = V [cm/s]: 39) und vor allem Kollateralwege bei intra- und extrakraniellen Strombahnhindernissen gut erkannt und beurteilt werden.

Es ist oft auch möglich, von einer Seite aus die A. cerebri media, die Aufzweigung der A. carotis interna, den Ramus communicans ant. und die A. cerebri media der Gegenseite „durchgehend" zu beschallen (Abb. 7.9).

An der Squama temporalis wird ein dorsales, mittleres und ventrales Schallfenster unterschieden. Die A. cerebri media wird günstigerweise vom dorsalen Fenster (Tiefe 6–5 cm; systol. Maximalgeschwindigkeit 91 ± 17 cm/s), der Ramus communicans posterior vom ventralen Fenster (Tiefe um 6 cm) beschallt (Abb. 7.7).

Durch einen Hyperventilationsversuch oder genauer durch einen CO_2-Belastungstest (5 od. 7 % CO_2 in der Beatmungsluft) kann die *vasomotorische Reserve* der intrakraniellen Strombahn an Frequenzänderungen im Spektrum der A. cerebri media überprüft werden [4]:

Unter CO_2-Belastung Zunahme der Strömungsgeschwindigkeiten, wobei mindestens 0,3 kHz systolisch und 0,2 kHz diastolisch gefordert werden (orientierend kann auch eine Beutelrückatmung durchgeführt werden oder lange die Luft angehalten werden – cave). Unter Hyperventilation Abnahme der Strömungsgeschwindigkeiten.

Bei Interna-Strombahnhindernissen mit orthogradem Ophthalmica-Fluß ist die vasomotorische Reserve meist nicht, bei retrogradem Fluß oft eingeschränkt. Ein CO_2-Reaktivitätsverlust hat sich bislang nicht als geeigneter Parameter für eine differenzierte Indikationsstellung für einen extra-intrakraniellen Bypass erwiesen.

Eine umfassende transkranielle Doppler-Sonographie ist sehr zeitaufwendig und bedarf spezieller Erfahrung. Für die Belange der Praxis haben sich folgende Untersuchungen als wichtig erwiesen: Beschallung der A. cerebri media bei hochgradigen A.-carotis-interna-Strombahnhindernissen, um deren hämodynamische Auswirkungen und vorhandene Kollateralwege (bes. R. communican anterior) beurteilen zu können; Beschallung der A. basilaris bei der Abklärung einer möglichen vertebrobasilären Insuffizienz (Problem des einseitigen Vertebralisstrombahnhindernisses) (Abb. 7.8); evtl. auch Beschallung der schädelbasisnahen extrakraniellen A. carotis interna (in 5,5 bis 5,7 cm Tiefe vom Kieferwinkel aus), um abgangsferne extrakranielle Stenosen und die hämodynamischen Auswirkungen abgangsnaher Stenosen erkennen zu können.

Nach unseren Erfahrungen ist in rund 25 % der Fälle bei der transtemporalen Beschallung kein oder kein verwertbares Signal der A. cerebri media ableitbar (z. T. abhängig von der Sendeleistung des verwendeten Gerätes; bei transorbitaler Beschallung (Karotis-Siphon) muß die Sendeleistung erheblich reduziert werden).

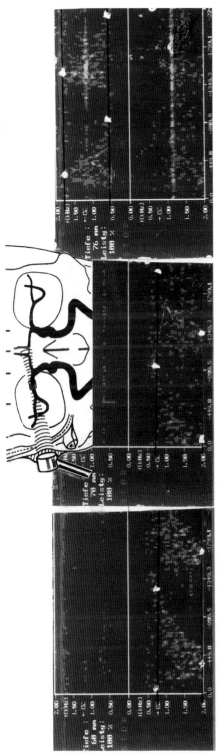

Abb. 7.9. Durchgehende Beschallung der A. cerebri media rechts und links von transtemporal rechts

Spezialindikationen sind: Vasospasmus nach Subarachnoidalblutung, arteriovenöse Mißbildungen, Hirntoddiagnostik (s. 6.1), operative Überwachung bei der Karotischirurgie.

7.4 Quantitative Verfahren

Die Ultraschallverfahren für die angiologische Diagnostik befinden sich weiterhin in rascher Entwicklung. Neben speziellen bildgebenden Verfahren ist es ein wesentliches Anliegen, Stromzeitvolumina und Flußgeschwindigkeiten zuverlässig *quantitativ* in bestimmten Gefäßabschnitten zu erfassen. Diese Entwicklungen betreffen zum Beispiel mehrkanalige gepulste Doppler-Systeme und quantitative Blutflußmeßverfahren [30].

7.4.1 Mehrkanalige gepulste Doppler-Systeme

Ultraschallimpulse werden in regelmäßigem Takt (gepulst) ins Gewebe ausgesendet (vgl. 7.3). Bei Auftreffen des Schalls auf bewegte Blutkörperchen wird ein Teil der Schallenergie frequenzverschoben reflektiert. Zwischen den Impulsaussendungen wird der Ultraschalltransducer auf Empfang geschaltet. Da die Schallausbreitungsgeschwindigkeit im Gewebe nahezu konstant ist, kann aus den unterschiedlichen Rücklaufzeiten auf den Abstand des Schallkopfs vom jeweiligen Ort der Doppler-Frequenzverschiebung geschlossen werden. Dieser Ort wird als „Doppler-Untersuchungsbereich" („sample volume") bezeichnet. Die unterschiedlichen Rücklaufzeiten werden je nach Anzahl der Kanäle als parallele wellenförmige Kurven auf einem Monitor bzw. Schreiber wiedergegeben. Diese zeigen Flußasymmetrien, Turbulenzen und Rückflußanteile an. Bei bekanntem Schallstrahlwinkel zur Gefäßlängsachse kann die durchschnittliche Strömungsgeschwindigkeit errechnet werden und unter der Prämisse eines kreisförmigen Gefäßquerschnitts auch das Stromzeitvolumen (vgl. Abb. 7.10).

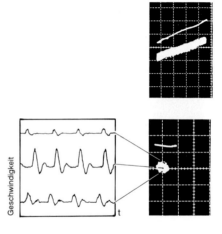

Abb. 7.10. Untersuchung mit dem MAVIS-Gerät.
Oben: Längsschnitt durch die A. femoralis;
unten: Querschnitt durch die A. femoralis mit Doppler-Geschwindigkeitskurven aus bestimmten Gefäßbereichen

Zum Teil sind diese Verfahren durch die Möglichkeiten, die hochwertige Duplexsonographiegeräte bieten, überholt. Es sollen daher diese *quantitativen Blutflußmeßverfahren* nur kurz erwähnt werden [30]:

Dazu gehören Verfahren wie MAVIS („mobile artery and vein imaging system"), VFM („volume flow meter") and QMF-System („quantitative blood flow measurement system"). Sie alle dienen der Quantifizierung von Stromzeitvolumina, wobei in der Regel der Durchmesser des Gefäßquerschnitts und die Flußgeschwindigkeit zur Berechnungsgrundlage gemacht werden (Abb. 7.10).

Die mittels des MAVIS-Systems ermittelbaren Stromzeitvolumina für die A. femoralis betrugen z.B. bei Gesunden 275 ± 75 ml/min in Ruhe und 1050 ± 400 ml/min nach Belastung, bei Patienten mit fortgeschrittener peripherer AVK im Stadium II 160 ± 75 ml/min bzw. 320 ± 150 ml/min (vgl. auch Tabelle 3.10). Das Stromzeitvolumen in der A. carotis communis lag bei rund 300 ± 45 ml/min, in der A. carotis interna bei 200 ± 30 ml/min und in der A. vertebralis bei ca. 140 ± 25 ml/min. Bei starker Kopfwendung nimmt der Fluß in der A. vertebralis um etwa 30% ab, und ab dem 55. bis 60. Lebensjahr nimmt die zerebrale Perfusion insgesamt kontinuierlich ab.

7.4.2 Duplexsonographie

Zusammen mit der Doppler-Sonographie steht die Duplexsonographie heute am Anfang, im Zentrum und zunehmend auch am Ende in der apparativen diagnostischen Strategie bei Gefäßerkrankungen (Abb. 1.1).

7.4.2.1 Allgemeine Einführung

Die Duplexsonographie (DS) ist vom Konzept her die geniale Kombination aus „gezielter" funktioneller Doppler-Analyse der Blutströmung bzw. Hämodynamik und der – im Idealfall simultanen – morphologischen Darstellung des zu untersuchenden Gefäßes im hochauflösenden, schnellen sonographischen B-Bild. Wenn auch das Vehikel in beiden Fällen der Ultraschall ist, werden doch zwei sehr unterschiedliche diagnostische Informationen in einem Untersuchungsgang zusammengeführt (Tabelle 7.3) (ausführliche Darstellung bei [24]).

Während die sonographische Untersuchung der Aorta abdominalis, der V. cava inferior und anderer großer intraabdomineller Gefäße im Rahmen der abdominellen Sonographie seit langem zum Standard gehört [15, 28], wurden erste Versuche zur sonographischen Untersuchung des Karotisstromgebiets 1975 von Anderson und Mitarbeitern [2] und 1979 von Cooperberg und Mitarbeitern mitgeteilt [6].

Die Duplexsonographie geht zurück auf Barber et al. 1974 [3]. Dabei ergänzen sich hochauflösendes B-Bild und Doppler-Analyse in idealer Weise: Die Doppler-Untersuchung ist überlegen im Nachweis höhergradiger Stenosen, wobei das B-Bild oft in die Irre führt. Das hochauflösende B-Bild (5–10 MHz) ist die beste Methode zum Nachweis geringgradiger Stenosen unter 50% und vor allem kleiner

Tabelle 7.3. Technische Angaben zur Duplexsonographie

a) Technische Ausrüstung der Schallköpfe
- Mechanisch
- Elektronisch
- Sektor
- Linear u. a.

b) Technische Ausrüstung des Doppler-Teils
- Gepulst*/cw-Doppler
- Spektrumanalyse
- Energieabgabe
- *Untersuchungsbereich (sample volume)
- Winkelkorrektur

c) Farbduplexsonographie
- Meist Multielement-Sonden
- Farbkodierte Darstellung der *mittleren* Frequenzverschiebung an zahlreichen zweidimensional angeordneten Bildpunkten
  • Blutstromrichtung in Farbe (rot/blau)
  • Blutstromgeschwindigkeit helligkeitskodiert
  • Strömungsinhomogenitäten (Turbulenzen) durch Zusatzfarbe (grün) oder Farbumschlag

Plaques; als ganz entscheidende Ergänzung ergibt sich die Möglichkeit zur Beurteilung der – sonographischen – Plaquemorphologie [kalkhaltig (echoreich), „weich" (echoarm), Einblutungen, Exkavationen („Ulzerationen", „maligne" Plaque), thrombotische Auflagerungen u. a.].

Durch die sonographische Darstellung des zu untersuchenden Gefäßes kann der Einfallswinkel des Doppler-Schallstrahls mit hinlänglicher Genauigkeit bestimmt und damit die Doppler-Frequenzverschiebung in Blutströmungsgeschwindigkeit umgerechnet werden (Abb. 7.11). Da auch der Gefäßdurchmesser vermessen werden kann, können auch Stromzeitvolumina berechnet werden (Tabelle 7.5).

Bei der Berücksichtigung des Einfallswinkels des Doppler-Schallstrahls ergibt sich, daß bei einer Abweichung vom korrekten Beschallungswinkel zwischen 0 und 45 Grad nur eine relativ kleine Fehlerabweichung der Doppler-Frequenzverschiebung (zwischen 0 und 25%) resultiert, während der Winkelfehler im Bereich zwischen 45 und 90 Grad erheblich sein kann (Tabelle 7.4 und Abb. 3.64).

Abb. 7.11 a, b. Schematische Darstellung der Duplexsonographie (mechanische Sektorsonde). **a** Aufbau der Sonde; **b** Darstellungsmöglichkeiten

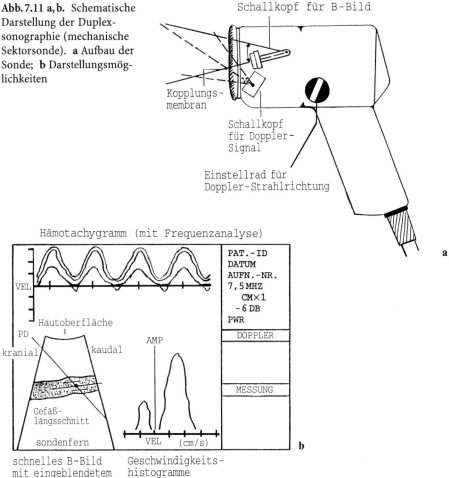

Tabelle 7.4. Winkelfehler bei Doppler-Sonographie	Sondenwinkel zum Gefäß	cos β	Abweichung vom Maximalausschlag [%]
	90°	0,00	100
	80°	0,17	83
	70°	0,34	66
	60°	0,50	50
	50°	0,64	36
	40°	0,77	23
	30°	0,87	13
	20°	0,94	6
	10°	0,98	2
	0°	1,00	0

7.4.2.2 Gerätetechnik

Es gibt zwei Grundtypen von Duplexsonden, wobei bezüglich der B-Bild-Darstellung ein Großteil der von der B-Bild-Sonographie bekannten technischen Entwicklungen zum Einsatz kommt (vom Sektor- über den Linearscanner zur Curved-Array-, Phased-Array- und Annular-Array-Technik) [15, 24] (Tabelle 7.3):

1. Die *frühen Systeme* enthalten im Applikatorkopf meist einen schwingenden oder rotierenden Ultraschallkristall mit sektorförmigem Bildaufbau und einen getrennten, steuerbaren Doppler-Kristall (Abb. 7.11). Ein Großteil der Schwarzweiß-Duplexgeräte arbeitet nach diesem System, das im Einzelbetrieb jeweils eine hohe sonographische Bild- und Doppler-Analysequalität ermöglicht. Dagegen ist bei echtem Duplexsimultanbetrieb meist sowohl das bewegte B-Bild- als auch die Doppler-Analyse nicht optimal.
2. Besonders seit dem zunehmenden Einsatz der *Farbduplexsonographie* (Abb. 7.12) treten Systeme mit vielen Ultraschallkanälen, z. B. in linearer Anordnung, in den Vordergrund. Dabei wird die Doppler-Frequenzverschiebung ggf. über einen variierbaren, größeren Bildausschnitt durch ein aufwendiges Computerprogramm zusätzlich nach Stromrichtung und -geschwindigkeit farb- und helligkeitskodiert (vielkanalige und farbkodierte Duplexsonographie) [11, 15, 24] (Tabelle 7.3 c).

Die gezielte Analyse eines einstellbaren Untersuchungsbereichs („sample volume") im B-Bild wird durch eine sog. Torschaltung (wählbares Zeitintervall zwischen Aussendung des Ultraschallimpulses und Empfangsdauer des Echos) ermöglicht. Das Doppler-Signal wird immer als Frequenzspektrum verarbeitet (FFT: Fast-Fourier-Transformation, s. 7.1) (Tabelle 7.3 b).

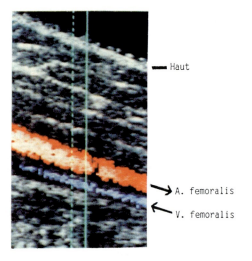

Abb. 7.12. Farbkodierte Duplexsonographie (je heller der Farbton, um so höher die Strömungsgeschwindigkeit)

7.4.2.3 Einsatzmöglichkeiten

Die Duplexsonographie hat sich längst zu einem unverzichtbaren, außerordentlich vielseitigen und informativen Werkzeug in der angiologischen Diagnostik entwickelt, das in einzigartiger Weise morphologische, funktionell-hämodynamische und metrisch-quantitative Informationen risikolos und relativ kostengünstig verbindet [24].

Die modernen farbkodierten Systeme haben diese Diagnostik noch schneller, sicherer und vielfältiger gemacht (Abb. 7.12, 7.14, 7.15). Üblicher- und vorteilhafterweise wird die DS immer *nach* der Ultraschall-Doppler-Untersuchung eingesetzt (Abb. 1.1), um die topographisch und funktionell bereits eingeengte Information der USD-Untersuchung morphologisch und hämodynamisch genau zu präzisieren. Nur dieses *kombinierte Vorgehen* erbringt die optimale diagnostische Ausbeute bei vertretbarem Zeitaufwand. Generell gilt allerdings: Die DS bedarf erheblicher Erfahrung, kann sehr zeitaufwendig sein und ist bei anatomischen Problemsituationen mitunter schwierig zu bewerten.

Tabelle 7.6 bringt die allgemeinen Indikationen zur Duplexsonographie. Tabelle 7.7 gibt spezielle Aspekte u. a. zum Einsatz der DS bei arteriellen und venösen Gefäßerkrankungen oder im Bereich der viszeralen Gefäße wieder. Sehr schnell ist bei guten Untersuchungsbedingungen ein Status der hirnversorgenden Arterien zu erheben (Abb. 7.13), wobei zur Darstellung der A. vertebralis speziell im „transversalen" Segment (V_2-Segment) (Tabelle 3.21, Abb. 3.57) die farbkodierte Duplexsonographie die Methode der Wahl ist (5 MHz-Sonde).

Ganz hochwertig ist die DS in der venösen Reflux-Diagnostik (vgl. Abb. 4.21, 7.14) und zur Untersuchung auf tiefe Bein-Becken- und Arm-Schultergürtelvenenthrombose, wiederum besonders die Farb-DS (s. auch Tabelle 4.5) [24].

Tabelle 7.5. Indikationen[a] zur Duplexsonographie (üblicherweise ergänzender Einsatz nach der konventionellen Doppler-Sonographie)

Nachweis
- Geringgradige Stenosen oder ganz umschriebene stenosierende Plaques, thrombotische Wandauflagerungen oder Wandinfiltrationen („weiche Plaques")
- Exulzerierte Stenosen („maligne Stenosen")
- Verkalkte Plaques („harte Plaques")
- Aneurysmatische Erweiterungen
- Dilatierende Angiopathien
- Hypoplasien
- Anatomische Variationen und Normabweichungen

Weiterführende Untersuchungen
- Bestimmung von Stromzeitvolumina (mittlere Strömungsgeschwindigkeit mal Gefäßquerschnitt)
- Abschätzung des Alters eines Thrombus
- Analysen an kleinsten, oberflächennahen (10 MHz) und an großen intraabdominellen (3,5 MHz) Gefäßen

[a] Diese Indikationen gelten neben den hirnversorgenden Arterien für alle beschallbaren Arterien und Venen.

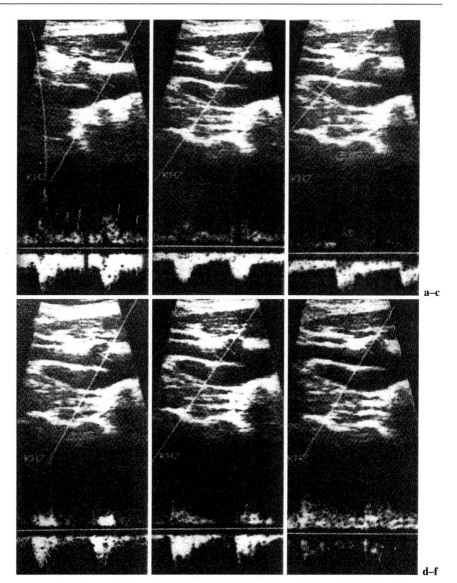

Abb. 7.13 a–f. Duplexsonographische Untersuchung des Karotisstromgebietes: mechanische Sektorsonde mit 7,5 MHz (B-Bild; Doppler 3 MHz); 54 jähriger Patient. **a** Arteria carotis communis: Bifurkationsbereich; **b** Arteria carotis interna: proximal; **c** Arteria carotis interna: weiter distal; **d** Arteria carotis externa: Abgang; **e** Arteria carotis externa: weiter distal; **f** Arteria thyroidea superior

Abb. 7.14. S.B., ♂, 29 J. Varikozele links mit Reflux in der V. spermatica bis in den Plexus pampiniformis beim Valsava-Manöver. *Oben:* farb-duplexsonographische Darstellung (7,5 MHz); *unten:* dopplersonographische Refluxdokumentation (8 MHz)

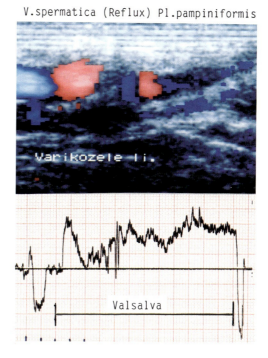

Tabelle 7.6 a–e. Spezielle Aspekte zum Einsatz der Duplexsonographie bei arteriellen und venösen Gefäßerkrankungen

Tabelle 7.6. a Diagnostische Aussagen der Duplexsonographie im arteriellen System	– Verbreiterung der „echoarmen Innenschicht" – Echoreiche Plaques und Stenosen – Unterscheidung langstreckiger Stenosen von hintereinander angeordneten kurzstreckigen Stenosen – Lokalisation des Dopplersignals für Frequenzspektrumanalyse vor, innerhalb und hinter Stenosen (Schweregrad der Stenose) – Aneurysmen und dilatierende Angiopathien – Hypoplastische Gefäße – Doppelt angelegte Gefäße – Quantitative strömungsfunktionelle Untersuchungen *Zusätzliche Aussagen der Farbduplexsonographie* – Echoarme Plaques und Thromben – Echoarme Anteile gemischter Plaques – Exulzerierte Plaques (Emboliegefahr!) – Abgrenzung des durchströmten Aneurysmalumens von echoarmen Thromben – Gefäßverletzungen (AV-Fistel, pulsierendes Hämatom, Dissektion)

Tabelle 7.6 b–e s. S. 198–200

Tabelle 7.6. b Indikationen zur Duplexsonographie bei venösen Gefäßerkrankungen

Primär phlebologische Indikationen
- Thrombosediagnostik und Thrombusaltersbestimmung (auch Nachweis stenosierender und „flottierender" Thromben)
- Nachweis und exakte Lokalisierung insuffizienter Perforansvenen (einschl. Mündungsinsuffizienz der Stammvenen)
- Differenzierung der „proximalen Beinveneninsuffizienz" (Leit-, Stamm-, Muskelveneninsuffizienz, kombinierte Formen) und der Leitveneninsuffizienz (dilatativ oder postthrombotisch)
- Überprüfung therapeutischer Maßnahmen
  • Sklerotherapie (Nachweis von Rekanalisation u.a.)
  • Varizenchirurgie
  • Thrombolyse, Thrombektomie; Thrombusrekanalisation u.a.

Differentialdiagnostische Abklärungen
- Arterienerkrankungen
- Zystische Gefäßwanddegenerationen
- Baker-Zysten mit und ohne Kompression der Leitvene
- Leistenhernien
- Postthrombotisches Syndrom/Lymphödem/Lipödem
- Sonstige Weichteil-, arthrogene und ossäre Erkrankungen

Wissenschaftliche Untersuchungen
- Quantitative strömungsfunktionelle Untersuchungen
  • Medikamentöse Venentonisierung mit Steigerung der Strömungsgeschwindigkeit
  • Venöse Hämodynamik in der Schwangerschaft (uterovaskuläres Syndrom) u.a.
- Morphologische Untersuchungen
  • Verlauf der therapeutischen Verödungsreaktion
  • Thrombusmorphologie
  • Sonographische „Morphologien" bei postthrombotischem Syndrom, Lymphödem, Lipödem
  • Normale und pathologische Venendurchmesser und sonographische „Wandstrukturen" u.a.

Tabelle 7.6. c Vorteile der Duplexsonographie gegenüber der cw-Dopplersonographie in der Phlebologie

- Rasche Identifizierung von durchströmten und thrombosierten Venen
- Fehlende Komprimierbarkeit einer Vene als zusätzliches Thrombosezeichen
- Altersbestimmung von Thrombosen
- Thrombusreste in rekanalisierter Vene
- Differenzierung intraluminaler Abflußhindernisse von komprimierenden Lymphknoten oder ummauernden Tumoren
- Einschenkelthrombose bei mehrfach angelegten Venen
- Zuordnung eines Refluxsignals zur Klappeninsuffizienz
  - der tiefen Venen
  - der Stammvenen (V. saphena magna und parva),
  - ihrer Seitenäste
  - von Muskelvenen oder
  - von Perforansvenen

Zusätzliche Vorteile der Farbduplexsonographie
- Erkennen sehr echoarmer Thromben
- Längenbestimmung des Refluxjets an insuffizienten Klappen

Tabelle 7.6. d Ansatzpunkte zur sonographischen und duplexsonographischen „Altersbestimmung" einer (venösen) Thrombose

Sonographischer Befund	Beurteilung	Klinische Konsequenz
Oft echofrei/-arm, deutlich *vermindert kompressibel*; keine spontanen und induzierten Flußsignale; Vene dilatiert; (Wandverdickung, Ödem)	Üblicherweise frische Thrombose	Wahrscheinlich lysierbar
Meist vermehrt Binnenechos, *nicht kompressibel*; keine Flußsignale; Wandkonturunregelmäßigkeiten, Wandverdickung	In Organisation befindliche Thrombose	Nur in etwa 50% der Fälle lysierbar (ggf. sehr kritische Indikationsstellung)
Zahlreiche, dichte Binnenechos (echofreie/-arme zentrale Bezirke möglich, ohne Flußsignale); Gefäßwand nicht abgrenzbar	Ältere = organisierte Thrombosen	Nicht lysierbar

Tabelle 7.6. e Befunde der Farbduplexsonographie an den viszeralen Gefäßen

Bauchaorta	*Aneurysmen:* Abgrenzung des durchströmten Lumens von Thromben. Einbeziehung der Nierenarterienabgänge
	Dissektion: Blutein- und -austritt ins falsche Lumen
A. mesenterica superior und Truncus coeliacus	Abgangsstenosen als Ursache für Angina abdominalis gut erkennbar; embolische Verschlüsse meist nicht nachweisbar
Pfortader	Thrombosen von Pfortader, Milzvene oder V. mesenterica superior. Verlangsamte oder retrograde Strömung bei Pfortaderhochdruck
Nierengefäße	*Nierenarterienstenosen* mit 90% Sensitivität und Spezifität nachweisbar, wenn Nierenarterien im gesamten Verlauf abgebildet werden können. Falsch negative Befunde bei Mehrgefäßversorgung einer Niere
	Nierenembolie: Segmentaler Perfusionsausfall gut erkennbar
	Nierenvenenthrombose inkl. Tumorthrombus: Farbdoppler ist Nachweismethode der Wahl

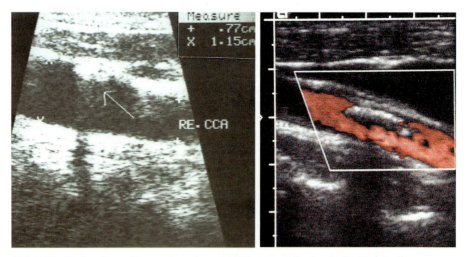

Abb. 7.15. *Rechts:* Darstellung sehr echoarmer Plaqueanteile durch die Farbduplexsonographie. H. K., ♂, 58 J. Plaque in dilatierter A. c. c. rechts (7,5 MHz)

Echolose (thrombotische) Plaqueanteile sind mit der Schwarz-weiß-Duplexsonographie nur schwierig und ungenau nachweisbar; mit der Farb-DS sind sie eine „Blickdiagnose" (Abb. 7.15).

Wenn auch die großen intraabdominellen Gefäße über eine rein zufällige Beschallung der „blinden" cw-Doppler-Sonographie üblicherweise nicht zugänglich sind, seien hier doch zur Information die typischen Doppler-Kurven (Frequenzspektren) wichtiger intraabdomineller Gefäße dargestellt, da sie der farbkodierten DS oft sehr gut zugänglich sind (Abb. 7.16).

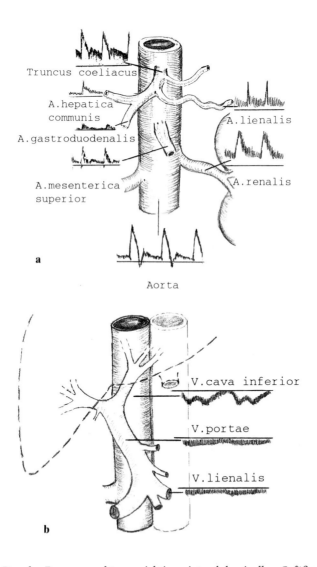

Abb. 7.16 a, b. Doppler-Frequenzspektren wichtiger intraabdomineller Gefäße. (Aus [24]). **a** Arterien (z. T. auch vom eröffneten Abdomen des Miniaturschweins abgeleitet und mit diagnostisch gewonnenen Kurven beim Menschen verglichen); **b** Venen

7.5 Aktuelle Entwicklungen in der angiologischen Ultraschalldiagnostik

Jeder wissenschaftliche Fortschritt führt zu neuen Erkenntnissen und zieht weitere Entwicklungen und Fortschritte nach sich. Trotz der bereits faszinierenden Möglichkeiten einer modernen angiologischen Ultraschalldiagnostik liegen bereits entscheidende technische Weiterentwicklungen vor; wir stehen nicht am Ende dieser Entwicklungen, sondern sind mittendrin. Bei der dargestellten besonderen Stellung der Duplexsonographie nimmt es nicht Wunder, daß die Weiterentwicklungen in der doppler-sonograpischen Diagnostik ganz bevorzugt dieses Verfahren betreffen:

- Mit niederfrequenten Sektorsonden gelingt die farbkodierte Darstellung intrazerebraler Gefäße, mitunter des gesamten Circulus arteriosus Willisii *(transkranielle Farb-Duplexsonographie)*.
- Durch eine Duplexfarbkodierung nicht über die Frequenzhöhe sondern über die Frequenzdichteverteilung („power spectrum"; s. 7.1) gelingt es, auch langsame Strömungsanteile zum Doppler-Bildaufbau heranzuziehen und damit z. B. die *Parenchymperfusion* von intraabdominellen Organen oder Perfusionsmuster von Tumoren darzustellen.
- Die intravenöse Applikation echoanhebender Substanzen (Galaktose-Mikropartikel, Mikroschäume, Mikrohohlkugeln aus Humanalbumin) kann zu schwache Doppler-Signale so verstärken, daß verläßliche diagnostische Aussagen möglich werden. Solche *Ultraschallkontrastmittel* können bei eingeschränkten Untersuchungsbedingungen die Diagnostik z. B. tiefer Venenthrombosen, speziell von Unterschenkelvenenthrombosen, verbessern (Phlebokontrastsonographie). Auch die Perfusion von Tumoren wid farb-duplexsonographisch besser dargestellt.

  Ultraschallkontrastmittel können grundsätzlich sowohl bei der Doppler-Sonographie als auch bei der Farb-Duplexsonographie (und Farbdoppler-Echokardiographie) eingesetzt werden.
- Einen ähnlichen Fortschritt, wie die Farb- gegenüber der Schwarz-weiß-Duplexsonographie gebracht hat, könnte die laufende Entwicklung von Applikatorsystemen und Computerprogrammen ergeben, die eine farbkodierte *dreidimensionale Gefäßdarstellung* in hoher räumlicher Auflösung ermöglichen.
- Zunehmend eingesetzt werden *miniaturisierte Ultraschall-Sonden* mit einem rotierenden Schallkopf an der Spitze mit sehr hohen US-Frequenzen (bis 20 MHz), die intravaskulär eingeführt werden und eine außerordentliche Detailbeurteilbarkeit von Gefäßwandveränderungen und Wandlauflagerungen ermöglichen. Allerdings wird erst die Kombination dieses Verfahrens mit therapeutischen Katheterinterventionen – „unter Sicht" – den eigentlichen Fortschritt erbringen und den Verzicht auf die Nichtinvasivität rechtfertigen.

7.6 Bewertung der modernen Weiterentwicklungen in der angiologischen Ultraschalldiagnostik

Ein wesentliches Anliegen all dieser Verfahren ist, neben der Möglichkeit zur exakt quantitativen Analyse in der Kreislauffunktionsdiagnostik, die Erkennung und Beurteilung auch geringergradiger Stenosen speziell im Karotisstromgebiet zu verbessern. Ein Stenosegrad unter 40% ist mit USD allein nicht ausreichend zuverlässig zu erfassen; andererseits können derartige Stenosen, v. a. wenn sie Exkavationen (ulzerierte Plaques) zeigen, mitunter Ursache transitorischer ischämischer Attacken sein („maligne Stenose"). So steigert die Kombination von USD mit Echtzeit-Echodarstellung („real-time echo scan") die diagnostische Treffsicherheit bei bis zu 40%igen Stenosen auf über 90%, bei 40 bis 70%igen Stenosen auf nahezu 100%. Bei Normalbefund und über 70%igen Stenosen ist die Treffsicherheit der USD-Methode allein bezüglich der hämodynamischen Information nicht mehr nachweisbar zu steigern.

Doch es muß berücksichtigt werden, daß die USD-Methode mit Frequenzanalyse oder die Kombination von USD mit bildgebenden Verfahren und die quantitativen Blutflußmeßverfahren mit USD bei einem erheblichen Mehr an Kosten und Zeit die diagnostische Aussage der USD-Methode für die Routinediagnostik oft nur wenig erweitern; am ehesten ist, wie gesagt, eine diagnostische Bereicherung bei geringergradigen Stenosen bzw. frühen Gefäßveränderungen (Frühdiagnostik) und manchen unsicheren Doppler-Befunden zu erwarten. Diese Verfahren können daher für die angiologische Primärdiagnostik in Praxis und Klinik die USD-Untersuchung, die ja je nach Untersuchung und Befund bereits recht zeitaufwendig sein kann, nicht ersetzen. Sie können aber in spezialisierten ambulanten und klinischen Einrichtungen bei diagnostischen Problemfällen die nichtinvasive angiologische Diagnostik ergänzen und erweitern und außerdem wissenschaftlichen Fragestellungen dienen. Auch muß immer bedacht werden, daß mit der hochauflösenden Duplexsonographie Frühveränderungen sicher erkannt werden können [24], was Maßnahmen der wertvollen *primären Prävention* begründen würde. Welche Bedeutung die beschriebenen aktuellen Geräteentwicklungen, vor allem bezüglich der Duplexsonographie, einnehmen werden, muß abgewartet werden.

Die Überlegenheit der (Duplex-)Sonographie zur Erkennung und Verlaufsbeobachtung von Bauchaortenaneurysmen [15, 24] und u. U. einer dilatierenden Arteriopathie und zum Nachweis von Gefäßwandzysten (zystische Gefäßwanddegeneration [19]) und zur Abgrenzung von Baker-Zysten bleibt davon unberührt.

Eine moderne angiologische Stufendiagnostik in 3 Schritten ist in Abb. 7.17 am Beispiel eines Aneurysmas im Bereich der Karotisbifurkation aufgezeigt. Am Anfang der apparativen Diagnostik *muß* m. E. dabei heute die USD-Untersuchung, ergänzt durch die Duplexsonographie, stehen, während die Angiographie v. a. der Vorbereitung von risikoreichen therapeutischen Eingriffen vorbehalten bleibt, soweit der sonographische Befund dafür nicht ohnehin ausreichend ist.

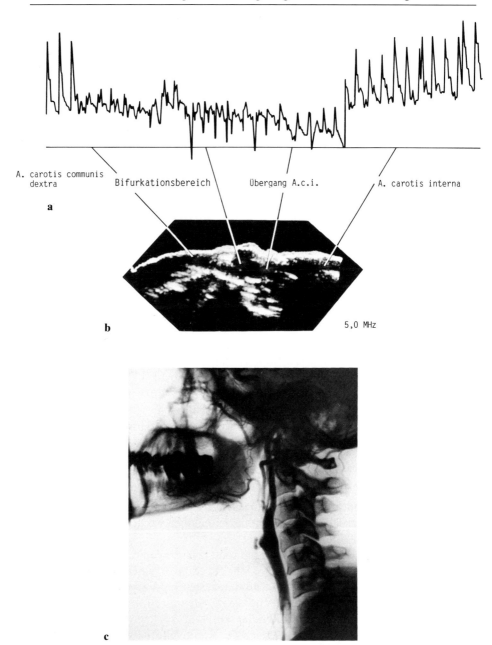

Abb. 7.17 a–c. S. L., ♀, 35 J. Angiologische Stufendiagnostik bei einem Aneurysma im Bereich der Karotisbifurkation rechts. **a** USD; **b** Sonographie (B-Bild); **c** selektive Angiographie präoperativ (Aneurysma teilthrombosiert)

8 Gefährdung durch die Ultraschall-Doppler- und Duplexuntersuchung?

Ultraschallbioeffekte (z. B. Gewebserwärmung, Kavitation) sind u. a. abhängig von der Einwirkungsdauer und der Intensität des Ultraschalls [15].

Im Bereich kleiner Gasblasen an Microporefiltern im plättchenreichen Plasma konnten mit diagnostischem Ultraschall in vitro Thrombozytenaggregate erzeugt werden [25].

Eigene In-vitro-Untersuchungen an Zitratblut von 8 gesunden Versuchspersonen erbrachten nach 10 minütiger Dauerbeschallung mit einer handelsüblichen USD-Sonde (8 MHz) keinerlei Veränderungen von Kalium und LDH im Plasma; das Kalzium im Plasma war nach der Beschallung gering um 7% ($p < 0,05$) angestiegen. Die Plättchenaggregationsneigung (PAT I nach Breddin) stieg bei 4 Untersuchungen an (im Mittel um ca. 1,5 Stufen), während sie bei den übrigen Versuchsansätzen nicht anstieg; der mittlere Anstieg aller Untersuchungen (etwa $^1/_2$ Stufe) war nicht signifikant ($p > 0,05$); außerdem war der Anstieg bei den betroffenen Versuchspersonen nicht zuverlässig reproduzierbar.

Eine Arbeitsgruppe konnte in In-vitro-Ansätzen mit Ultraschallfrequenzen, wie sie bei der abdominellen Sonographie (um 3 MHz) verwendet werden, genetische Schäden erzeugen [16, 17].

All diese Untersuchungen sind aber mit In-vivo-Verhältnissen nicht vergleichbar. Bei der diagnostischen Anwendung von Ultraschall beim Menschen konnten bisher keinerlei Schäden beobachtet werden, auch keine genetischen Schäden.

Bei der cw-USD-Methode ist die Einwirkungsdauer, Intensität und Eindringtiefe des Ultraschalls so gering, daß eine Gefährdung ausgeschlossen werden kann; selbst wenn man berücksichtigt, daß im Gegensatz zum gepulsten Ultraschall eine kontinuierliche Beschallung stattfindet. Man liegt bei der USD- und Duplexuntersuchung immer in der „Zone minimaler Gefährdung" gemäß den Ultraschalldosisgrenzwerten nach Ulrich und Wells (1974), wenn auch bezüglich der Ultraschallintensität bei den verschiedenen im Handel befindlichen Geräten gewisse Unterschiede bestehen. Bei der transkraniellen Dopplersonographie mit 2-MHz-Sonden oder bei der Duplexsonographie zur Darstellung gefäßreicher Tumoren in Augenbulbus und Orbita und von orbitalen Gefäßen [24] müssen relativ hohe Schallenergien eingesetzt werden, die bei der transorbitalen Beschallung entsprechend begrenzt werden müssen, um okuläre Strukturen nicht zu gefährden. Auch bei farb-duplexsonographischen Untersuchungen fetaler Strukturen muß, vor allem wenn es im Bereich knorpliger-knöcherner Gewebe (Schädelkalotte, Epiphysenfugen) zu starker US-Absorption kommt, mit Erwärmungseffekten gerechnet werden, die nicht unbedenklich sind!

Auf jeden Fall sollten Untersuchungen mit hoher US-Sendeleistung rasch durchgeführt werden; bei vulnerablen Gewebestrukturen ist dies zwingend.

9 Schlußbemerkung

Die besonderen Vorteile der USD-Untersuchung liegen in der Vielseitigkeit bei optimaler Kosten-Nutzen-Relation und darin, daß ihre Aussagen ganz von der Physiologie und der Pathophysiologie des Gefäßsystems bestimmt werden. Dadurch wird das Verständnis für die normale und gestörte Hämodynamik wesentlich gefördert.

Es war ein besonderes Anliegen dieser Ausführungen, stufenweise an die Erlernung der USD-Untersuchung in der Angiologie heranzuführen. Schon der Unerfahrene kann erste hochwertige diagnostische Informationen über die periphere arterielle Verschlußkrankheit gewinnen und sich Stufe für Stufe in die Feinheiten der USD-Diagnostik vorarbeiten. Auch sollte dargestellt werden, daß bereits mit den einfachen, billigen nichtdirektionalen USD-Geräten eine aussagekräftige angiologische Diagnostik betrieben werden kann, so daß diese Geräte in keiner internistischen und allgemeinmedizinischen Praxis mehr fehlen, aber v.a. auf jeder Klinikstation Selbstverständlichkeit sein sollten.

Daneben sollten auch die faszinierenden Möglichkeiten einer praxisorientierten Venendiagnostik mit USD jedem Arzt nahegebracht und ans Herz gelegt werden.

Die scheinbare Einfachheit und logische Durchschaubarkeit dieser Methodik darf aber andererseits nie zur kritiklosen Überbewertung führen. Eine fortgeschrittene Diagnostik bedarf ständiger Übung, Kontrolle und einer wachen Selbstkritik. Auch muß man sich immer bewußt sein, daß man es nicht etwa mit einem Druck- oder Volumenpuls sondern mit dem Geschwindigkeitsprofil der Blutströmung zu tun hat, und daß hohe Geschwindigkeit des Blutstroms keineswegs immer ein hohes Stromzeitvolumen bedeutet.

Zweifellos wird die Zukunft noch Verbesserungen und Erweiterungen der Möglichkeiten der USD-Untersuchung erbringen (s. Kap. 7). Auch eine verstärkte funktionelle Betrachtungsweise, wie sie in diesen Ausführungen versucht wurde, wird das diagnostische Repertoire erweitern. Aber bereits heute sind die Möglichkeiten so hochwertig und vielfältig, daß eine möglichst breite Anwendung dieser Methode anzustreben ist. Bei aller Berechtigung *ausreichend hoher* Anforderungen an eine entsprechende Fortbildung dürften die einschlägigen Vorschriften nicht durch Unsachlichkeit und Wirklichkeitsferne dazu führen, den angiologisch interessierten und engagierten Arzt vom Erlernen der USD-Methode abzuschrecken. Entscheidend ist vielmehr, optimale Weiterbildungsmöglichkeiten anzubieten. Am einschlägigen Interesse fehlt es nicht, wie die eigenen Erfahrungen mit der Durchführung von USD-Kursen seit 2 Jahrzehnten lehren; dabei zeigte sich, daß die vorwiegenden Interessenten Internisten und Allgemeinmediziner waren, und daß das vorwiegende Interesse erfreulicherweise die Anwendung der USD-Methode für die *gesamte* angiologische Diagnostik betraf.

Bezüglich der aktuellen Entwicklungen in der angiologischen Ultraschalldiagnostik sei eine kleine Warnung erlaubt. Bei aller Faszination des Fortschritts darf es nicht dazu kommen, daß aus *Langeweile an der Nichtinvasivität* der Ultraschalldiagnostik ihr größter Vorteil, nämlich die Nichtinvasivität, zunehmend aufgegeben wird (Ultraschallkontrastmittel; endovasale US-Sonden).

Auch von einer Verlagerung der apparativen Qualitätssicherung auf den ärztlichen Ausbilder muß dringend abgeraten werden.

Die Brille

Christian Morgenstern
(Palmström Palma Kunkel)

Korf liest gerne schnell und viel;
darum widert ihn das Spiel
all des zwölfmal unerbetnen
Ausgewalzten, Breitgetretnen.

Meistens ist in sechs bis acht
Wörtern völlig abgemacht,
und in ebensoviel Sätzen
läßt sich Bandwurmweisheit schwätzen.

Es erfindet drum sein Geist
etwas, was ihn dem entreißt:
Brillen, deren Energieen
ihm den Text – zusammenziehen!

Beispielsweise dies Gedicht
läse, so bebrillt, man – nicht!
Dreiunddreißig seinesgleichen
gäben erst – Ein – – Fragezeichen!!

In der Hoffnung, daß von diesem Buch mehr übrigbleibt als ein Fragezeichen.
M. Marshall

10 Anhang

Im folgenden finden sich:

- Schematisierte Darstellungen einiger topographischer Regionen, die für die USD-Untersuchung besonders wichtig sind (Abb. 10.1).
- Dokumentationsbogen für den klinischen Untersuchungsbefund (spezielle Anamnese bei Beinbeschwerden, klinische Untersuchung) (s. S. 210).
- Dokumentationsbogen für den angiologischen apparativen Untersuchungsbefund (s. S. 211–213).
- Terminologie der Ultraschallgefäßdiagnostik (s. S. 214 ff., Tabelle 10.1–10.6).
- Richtlinien zur Durchführung Doppler- und duplexsonographischer Untersuchungen peripherer Arterien und Venen, extrakranieller hirnversorgender Halsarterien und intrakranieller Arterien (s. S. 223 ff.).

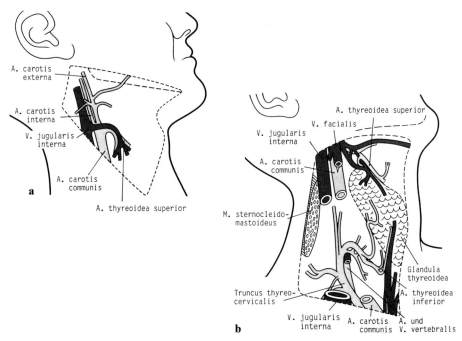

Abb. 10.1 a–f. Für die USD-Untersuchung wichtige topographische Regionen. **a** Trigonum submandibulare; **b** Regio sternocleidomastoidea. **c–f** s. S. 209

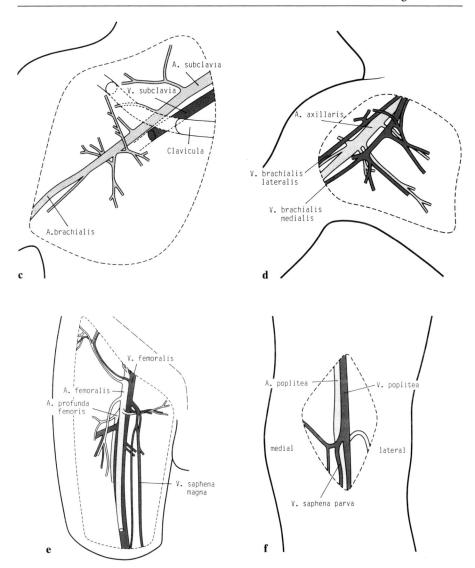

Abb. 10.1. c Klavikulabereich; d Achselhöhle; e Leistenregion; f Kniekehle

Fragebogen bei Beinbeschwerden

Zutreffendes eintragen: ja = + nein = ø ggf. mit Seitenangabe	ja	nein	Diagnostischer Hinweis
Kältegefühl			periphere arterielle Verschlußkrankheiten
Blässe			
Krampfartige Schmerzen beim Gehen nach bestimmter Strecke, die beim Stehenbleiben rasch aufhören (Sek. bis wenige Min.):			
in Wade Oberschenkel Gesäß plötzl. aufgetreten allmählich entstanden			
Ruheschmerzen, bes. im Liegen mit Besserung beim Aufstehen			
Schmerzhafte Geschwüre			
Besteht Zuckerkrankheit			
Zunahme der Beschwerden beim Stehen u. Besserg. beim Liegen und Gehen			periphere Venenerkrankungen
Krampfartige Wadenschmerzen in Ruhe			
Streifenförmige Entzündung (m. Rötung u. Schmerz)			Phlebitis
Bläuliche Verfärbung eines Beins mit Schwellungs-, Berstungsgefühl			Venenthrombose
Schmerz im Fuß beim Auftreten			
Schmerz im Bein beim Husten			
Plötzliches Hervortreten von Venen			
Schmerzloses Geschwür			
Schweregefühl			Lymphödem
Schmerzlose Beinschwellung vom Fußrücken ausgehend			
Schmerz in Gelenken zu Beginn und nach längerer Belastung			arthrogen
(Morgen-) Steifigkeit			
Gelenkschmerz mit Schwellung und evtl. Rötung			
Belastungsabhängiger, anhaltender Schmerz im Vorfuß			
Streifenförmig ausstrahlender Schmerz von oben nach unten			vertebragen
mit Gefühlsstörungen mit Schwäche			
Streifenförmig ausbreitender Schmerz beim Gehen, der danach langsam abklingt (nach vielen Min.)			
Wechselnde Schmerzen in der Tiefe des Beins			neurologisch
Schmerzen in umschriebenen Bezirken			
mit Gefühlsstörungen mit Bewegungsschwäche			
Schmerzen und/oder Gefühlsstörungen socken- oder strumpfförmig angeordnet			
Schmerzen und/oder Schwäche in der Muskulatur, nicht oder wenig von Belastung abhängig			myogen
Krämpfe in Ruhe, z. B. nachts			
Sonstige Beschwerden, z. B. unangenehmes Wärmegefühl, Unruhe, Krämpfe			unterschiedliche Ursachen

Angiologische Untersuchung

Für Befundmarkierungen:

Betrifft:

Fragestellung:

RR   re ___ / ___   li ___ / ___

Arteriell:	Puls:		Geräusch:		Venös:	Oberschenkel		Unterschenkel		Fuß	
	re	li	re	li		re	li	re	li	re	li
A. carotis:					Stamm-Varikosis						
A. temp. superfic.:					Ast-Varikosis						
A. subclavia:											
A. brachialis:					retikul. Varikosis						
A. radialis:											
A. ulnaris:					Besenreiser						
Aorta abdom.					Pinselfiguren						
A. iliaca:											
A. femoralis:					Perforansinsuffizienz (Verd. auf)						
A. poplitea:											
A. tib. post.:					Beinödem						
A. dors. ped.:					Kollateralvarizen						

Herz:		Siderose
		Sklerose
		Ulcus
		Thrombophlebitis

Funktionstests

Ratschow-Probe:		Trendelenburg-Test:
Abblassen (in Sek.)	reaktive Rötung (in Sek.)	Perthes-Test:
Fußvenenfüllung (in Sek.)	Nachröte (in Sek.)	

Bemerkungen:

Differentialdiagnose des arteriellen und venösen Verschlusses

	arteriell	venös
Beginn	meist plötzlich	verzögert
Farbe	blaß	leicht zyanotisch („Blaustich")
Hauttemperatur	kühl	etwas überwärmt
oberfl. Venen	kollabiert	prall gefüllt („Pratsche Warnvenen")
Umfang	normal	vergrößert
Puls	fehlend	normal tastbar (außer bei starkem Ödem)
Ratschow-Probe	positiv (Zunahme bei Belastung)	negativ (cave intensive Manipulationen am Bein)

Anhang

Prof. Dr. med. habil.
Markward Marshall und **Dr. med. Franz Xaver Breu**
Internist · Arbeitsmedizin   Facharzt für Allgemeinmedizin
Angiologie · Phlebologie   Phlebologie

Spengerweg 8 · 83684 Tegernsee · Tel. 08022/1218 · Fax 1575   Datum _____

An _____

Betrifft _____   Alter: _____

Beruf: _____

Allgemeine Untersuchung:

RR re.:   li.:   Puls/min.:
Länge: cm   Gewicht: kg
Alkohol: Rauchen: Zigaretten/Zigarren/Pfeifen/d
Allergien:
Medikamente: Blutfette
Operationen: Blutglukose
Schwangerschaften:
Chron. Krankheiten:

Weitere Anamnese: Thrombose:
                                           Phlebitis:
                                           Ödem:

Angiologische Untersuchung: re./li.

                    Palpation   Auskultation
A. carotis:
A. temp. superfic.:
A. subclavia:
A. brachial.:   A. radialis: A. ulnaris:
Aorta abdom.:
A. femoralis:
A. poplitea: Stemmer-Z.:
A. tib. post.:   A. dors. ped.   CVI:
Herz:
Lunge:
Abdomen:

Ultraschall-Doppler-Untersuchung:

Periphere Arterien: Druck i. A. cubiti i. Liegen (USD):   re./li.
                                                  Quot.:   Grad.:

Periphere Druckmessung: A. tib. post.:   re./li.
    (A. fibularis)   A. tib. aut.:   re./li.
Periphere Hämotachygramme qualitativ:

Hirnversorgende Arterien:

Indirekt-orbital: Kompression:
    A. supratrochlearis
    A. supraorbitalis:
Direkte Beschallung:
A. carot. comm.:
A. carot. int.:
A. carot. ext.:
A. vertebralis:
A. subclavia:

Venös: Atemabhängigkeit   Valsalva-Tourniquet   A-Geräusche   S-Geräusche

-Leistenbeuge
-Kniekehle
-Vv. tib. post.
-V. saphena magna
-V. subclavia/axill.
-Ergänzende Untersuchungen:

Farb-Duplex-Sonographie: Hirnversorgende Arterien:
Prox. Beinarterien:

V. femoral. superf.: Reflux   re._____   li._____

V. femoral. comm.: Ø b. Vals.   re._____   li._____ cm

Magna-Krosse: Ø   re._____   li._____ cm   %

Anhang

Transkranielle Doppler-Sonographie:

Δ F systol. max. (kHz)
Δ F enddiast. max.

Lichtreflexionsrheographie:

Wiederauffüllzeit re.:   s; li.:   s (Norm>25s)
Bemerkung:

Elektronische Pulsoszillographie:

Reaktive Hyperämie (mit VVP):

Volumetrie:

rechts vor Belastung: ml; links vor Belastung: ml
rechts nach Belastung: ml; links nach Belastung: ml
Bemerkung:

Venenverschlußplethysmographie:

rechts: venöser Abstrom (VO)   %/min   links:

                    venöse Kapazität (VC)   %

Bemerkung:
normal   ( )   ( )
pathologisch   ( )   ( )

Laufbandergometrie:

Bei _____ km/h und 10% Steigung
schmerzfreie Gehdauer _____ s, entspricht _____ m Gehstrecke re./li.
maximale Gehdauer _____ s, entspricht _____ m Gehstrecke.

EKG:

Schellong Test:

RR re.:   RR li.:   sitzend
RR re./li.:   stehend
nach 1 min.:   stehend
nach 3 min.:   stehend
nach 6 min.:   stehend

Wichtige Laborwerte:

Sonstige Untersuchungen:

Beurteilung, Diagnose und Therapievorschläge: siehe Arztbericht.

Terminologie der Ultraschallgefäßdiagnostik
(Aus Widder et al. [33])

Terminologische Vereinbarungen werden in der Medizin nicht selten als überflüssiger Formalismus betrachtet, dessen Beachtung viel Zeit kostet, an der Korrektheit oder Fehlerhaftigkeit eines Befundes oder eine Diagnose jedoch nichts ändert. Mag dieses Urteil auch für manche Bereiche zutreffen, so gilt es sicherlich nicht für die Ultraschalldiagnostik. Hauptursache dafür ist, daß es sich bei der Sonographie im Gegensatz zu Verfahren wie der Computer- oder Kernspintomographie um eine Methode handelt, die nur sehr beschränkt einer Nachbeurteilung anhand der Bild- oder Kurvendokumentation zugänglich ist. Diagnostische Aussagen beruhen daher überwiegend auf dem schriftlich niedergelegten Befund, der zwangsläufig auch die Basis für Verlaufsbeobachtungen darstellt. Diese Tatsache betrifft in besonderem Maße die Ultraschallgefäßdiagnostik, die neben der Beobachtung am Bildschirm die Erfassung akustischer, ebenfalls nur unzureichend dokumentierbarer Phänomene erfodert.

Nachdem für die Doppler- und Duplexsonographie der hirnversorgenden und der peripheren Arterien und Venen bislang keine allgemein anerkannte, einheitliche Terminologie existiert, hat sich der Arbeitskreis Gefäßdiagnostik der Deutschen Gesellschaft für Ultraschall in der Medizin (DEGUM) im Rahmen einer wissenschaftlichen Sitzung anläßlich des Dreiländertreffens der Ultraschallgesellschaften 1988 in Lugano und auf einer Klausurtagung im Sommer 1989 in Buchenbach bei Freiburg mit dieser Problematik beschäftigt. Die vorliegende Zusammenfassung gibt die wichtigsten Ergebnisse wieder, die von den Referenten der beiden Treffen überarbeitet und in Tabellenform gebracht wurde. Um den Umfang nicht zu groß werden zu lassen, beschränkt sich die Zusammenstellung auf relevante Begriffe, die in Befundbeurteilungen Anwendung finden. Zu jedem Begriff findet sich eine kurze Erläuterung seiner Bedeutung. Soweit erforderlich, wird auch auf Indikationen verwiesen und werden Hinweise zur praktischen Befundbeurteilung gegeben. Außerdem werden Synonyme für die angegebenen Termini erwähnt und nicht empfehlenswerte Begriffe genannt. Angloamerikanische Begriffe, die auch im deutschen Sprachraum Anwendung finden, sind zusätzlich in Klammern eingefügt.

Anhang   215

Tabelle 10.1. Allgemeine Begriffe der Doppler-Sonographie

Begriff	Bedeutung	Synonyme	Nicht empfehlenswert
Doppler-Signal	Akustisch hörbar gemachtes Doppler-Frequenz-Spektrum bei Verwendung von Ultraschallgeräten, die nach dem Dopplerprinzip arbeiten		Doppler-Geräusch
Doppler-Strömungskurve	Amplituden-Zeit-Kurve des Doppler-Frequenz-Spektrums, z. B. mit dem Nulldurchgangszähler („zero crosser") erzeugt	Analogpulskurve Strömungspulskurve Strömungsgeschwindigkeitskurve	Flußkurve
Doppler-Frequenz-Zeit-Spektrum	Darstellung des Doppler-Frequenz-Spektrums über der Zeit	Doppler-Strömungs-Spektrum (spectral waveform)	
Doppler-Frequenzdichte-Spektrum	Darstellung der Häufigkeitsdichteverteilung des Doppler-Frequenz-Spektrums in einem definierten Zeitintervall im Herzzyklus	(Power spectrum)	
Frequenzdichte - hoch - niedrig	Relative Häufigkeit auftretender Frequenzen im Frequenz-Zeit- oder Frequenzdichte-Spektrum	Intensitätsreiche/-arme Frequenzanteile	
Strömungsstörung	Abweichung der über den Gefäßquerschnitt verteilten Strömungsgeschwindigkeitsanteile („Strömungsfäden") vom physiologischen, an Arterien rotationssymmetrischen („laminaren") Profil	Strömungsverwirbelung	Rauhigkeit
Turbulenzen	Strömungsstörung bei Überschreiten der Reynolds-Zahl z. B. aufgrund hochgradiger Stenosen		
Ablösungsphänomene	Strömungsstörung durch Ablenkung der Strömungsfäden z. B. bei Gefäßerweiterungen, -abzweigungen und -biegungen		Turbulenzen

Tabelle 10.1 (Fortsetzung)

Begriff	Bedeutung	Synonyme	Nicht empfehlenswert
Strömungsrichtung – orthograd/antegrad – retrograd	Ortho-/antegrad: physiologische Strömungsrichtung im betreffenden Gefäßabschnitt retrograd: gegenläufige, pathologische Strömung	Vorwärts-/Rückwärtsfluß	
Amplitude der Strömungskurve – Amplitudenminderung – Amplitudenerhöhung	Höhe der Doppler-Strömungskurve (Analogpulskurve)		Flußminderung Flußerhöhung Strömungsminderung/-erhöhung
Pulsatilität – hoch – niedrig	Systolisch-enddiastolisches Verhältnis der Doppler-Strömungskurve bzw. des Frequenz-Zeit-Spektrums	Enddiastolischer Strömungsanteil, relative diastolische Amplitude	Pulskurvenmodulation Strömungsprofil
Pulsatilitätsindex (PI) nach Gosling	$=\dfrac{\text{max. syst. Amplitude} - \text{min. diast. Amplitude}}{\text{über Herzaktion gemittelte Amplitude}}$ Parameter zur Beurteilung des Schweregrades peripherer Gefäßobstruktionen	Gosling-Index	
Resistenzindex (RI) nach Pourcelot	$=\dfrac{\text{max. syst. Amplitude} - \text{min. diast. Amplitude}}{\text{maximale systolische Amplitude}}$ Parameter zur Beurteilung des peripheren Widerstandes in Arterien	Pourcelot-Index	
Systolische Spitzenumkehr	Zur Nullinie hin gerichtete Spitzen in der Doppler-Strömungskurve während der Systole, bedingt durch das Auftreten intensitätsreicher niederfrequenter Anteile	Systolische Senke	Rauhigkeit
Systolisches Fenster	Physiologisches Überwiegen höherfrequenter Anteile während der Systole im Doppler-Frequenz-Spektrum	(Systolic window)	

Tabelle 10.1 (Fortsetzung)

Begriff	Bedeutung	Synonyme	Nicht empfehlenswert
Spektrumverbreiterung	Verbreiterung des Doppler-Frequenzdichte-Spektrums über den physiologischerweise vorhandenen Frequenzbereich hinaus, bedingt durch das Auftreten intensitätsreicherer niederfrequenter Anteile bei Strömungsstörungen	(Spectral broadening)	
Verlangsamter systolischer Anstieg	Verzögerter systolischer Anstieg der Doppler-Strömungskurve hinter einem hochgradigen Strombahnhindernis		Flaues Signal
Frühdiastolische Rückströmung	Herzwärts gerichtete frühdiastolische Strömungskomponente in peripheren Arterien, bedingt durch Reflexionsphänomene bei hohem peripherem Gefäßwiderstand		Frühdiastolischer Dip Frühdiastolischer Rückfluß Postsystolischer Rückfluß
Meßvolumen - Vergrößerung - Verschiebung	Entlang der Schallachse verschiebliches Zeitfenster zur selektiven Erfassung von Doppler-Frequenz-Verschiebungen in definierbaren Tiefen bei Verwendung eines gepulsten Doppler-Gerätes		

Tabelle 10.2. Doppler-Sonographie der hirnversorgenden Arterien

Begriff	Bedeutung	Synonyme	Nicht empfehlenswert
Hämodynamische Relevanz einer Stenose	Beeinträchtigung des Strömungsvolumens in einem stenosierten Gefäß, nicht zu verwechseln mit der Bedeutung einer Stenose für die Hirndurchblutung, welche durch die Kollateralversorgung mitbestimmt ist		
Steal-Effekt – inkomplett/komplett – in Ruhe/u. Belastung	Umverteilung von Blut in einem komplexen Gefäßabschnitt durch eine vorgeschaltete Obstruktion, z. B. eine Subklavia-Stenose	Steal-Phänomen	Steal-Syndrom Passager/permanent
Systolische Entschleunigung	Kurzzeitig reduzierte Strömungsgeschwindigkeit während der Systole bei inkomplettem Steal-Effekt (nicht zu verwechseln mit der systolischen Spitzenumkehr)	Systolische Dezeleration	
Pendelfluß	Während des Herzzyklus unphysiologisch wechselnde ortho-retrograde Strömungsrichtung, z. B. beim Subclavian-Steal-Effekt		
Schallfenster – temporal (vorn/hinten) – orbital – nuchal (rechts/Mitte/links)	Zugangswege zur doppler-sonographischen Beschallung der Hirnbasisarterien		
Transtemporale Signalintensität – gut – mäßig – unzureichend – fehlend	Formale Beurteilung der Signalqualität bei Untersuchung der Hirnbasisarterien Gut: Strömungsspektrum mit ausreichend dargestellter Hüllkurve Mäßig: Strömungsspektrum ohne ausreichend dargestellte Hüllkurve Unzureichend: nur akustisch beurteilbares Doppler-Signal Fehlend: fehlendes Doppler-Signal		

Tabelle 10.3. Doppler-Sonographie der peripheren Arterien

Begriff	Bedeutung	Synonyme	Nicht empfehlenswert
Systolischer Knöchel-arteriendruck	In Knöchelhöhe mittels Blutdruckmanschette und Detektion von Doppler-Signalen der A. tibialis posterior und/oder A. dorsalis pedis gemessener systolischer Blutdruck (im Falle einer vorgestellten Gefäßobstruktion postokklusiver Druck)	Doppler-Druckmessung der A. tibialis posterior	Knöcheldruck
Doppler-Druckdifferenz	Vergleich der mittels Blutdruckmanschette und Detektion von Doppler-Signalen an zwei Meßpunkten ermittelten systol. Druckwerte (physiol.: Druck distal an unterer Extremität höher als proximal an oberen Extremitäten; pathol.: Druckdifferenz über einer Gefäßobstruktion)	Doppler-Druckgradient	
Doppler-Druckquotient	$= \dfrac{\text{systolischer Druck distal (Bein)}}{\text{systolischer Druck proximal (Arm)}}$ Informiert über hämodynamische Kompensation von Gefäßobstruktionen. Von systemischen und peripheren Druckwerten unabhängiger Index, zur Diskriminierung gesunder und kranker Kollektive geeignet („Grenzwert 1")	(Pressure ratio)	Knöcheldruckquotient
Doppler-Druckmessung nach Belastung	Messung des arbeits- bzw. hyperämiebedingten Blutdruckabfalls in der unteren Extremität. Geeignet zur Diskriminierung bei grenzwertigen Ruhedruckwerten (physiol.: 90% des Ausgangsdrucks nach 1 min erreicht; pathol.: nach 1 min weniger als 90% erreicht)	Doppler-Belastungsdruckmessung	Knöcheldruckmessung nach Belastung
Etagenweise Doppler-Druckmessung	Bestimmung von Doppler-Druckdifferenzen über mehrere Meßbereiche (proximaler, distaler Abschnitt des Oberschenkels; proximaler, distaler Abschnitt des Unterschenkels)	Doppler-Segmentdruck-Messung	Stufendruckmessung
Direktionale Doppler-Sonographie peripherer Arterien	Qualitative Beurteilung der Doppler-Strömungskurve bzw. des Doppler-Strömungsspektrums (physiol.: triphasische Kurve; pathol., postokklusiv monophasische Kurve)		
Doppler-Hohlhandbogen-Test	Überprüfung der Durchgängigkeit des arteriellen Hohlhandbogens mittels Doppler-Sonographie der A. radialis/A. ulnaris (physiol.: Strömungsumkehr während proximaler Kompression der A. radialis aufgrund retrograden Zustroms über die A. ulnaris)		Doppler-Hohlhandtest

Tabelle 10.4. Doppler-Sonographie der Venen

Begriff	Bedeutung	Synonyme	Nicht empfehlenswert
Spontanes venöses Doppler-Strömungssignal (Strömungskurve)	Strömungssignal(-kurve) von Venen, das (die) unter Standardbedingungen (Lagerung, Sondenhaltung) abgeleitet wird	(Spontaneous sounds) (S-sounds)	Normale Strömungssignale
Provoziertes venöses Doppler-Strömungssignal (Strömungskurve)	Strömungssignal(-kurve) von Venen bei standardisierten Provokationsmanövern (s. u.)	Induziertes venöses Strömungssignal (augmented sounds, A-sounds)	
Atmungsabhängiges venöses Doppler-Strömungssignal (Strömungskurve)	Strömungssignal(-kurve) von Venen, das (die) in Abhängigkeit von normaler und/oder vertiefter Bauchatmung abgeleitet wird		Atemabhängiges Strömungssignal
Doppler-Strömungskurve bei vertiefter Bauchatmung	Änderungen des Verlaufs der Doppler-Strömungskurve infolge verstärkter intraabdomineller Druckschwankungen bei vertiefter Atmung		Strömungskurve bei forcierter Atmung verstärkter Atmung
Doppler-Strömungskurve bei Valsalva-Preßmanöver	Änderungen des Verlaufs der Doppler-Strömungskurve bei anhaltender Betätigung der Bauchpresse infolge gegen die Klappenrichtung verlaufender Strömung	Strömungskurve bei Valsalva-Preßversuch	Valsalva-Manöver Preßmanöver Valsalva-Reflux
Doppler-Strömungskurve bei manueller Unterbauchkompression	Änderungen des Verlaufs der Doppler-Strömungskurve bei Kompression des Unterbauchs mit der flachen Hand infolge gegen die Klappenrichtung verlaufender Strömung	Strömungskurve bei Bauchkompression	
Proximaler/distaler Kompressions-Dekompressionstest	Provozierte venöse Strömungssignale, die bei bzw. nach proximal/distal der Doppler-Sonde ausgeübter Kompression der Weichteile auftreten	Doppler-KD-Test	

Tabelle 10.5. Allgemeine Begriffe der vaskulären Schnittbildsonographie

Begriff	Bedeutung	Snyonyme	Nicht empfehlenswert
Gefäßpulsationen – radial – axial – lateral	Radial: physiologische Radialpulsation in Arterien Axial: axiale Pulsation bei Aufprall der Pulswelle auf eine in der Strömungsachse liegende Struktur (z.B. bei hochgradiger Stenose oder bedingt durch abknickenden Gefäßverlauf) Lateral: Seitwärtspulsation des gesamten Gefäßes bei Gefäßbiegungen	Längs-/Querpulsation	
Grenzzonenreflex	Im Normalfall schmale, echoreiche Struktur, die Gefäßwanddarstellung zum Lumen hin begrenzend	Innere Gefäßwandreflexion	Gefäßintima
Echodichte einer Struktur oder eines Bereichs – echoreich – echoarm	Beschreibung der mittleren Reflexionsdichte einer Struktur (z.B. Plaque) oder eines Bereichs (z.B. Gefäßlumen) im Vergleich zu typischen Referenzstrukturen (z.B. strömendes Blut, echoarm)	Vermehrt/vermindert Echogen	Kalzifiziert
Echoverteilungsmuster einer Struktur oder eines Bereichs – homogen – inhomogen (heterogen) – nicht beurteilbar	Beschreibung des Verteilungsmusters der Reflexionen in einer umschriebenen Struktur (z.B. Plaque) oder in einem Bereich (z.B. Gefäßlumen)		Fibrös Bröckelig

Oberfläche einer Plaque
1. – glatt
   – unregelmäßig begrenzt
2. – durchgehend
   – unterbrochen
3. Nischenbildung
4. nicht beurteilbar
	Beschreibung der zum offenen Gefäßlumen gerichteten Oberfläche einer Plaque		Ulzeration

Tabelle 10.6. Schnittbildsonographie der hirnversorgenden Arterien

Begriff	Bedeutung	Synonyme	Nicht empfehlenswert
Beschallungsrichtung von – anterior – lateral – posterior	Standardeinstellungen von Längsschnitten durch die Karotisgabel (zusätzlich sind Querschnitte von diagnostischer Bedeutung)	– frontal – lateral – dorsal	
Bildqualität – gut – mäßig – schlecht – nicht beurteilbar	Formale Beurteilung der Bildqualität von Karotisschnittbildern gut: Gefäßlumen ohne störende Artefakte von umliegenden Gewebestrukturen abgrenzbar, A. carotis interna auf mehr als 2 cm Länge verfolgbar, im pathologischen Fall Gefäß proximal und distal einer Stenose auf mindestens 0,5–1 cm Länge eindeutig abgrenzbar mäßig: Gefäßlumen hinreichend abgrenzbar, A. carotis interna auf 2 cm Länge verfolgbar, im pathologischen Fall Gefäß proximal und distal einer Stenose (gerade) noch erkennbar schlecht: Gefäßlumen schlecht abgrenzbar *oder* A. carotis interna nicht über 2 cm verfolgbar *oder* Gefäß, insbesondere distal einer Stenose, nicht abgrenzbar		

Richtlinien[1] zur Durchführung Doppler- und
duplexsonographischer Untersuchungen peripherer Arterien und Venen,
extrakranieller hirnversorgender Halsarterien und intrakranieller Arterien

1. Duplexsonographische Untersuchungen an den extremitätenversorgenden Arterien sowie der Bauchaorta und ihrer Äste

Allgemeines

1. Die vorliegenden Richtlinien beziehen sich nur auf den Untersuchungsgang, die Apparaterichtlinien sind an anderer Stelle definiert (von der Kassenärztlichen Vereinigung anzuordnen).
2. Die duplexsonographische Untersuchung setzt eine klinisch-angiologische Untersuchung sowie eine Doppler-sonographische Druckmessung oder vergleichbare Untersuchung der Extremitätenarterien voraus.
3. Die farbkodierte Duplexsonographie ist eine Modifikation der herkömmlichen Duplexsonographie mit grundsätzlich gleichem Untersuchungsgang.

Einfacher Standard, ausreichend im Sinne einer Qualitätssicherung	*Empfehlung, mögliche oder je nach Sachlage sinnvolle Erweiterung der Untersuchung und Dokumentation*
a) Äußere Untersuchungsbedingungen Die Untersuchung erfolgt am flachliegenden Patienten nach angemessener Ruheperiode. Nieren- und Beckenarterien werden beim nüchternen Patienten in Rücken- und ggfs. Seitenlage geschallt.	*a) Äußere Untersuchungsbedingungen* Die Untersuchung der Arterien der oberen Extremität kann auch in halbsitzender Stellung erfolgen.
b) Reihenfolge der Untersuchung Ableitung der einzelnen Untersuchungsstellen seitenvergleichend in einer festen laboreigenen Reihenfolge.	*b) Reihenfolge der Untersuchung* Es empfiehlt sich, eine feste Reihenfolge von zentral nach peripher einzuhalten, beginnend mit der Aorta.

---

[1] Die nachfolgenden Richtlinien sind im Arbeitskreis *Gefäßdiagnostik der DEGUM* im Herbst 1990 auf Veranlassung der Kassenärztlichen Bundesvereinigung erarbeitet worden.

Einfacher Standard, ausreichend im Sinne einer Qualitätssicherung	*Empfehlung, mögliche oder je nach Sachlage sinnvolle Erweiterung der Untersuchung und Dokumentation*
c) Gerätespezifische Dokumentation Für die Schnittbilder und Doppler-Strömungsspektren muß die Möglichkeit der Bilddokumentation auf Papier, Folie oder Film bestehen. Eine Speicherung auf anderen, z. B. elektronischen Datenträgern, ist zulässig. Die Bilddokumentation muß mit einer Patientenkennung, dem Untersuchungsdatum sowie der Benennung der dargestellten bzw. abgeleiteten Gefäße mit der Schnittbildebene versehen werden. Ferner muß die Bilddokumentation technische Kenngrößen wie die Schallkopffrequenz, die Doppler-Sendefrequenz, die Pulsrepetionsrate, die Filtereinstellung, die Größe des Meßvolumens und die Strömungsrichtung enthalten.	*c) Gerätespezifische Dokumentation* Die Dokumentation mittels Videorecorder ist vorteilhaft, da sie neben dem Ablauf der Untersuchung das B-Bild, das Doppler-Spektrum und das akustische Signal wiederzugeben vermag.
d) Befunddokumentation Die Befundung kann beschreibend oder graphisch anhand eines Gefäßschemas erfolgen. Gefäßwandveränderungen sind nach Lage, Ausdehnung, Struktur und Oberfläche zu charakterisieren. Zusätzlich sind Normabweichungen der Gefäßweite, des -verlaufs und der Pulsation zu beschreiben. Abweichungen des Doppler-Strömungsspektrums sind quantitativ (z. B. Maximalfrequenz, winkelkorrigierte Maximalgeschwindigkeit) und qualitativ (z. B. Strömungsrichtungen) festzuhalten. Die Dokumentation sollte eine zusammenfassende Gesamtbeurteilung enthalten.	*d) Befunddokumentation* Histologische Interpretationen sollten bei der Struktur- und Oberflächenbeschreibung vermieden werden.

Einfacher Standard, ausreichend im Sinne einer Qualitätssicherung	*Empfehlung, mögliche oder je nach Sachlage sinnvolle Erweiterung der Untersuchung und Dokumentation*
e) Zu untersuchende Gefäßabschnitte Die Wahl der Untersuchungsstellen richtet sich nach der Fragestellung und den Ergebnissen der vorausgegangenen Untersuchungen. Die Beschallung muß über eine ausreichend lange Gefäßstrecke seitenvergleichend durchgeführt werden.	*e) Zu untersuchende Gefäßabschnitte* Eine umfassende Beschallung des gesamten Gefäßverlaufs kann u. U. erforderlich sein. Bei der Untersuchung der beinversorgenden Arterien wird die Beschallung des Abgangs der A. profunda femoris empfohlen.
f) Zu dokumentierende Gefäßabschnitte Im nicht pathologischen Fall sind die beschallte Region im Längsschnitt und das Doppler-Strömungsspektrum zu dokumentieren. Die kombinierte Dokumentation von Schnittbild und Strömungsspektrum auf einem Bild ist zulässig. Pathologische Befunde sind im Schnittbild in zwei Ebenen zu dokumentieren. Bei englumigen Gefäßen genügt die Darstellung in einer Ebene, ggfs. das alleinige Doppler-Spektrum bei wenig aussagekräftiger Darstellung im B-Bild. Die Untersuchungsebenen sind auf dem Dokument zu kennzeichnen. Die Wiedergabe des Doppler-Strömungsspektrums ist obligatorisch, wobei die Lage des Meßvolumens erkennbar sein muß. Bei Stenosen muß das Doppler-Strömungsspektrum aus dem Bereich der maximalen Einengung abgeleitet sein.	*f) Zu dokumentierende Gefäßabschnitte* Bei Stenosen und Verschlüssen ist eine zusätzliche Dokumentation des Doppler-Strömungsspektrums aus dem nachgeschalteten Gefäßabschnitt zu empfehlen. Ferner sollten Lokalisation und Ausdehnung erfaßt werden.

2. Duplexsonographische Untersuchungen an den extremitätenentsorgenden Venen sowie der V. cava

Allgemeines

1. Die vorliegenden Richtlinien beziehen sich nur auf den Untersuchungsgang, die Apparaterichtlinien sind an anderer Stelle definiert (von der Kassenärztlichen Vereinigung anzuordnen).
2. Die duplexsonographische Untersuchung setzt eine klinisch-angiologische Untersuchung sowie eine Doppler-sonographische Strömungsmessung oder vergleichbare Untersuchung der Extremitätenvenen voraus.
3. Die farbkodierte Duplexsonographie ist eine Modifikation der herkömmlichen Duplexsonographie mit grundsätzlich gleichem Untersuchungsgang.

Einfacher Standard, ausreichend im Sinne einer Qualitätssicherung	*Empfehlung, mögliche oder je nach Sachlage sinnvolle Erweiterung der Untersuchung und Dokumentation*
a) Äußere Untersuchungsbedingungen Die Untersuchungsposition richtet sich nach der Fragestellung (z. B. Thrombosediagnostik der Beinvenen im Liegen, Varizendiagnostik im Stehen und/oder Beintieflage).	*a) Äußere Untersuchungsbedingungen*
Die Beschallung der V. cava, Beckenvenen, Oberschenkelvenen und V. poplitea erfolgt in liegender Position, während die Untersuchung der tiefen Unterschenkelvenen im Sitzen und/oder in Beintieflage durchgeführt wird.	
Die V. saphena magna und parva werden im Stehen oder im Liegen in Fußtieflage abgeleitet.	
Die Untersuchung der Venen des Schultergürtels und der oberen Extremität kann auch in halbsitzender Stellung erfolgen.	

Einfacher Standard, ausreichend im Sinne einer Qualitätssicherung	*Empfehlung, mögliche oder je nach Sachlage sinnvolle Erweiterung der Untersuchung und Dokumentation*
b) Untersuchungsmanöver Bei der Abklärung eines Thromboseverdachts kommen primär die Venenkompression mit dem Schallkopf, das Valsalva-Preßmanöver und/oder manuelle Kompressionen zur Anwendung. Bei Varikosis und Klappenfunktionsstörung werden Valsalva-Preßmanöver und manuelle Kompression eingesetzt.	*b) Untersuchungsmanöver*
c) Reihenfolge der Untersuchung Ableitung der einzelnen Untersuchungsstellen seitenvergleichend in einer festen laboreigenen Reihenfolge.	*c) Reihenfolge der Untersuchung* Es empfiehlt sich, eine feste Reihenfolge von zentral nach peripher einzuhalten, beginnend mit der V. cava bzw. den großen Gefäßabgängen.
d) Gerätespezifische Dokumentation Für die Schnittbilder und Doppler-Strömungsspektren muß die Möglichkeit der Bilddokumentation auf Papier, Folie oder Film bestehen. Eine Speicherung auf anderen, z. B. elektronischen Datenträgern, ist zulässig. Die Bilddokumentation muß mit einer Patientenkennung, dem Untersuchungsdatum sowie der Benennung der dargestellten bzw. abgeleiteten Gefäße versehen werden. Ferner muß die Bilddokumentation technische Kenngrößen wie die Schallkopffrequenz, die Doppler-Sendefrequenz, die Filtereinstellung, die Größe des Meßvolumens und die Strömungsrichtung enthalten.	*d) Gerätespezifische Dokumentation* Die Dokumentation mittels Videorecorder ist vorteilhaft, da sie neben dem Ablauf der Untersuchung das B-Bild, das Doppler-Spektrum und das akustische Signal wiederzugeben vermag.

Einfacher Standard, ausreichend im Sinne einer Qualitätssicherung	Empfehlung, mögliche oder je nach Sachlage sinnvolle Erweiterung der Untersuchung und Dokumentation
e) Befunddokumentation Die Befundung kann beschreibend oder graphisch anhand eines Gefäßschemas erfolgen. Im B-Bild sind Venen nach Lage, Ausdehnung, Struktur und Kompressibilität zu charakterisieren sowie Abweichungen der Gefäßweite im Seitenvergleich, Lumenzunahme unter Valsalva und Varianten des Gefäßverlaufs zu beschreiben. Im Doppler-Strömungsspektrum sind Spontanfluß, Reaktionen auf Valsalva und andere Atemmanöver sowie auf manuelle Kompression zu beurteilen. Die Dokumentation muß eine zusammenfassende Gesamtbeurteilung enthalten.	e) Befunddokumentation

3. Doppler-sonographische Untersuchungen intrakranieller hirnversorgender Arterien

Allgemeines

Mit der Beschallung intrakranieller Arterien kann der Status dieser Arterien erhoben werden. Dieses Verfahren kann auch für die Überwachung bei diagnostischen und therapeutischen Eingriffen und für Funktionstests eingesetzt werden. Hier soll nur die erstgenannte Anwendung berücksichtigt werden. Die Durchführung der intrakraniellen Untersuchung setzt die vollständige Untersuchung der extrakraniellen hirnversorgenden Arterien voraus.

Einfacher Standard, ausreichend im Sinne einer Qualitätssicherung	*Empfehlung, mögliche oder je nach Sachlage sinnvolle Erweiterung der Untersuchung und Dokumentation*
a) Äußere Untersuchungsbedingungen Der Patient soll liegend oder in einer entspannten, halb sitzenden Position untersucht werden, wobei eine Möglichkeit, den Kopf zu stabilisieren (fixieren) bestehen soll.	*a) Äußere Untersuchungsbedingungen* Eine Position des Untersuchers hinter dem Kopf des Patienten ist bei der Sondenmanipulation hilfreich und wird von den meisten Untersuchern bevorzugt.
b) Gerätespezifische Dokumentation Es muß die Möglichkeit der Bilddokumentation der Doppler-Strömungsspektren, z. B. auf Papier oder Film, bestehen, eine Speicherung auf anderen, z. B. elektronischen Datenträgern, ist möglich. Die Bilddokumente müssen mit Patientenkennung, Untersuchungsdatum, Bezeichnung des untersuchten Gefäßes, der Strömungsrichtung und Untersuchungstiefe versehen werden.	*b) Gerätespezifische Dokumentation* Die Bilddokumente sollten technische Kenngrößen wie die Sendefrequenz, Pulsfrequenz und Größe des Meßvolumens enthalten.
c) Befunddokumentation Die Befundung kann beschreibend oder graphisch mittels eines Gefäßschemas erfolgen, wobei der gewählte Zugang und die Untersuchungstiefe zu vermerken sind. Abweichungen des Doppler-Strömungsspektrums sind quantitativ (z. B. Maximalfrequenz) und qualitativ (z. B. Strömungsstörung) festzuhalten. Einschränkungen der Darstellbarkeit oder der Signalqualität sind ggf. zu vermerken. Die Dokumentation sollte eine zusammenfassende schriftliche Beurteilung enthalten.	*c) Befunddokumentation*

Einfacher Standard, ausreichend im Sinne einer Qualitätssicherung	*Empfehlung, mögliche oder je nach Sachlage sinnvolle Erweiterung der Untersuchung und Dokumentation*
d) *Zu untersuchende Gefäßabschnitte* Bei transtemporaler Beschallung sollen der Karotissiphon, die Aa. cerebri media, -anterior, -posterior im Verlauf; bei transnuchaler Beschallung die Aa. vertebrales, ggf. die A. basilaris bis zur maximal erreichbaren Untersuchungstiefe beschallt werden.	d) *Zu untersuchende Gefäßabschnitte* Unter Reduktion der Sendeleistung ist der Karotissiphon transorbital zusätzlich zu untersuchen.
e) *Zu dokumentierende Ableitestellen* Im Normalfall sollen auf beiden Seiten die Signale der Aa. cerebri media, -anterior, -posterior je einmal sowie bei transnuchaler Beschallung das Signal in größter Untersuchungstiefe dokumentiert werden. Jeder pathologische Befund ist zu dokumentieren, bei Stenosen wenn möglich inklusive poststenotischem Abschnitt.	e) *Zu dokumentierende Ableitestellen* Zusätzlich sollten die Befunde am Karotissiphon und die Untersuchungen beider Vertebralarterien dokumentiert werden.

4. Duplexsonographische Untersuchungen der hirnversorgenden (supraaortischen) Arterien

Allgemeines

1. Die vorliegenden Richtlinien beziehen sich nur auf den Untersuchungsgang, die Apparaterichtlinien sind an anderer Stelle definiert.
2. Die Durchführung der Duplexsonographie an den supraaortischen Gefäßen setzt die vollständige Untersuchung der extrakraniellen hirnversorgenden Arterien mittels konventioneller cw-Doppler-Sonographie voraus.
3. Die farbkodierte Duplexsonographie ist eine Modifikation der herkömmlichen Duplexsonographie mit grundsätzlich gleichem Untersuchungsgang. Für die Dokumentation müssen noch Mindestanforderungen definiert werden.

Einfacher Standard, ausreichend im Sinne einer Qualitätssicherung	Empfehlung, mögliche oder je nach Sachlage sinnvolle Erweiterung der Untersuchung und Dokumentation
a) *Äußere Untersuchungsbedingungen* Der Patient soll liegend oder in einer entspannten, halb sitzenden Position untersucht werden.	a) *Äußere Untersuchungsbedingungen* Eine Position des Untersuchers hinter dem Kopf des Patienten kann hilfreich sein und wird von den meisten Untersuchern bevorzugt.
b) *Reihenfolge der Untersuchung* Ableitung der einzelnen Untersuchungsstellen seitenvergleichend in einer laboreigenen Reihenfolge.	b) *Reihenfolge der Untersuchung* Es empfiehlt sich, eine feste Reihenfolge, z. B. von kaudal nach kranial, einzuhalten.
c) *Gerätespezifische Dokumentation* Für die Schnittbilder und Doppler-Strömungsspektren muß die Möglichkeit der Bilddokumentation auf Papier, Folie oder Film bestehen. Eine Speicherung auf anderen, z. B. elektronischen Datenträgern, ist zulässig. Der auf der Dokumentation dargestellte Tiefenbereich der Schnittbilder darf 6 cm nicht überschreiten. Die Bilddokumentationen müssen mit einer Patientenkennung, dem Untersuchungsdatum sowie der Benennung der dargestellten bzw. abgeleiteten Gefäße versehen werden.	c) *Gerätespezifische Dokumentation* Die Bilddokumentationen sollten technische Kenngrößen, wie z. B. die Sendefrequenz des B-Bild- und Dopplerteils, die Pulsrepetitionsrate, die Größe des Meßvolumens, die Filtereinstellung und die Strömungsrichtung enthalten.
d) *Befunddokumentation* Die Befundung kann beschreibend oder graphisch anhand eines Gefäßschemas erfolgen. Gefäßwandveränderungen sind nach Lage, Ausdehnung, Struktur und Oberfläche zu charakterisieren. Zusätzlich sind Normabweichungen der Gefäßweite, des -verlaufs und der Pulsation zu beschreiben. Abweichungen des Doppler-Strömungsspektrums sind quantitativ (z. B. Maximalfrequenz, winkelkorrigierte Maximalgeschwindigkeit) und qualitativ (z. B. Strömungsrichtungen) festzuhalten. Die Dokumentation muß eine zusammenfassende Beurteilung enthalten.	d) *Befunddokumentation* Histologische Interpretationen sollten bei der Struktur- und Oberflächenbeschreibung vermieden werden.

Einfacher Standard, ausreichend im Sinne einer Qualitätssicherung	*Empfehlung, mögliche oder je nach Sachlage sinnvolle Erweiterung der Untersuchung und Dokumentation*
e) Zu untersuchende Gefäßabschnitte Zu untersuchen ist auf beiden Seiten der darstellbare Bereich der A. carotis communis, A. carotis interna und A. carotis externa.	*e) Zu untersuchende Gefäßabschnitte* Die zusätzliche Darstellung der A. vertebralis im Abgangsbereich und/oder intervertebralen Verlauf ist zu empfehlen.
f) Zu dokumentierende Ableitstellen Im nicht-pathologischen Fall ist der Übergang der A. carotis communis zur A. carotis interna im Längsschnitt sowie das Doppler-Strömungsspektrum aus dem Abgangsbereich der A. carotis interna zu dokumentieren. Die kombinierte Dokumentation von Schnittbild und Strömungsspektrum auf einem Bild ist dann zulässig, wenn dabei eine Abbildung des Gefäßes wenigstens im Maßstab 1:1 gewährleistet ist. Pathologische Befunde sind im Schnittbild in wenigstens zwei, möglichst orthogonal aufeinander stehenden Ebenen zu dokumentieren (z. B. Beschallungsrichtung von anterior und posterior, Längs- und Querschnitt). Die Untersuchungsebenen sind auf der Dokumentation zu kennzeichnen. Bei Stenosen ist zusätzlich das Doppler-Strömungsspektrum aus dem Bereich der maximalen Einengung zu dokumentieren.	*f) Zu dokumentierende Ableitestellen* Bei Stenosen ist eine zusätzliche Dokumentation des Doppler-Strömungsspektrums aus dem nachgeschalteten Gefäßabschnitt zu empfehlen.

11 Literatur

1. Aaslid R, Markwalder T-M, Nornes H (1982) Non-invasive transcranial Doppler ultrasound recording of flow velocity in basal cerebral arteries. J Neurosurg 57: 769
2. Anderson R, Powell D, Litak J (1975) B-mode sonography as a screening procedure for asymptomatic carotid bruits. Am J Rad 124: 292
3. Barber F, Baker D, Nation A et al. (1974) Ultrasonic duplex echo-Doppler scanner. IEEE Trans Biomed Eng 21: 109
4. Bishop CCR, Powell S, Insall M, Rutt D, Browse NL (1986) Effect of internal carotid artery occlusion on middle cerebral artery blood flow at rest and in response to hypercapnia. Lancet I: 710
5. Büdingen H-J, Reutern G-M von, Freund H-J (1982) Dopplersonographie der extrakraniellen Hirnarterien. Thieme, Stuttgart New York
6. Cooperberg P, Robertson W, Fry P et al. (1979) High resolution real-time ultrasound of the carotid bifurcation. J Clin Ultrasound 7: 13
7. Doppler Chr (1842) Ueber das farbige Licht der Doppelsterne und einiger anderer Gestirne des Himmels. Naturwissensch. Sectionssitzg. königl. böhm. Ges. der Wissenschaften, Prag, 25. Mai 1842
8. Franklin DI, Schlegel W, Rushmer RF (1961) Blood flow measurement by Doppler frequency shift of backscattered ultrasound. Science 134: 564
9. Gosling RG, King DH (1973) Continous wave ultrasound as an alternative and complement to X-rays in vascular examinations. In: Renemann RR (ed) Cardiovascular applications of ultrasound. North-Holland, Amsterdam
10. Gosling RG, Knig KH (1975) Ultrasound angiology. In: Harcus AW, Adamson L (eds) Arteries and veins. Churchill Livingstone, Edinburg, p 61
11. Grant EG, White EM (eds) (1988) Duplex sonography. Springer, New York Berlin Heidelberg London Paris Tokyo
12. Heene DL (1980) Thromboseprophylaxe aus klinischer Sicht. Klinikarzt 9: 764
13. Hokanson ED, Mozersky DJ, Sumner DS et al. (1971) Ultrasonic arteriography: a new approach to arterial visualisation. Biomed Eng 6: 420
14. Keller H, Baumgartner G, Regli F (1973) Carotisstenosen und -okklusionen. Diagnose durch perkutane Ultraschall-Doppler-Sonographie an der A. supraorbitalis oder A. supratrochlearis. Dtsch med Wochenschr 92: 1691
15. Kremer H, Dobrinski W (Hrsg) (1994) Sonographische Diagnostik. Urban & Schwarzenberg, München
16. Liebeskind D, Bases R, Elequin F, Neubort S, Leifer R, Goldberg R, Koenigsberg M (1979a) Diagnostic ultrasound: effects on the DNA and growth patterns of animal cells. Radiology 131: 177
17. Liebeskind D, Bases R, Mendez F, Elequin F, Koenigsberg M (1979b) Sister chromatid exchanges in human lymphocytes after exposure to diagnostic ultrasound. Science 205: 1273

18. Lye CR (1978) Doppler-ultrasound in extracranial arterial occlusive disease. In: de Vlieger M, Holmes JH, Kazner E et al. (eds) Handbook of clinical ultrasound. J. Wiley & Sons, New York Toronto p 603
19. Marshall M (1983) Angiologie. Springer, Berlin Heidelberg New York
20. Marshall M (1984) Praktische Doppler-Sonographie 1. Aufl. Springer, Berlin Heidelberg New York
21. Marshall M (Hrsg) (1987) Ultraschall-Doppler-Fibel zum Grund- und Aufbaukurs. SMV-Verlagsges., Gräfelfing
22. Marshall M (1987) Praktische Phlebologie. Springer, Berlin Heidelberg New York London Paris Tokyo
23. Marshall M (1988) Doppler-Sonographie: eine Einführung. Springer, Berlin Heidelberg New York London Paris Tokyo
24. Marshall M (1993) Praktische Duplexsonographie. Springer, Berlin Heidelberg New York Tokyo
25. Miller DL, Nyborg WL, Whitcomb CC (1979) Platelet aggregation induced by ultrasound under specialized conditions in vitro. Science 205: 505
26. Reimer F, Wernheimer D, Lange J, Friedrich B, Maurer PC, Becker HM (1980) Die Ultraschall-Doppler-(USD-)Sonographie der A. carotis. Ein klinischer Erfahrungsbericht. Verh Dtsch Ges Inn Med 86: 1035
27. Satomura S, Kaneko Z (1960) Ultrasonic blood rheography. In: Proceedings of the 3rd. International Conference of Medical Electronics. London I.E.E., p 254
28. Seitz K, Kubale R (1988) Duplexsonographie der abdominellen und retroperitonealen Gefäße. Edition Medizin, Weinheim
29. Shoop PM, Fronek A (1979) Quantitative transcutaneous arterial velocity measurements with Doppler flowmeters. Arch Surg 114: 922
30. Thiele C, Marshall M (1983) Wohin geht die Ultraschall-Diagnostik bei Erkrankungen der hirnversorgenden Arterien? Münch Med Wochenschr 125: 446
31. Thomas GB, Spencer MP, Jones TW et al. (1974) Noninvasive carotid bifurcation mapping. Am J Surg 128: 168
32. Weidner W et al. (1984) Die Diagnostik der Impotentia coeundi aus urologischer Sicht. In: Loose DA (Hrsg) Gefäßprobleme bei Potenzstörungen. Einhorn, Reinbek
33. Widder B, Arnolds B, Drews S et al. (1990) Terminologie der Ultraschall-Gefäßdiagnostik. Ultraschall Med 11: 214–218

12 Sachverzeichnis

Absorption, Ultraschall 186
Achselhöhle 209
A-Geräusche 124, 134
- Systematik 126
AIS (*siehe auch* Ischämiesyndrom, akrales) 2, 163
Altersabschätzung, tiefe Venenthrombose 132
Altersbestimmung, Thrombose 199
Amaurosis fugax 90, 93
Amplifikation, systolische 16
Aneurysma
- Bauchaortenaneurysma 54
- Karotisbifurkation 203
Ansprechschwelle 13
Aorta abdominalis 54
Aortenisthmusstenose 157
Aorteninsuffizienz 153, 159
Aortenstenose 20, 159
Arbeitsfrequenzen, USD-Geräte 10
Arcus palmaris
- profundus 15
- superficialis 15
Armarterien 15
Armvenenthrombose 134
arterielle Verschlußkrankheit (*siehe* AVK) 2
Arteria/Arteriae
A. arcuata 175
A. axillaris 15, 37
A. basilaris 99, 186, 188
A. brachialis 15, 20, 46
A. carotis (*siehe auch* Karotis)
- Bifurkation 72
- communis 68, 72, 75, 77, 153
- - Kompression 62
- externa 36, 56, 65, 72, 75, 80, 84
- - Abgangsstenose 75
- interna 56, 68, 72, 75, 80, 186, 188
- - atypischer Abgang 75

- - Abgangsstenose 68, 72, 86, 89
- - Bulbus 72, 104
- - Schlinge 185
- - Stenose, Beurteilung 84
- - Stenose, intrakranielle infraklinoidale 89, 90
- - supraklinoidales Strombahnhindernis 84
- - Verschluß 59, 62, 82, 84
- Siphon 188
- Stromgebiet 106, 196
- Variationen 75
A. cerebri
- anterior 186
- - media 186, 188
- - posterior 186
Aa. digitales 15
A. dorsalis
- pedis 15, 20
- penis 171
A. facialis 56, 60
A. femoralis 15, 17, 37, 46
- superficialis 15
A. fibularis 15, 20
A. interossea 15
A. lienalis 201
A. maxillaris 56
A. mesenterica superior 200, 201
A. occipitalis 93
A. ophthalmica 56, 65
A. poplitea 15, 20
A. profunda
- femoris 15
- penis 172
A. radialis 15, 20
A. renalis 201
A. spermatica 171
A. subclavia 15, 37, 98, 153
A. supraorbitalis 56, 59, 60, 65
A. supratrochlearis 56–60, 65

A. tarsea lateralis 15
A. temporalis
- superficialis 56, 60, 84
- Biopsie 84, 102
A. thyreoidea superior 75
A. tibialis
- anterior 15, 20
- posterior 15, 17, 20, 50
A. tympanica anterior 90
A. ulnaris 15, 20
A. umbilicalis 175
A. uterina 175
A. vertebralis (*siehe auch* Vertebralis) 93, 98, 186, 195
- Hypoplasie 95, 98
- Verschluß 98
Arterien
- Armarterien 15
- Beinarterien 15
- Digitalarterien 20, 28, 163
- extremitätenversorgende 4, 36
- hirnversorgende 55
- intrakranielle 186
- Penisarterien 171
- perimamilläre 175
- periphere 36
Arteriitis temporalis 84
Atemabhängigkeit des venösen Strömungssignals 120
AVK (arterielle Verschlußkrankheit) 2
- periphere 16
- - Stadieneinteilung 17

Baker-Zyste 147, 198
Bauchaorta 200
- Aneurysma 54, 200
Beckenvenen
- Stenose 120, 134
- Thrombose 119, 130, 134
Beinarterien 15
Beinbeschwerden, Fragebogen 210
Beinvenen
- Insuffizienz 111
- - proximale 137, 198
- Thrombose 134
Belastungstests 18, 19
Bereich der größten Empfindlichkeit 30, 31
Bernoulli-Gesetz 29, 33, 34

Beschallungswinkelproblem 11, 108
Bifurkationsbereich, Karotis (*siehe auch* Karotis) 72
Blutdruck
- diastolischer 160
- Messung, periphere 16 ff.
Blutflußmeßverfahren, quantitatives 191
Blutstromgeschwindigkeit (Blutströmungsgeschwindigkeit) 9, 10, 11, 192
- Werte 46
Boyd-Perforansvene 142
Bypassoperation, extrakranielle 170

Caisson-Krankheit (Dekompressionskrankheit) 176
Cimino-Fistel 159, 166
Circulus arteriosus *Willisii* 62, 66, 89, 93, 202
Claudicatio intermittens 17
CO_2-Belastungstest 188
Cockett-Gruppe 142
„Coiling" (*siehe auch* Schlingenbildungen) 89, 185
„Compound-contact"-Verfahren 183
„continuous wave" (cw) 22
- Doppler-Sonographie 177

Dekompressionskrankheit (*Caisson*-Krankheit) 176
Diameterstenose 107
Digitalarterien 20, 28, 163
„Dip" 36, 44
Dissektion 197
Dodd-Gruppe 142
Dodd-Perforansvene 182
Doppler- (*siehe auch* USD)
- Angiographie 186
- „continuous wave" (cw) 22
- Druckquotienten (*siehe* Druckquotient) 19
- Echokardiographie 159
- Effekt 8
- Frequenzspektren 68
- Frequenzverschiebung 11
- Geräte (*siehe* USD-Geräte)
- Kurven 11
- - Miniaturisierung 37
- Schallstrahl, Einfallswinkel 11, 192
- Sonde 9

Doppler-, Sonographie 177
– – transkranielle 186
– – Winkelfehler 193
– System
– – gepulstes 186
– – mehrkanalige gepulste 190
– Verschiebung 10
Druckgradient 16, 23, 24
Druckquotient 17, 19, 23, 24
– Knöchelarterien- 27
Ductus arteriosus *Botalli* 153
Duplexsonden 194
Duplexsonographie 191, 195
D-Wert 84
Dysfunktion, erektile 171
Dysregulation, orthostatische 168

„early incompetence" (Inkompetenz, frühe) 137
Echokardiographie, transoesophageale 159
Eindringtiefe 10
Einfallswinkel, Doppler-Schallstrahl 11, 192
Einklemmungssyndrome („Entrapment-Syndrome") 168
Einschenkelthrombose 199
Epididymitis 171
Ergotismus 39
Etagenlokalisation 20, 37
Extremitäten
– Arterien 36
– Ischämie, kritische 17

Farbduplexsonographie 194
– transkranielle 202
„Fast-*Fourier*-Transformation" (FFT) 68, 178, 194
Femoralvenendruck 119
Femoralvenenthrombose 122
Fenster in der Systole 180
Fingerapoplexie 163
Fingerdurchblutungsstörungen, vibrationsbedingte 163
Flußkarte („Mapping") 185, 186
Fontaine, Stadien 17
Foramen magnum 186
Frequenzanalyse 13, 68, 177
Frequenzdichteverteilung 178, 202

Frequenzdichteverteilungsspektrum 180
Frequenzhistogramm 178
Frequenzspektrum 10, 71, 181, 194
– Analyse 178
Frequenzverschiebung, mediane 71

Gangrän 17
Gefäßdarstellung, dreidimensionale 202
Gefäße, intraabdominelle 201
Gefäßwiderstand, peripherer 36
genetische Schäden 205
Gesamtpulsdauer 47
Gewebserwärmung 205

Hagen-Poisseuille-Gesetz 86, 98
Hämorrhoidalplexus 160
Hämotachygramm (HTG) 2, 12, 29
Hirntod 160
– Diagnostik 190
Hochwiderstandstyp 12, 36, 45, 48, 103
– venöser 119
Hodentorsion 171
Hohlhandbogen 163
Horton-Krankheit 166
Hüllkurve 71
Hyperthyreose 166
Hypertonie 23
Hyperventilationsversuch 188
Hyperzirkulation 31, 37, 146, 166
– arterielle 116
Hypothenar-Hammer-Syndrom 163, 165, 176
Hypoxie 31

Impotenz
– Abklärung 171
– erektile 171
Impuls-Echo-Verfahren 183
Inkompetenz, frühe („early incompetence") 137
Insuffizienz
– segmentale, V. saphena magna 143
– vertebrobasiläre 188
Interna- (*siehe auch* A. carotis interna)
– Abgangsstenose 68, 72, 86, 89
– Bulbus 72, 104
Ischämiesyndrom, akrales (AIS) 2, 29, 163

Kardiomyopathie, obstruktive 153
Karotis- (*siehe auch* A. carotis)
- Bifurkation 72
- Siphon 188
- Stromgebiet 106, 196
- Variationen 75
Katheterangiographien, Komplikationen 4
Kavitation 205
„Kinking" (*siehe* Knickbildungen)
Klappeninsuffizienz 111, 125, 199
- Beinvenen 132
- postthrombotische 137
- tiefe 136
Klavikulabereich 209
Klippel-Trénaunay-Syndrom 166
Knickbildungen („Kinking") 89, 102, 185
Kniekehle 209
Knöchelarteriendruck, systolischer 16, 20
Knöchelarteriendruckmessung nach Belastung 18
Knöchelarterien-Druckquotient 27
Kompressionstest 60, 65
Kreislauffunktionskurven 30
Kriterien, harte (hirnversorgende Arterien) 60, 84
Krosse- 149
- Insuffizienz 139
Kurvendokumentation 14
Kurzschluß, arteriovenöser 158
- intrazerebraler 89

Leistenregion 209
Leitveneninsuffizienz 139
- dilatative 198
- - degenerative 133
- postthrombotische 198
- proximale 136, 137
- segmentale 136
Leriche-Syndrom 20, 38, 43
Libidostörungen (*siehe auch* Impotenz) 173
Lichtplethysmographie 151
Lungenembolie 149
Lymphangitis 151
Lymphödem 130

Magnainsuffizienz 139
- Mündungstyp 140

- Seitenasttyp 149
Magnateilstreckeninsuffizienz
- Nebenasttyp 140
- Perforanstyp 140
Malan-Syndrom 118
„Mapping" (*siehe auch* Flußkarte) 185, 186
MAVIS- („mobile artery and vein imaging system") 191
- Gerät 190
May-Kollaterale 131, 134
Mediasklerose 20, 24–26
- *Mönkeberg* 24
Mehretagenprozesse 20
Miniaturisierung der Doppler-Kurve 37
Modalfrequenz 180
Morbus
- M. *Horton* 166
- M. *Raynaud* 29, 163

Niederwiderstandstyp 12, 36, 71, 72, 103
- venöser 119
Nierengefäße 200
Nulldurchgangsdetektoren 13
Nullströmung 60

Oberschenkelvenenthrombose 131
Ophthalmopathie, ischämische 89
orthostatische Dysregulation 168
Oszillationen, spätsystolische 48
„Outphaser" 13
„Overshoot" 133, 137

Paget-von-Schroetter-Syndrom 123, 124
Parenchymperfusion 202
Parkes-Weber-Syndrom 146, 166
Pendelflußphänomen 98
Pendelströmung 60, 144
- V. femoralis 137
Penisarterien 171
- systolischer Perfusionsdruck 171
Penis-Brachialarterie-Druckindex (PBI) 171
Penisflußgeschwindigkeitsindex 171
Penis-Pulswellen-Wiedererscheinungszeit 171
Perforansvenen 111, 140, 142
- *Boyd*- 142
- insuffiziente 142, 143, 198

Pfortader 200
Phlebödem 129, 130
Plaquemorphologie, sonographische 192
Plaques
- ulzerierte 203
- verkalkte 109
Plexus pampiniformis 197
Polymyalgia arteriitica (rheumatica) 40, 166
postthrombotisches Syndrom (PTS) 111, 118, 129, 135, 136, 144
„power spectrum" 178, 202
Pratesi-Syndrom 118
Prävention, primäre 203
PRIND („prolonged reversible ischaemic neurological deficit") 108
Pseudo-„Dip" 46
Pseudookklusion 93, 109
Pulsanstiegszeit 46
- systolische 47
Pulsatilität 48
Pulsatilitätsindex nach *Gosling* 45, 46, 71
Pulslaufzeit 47
Pulsrückkehrzeit, systolische 47

QMF-System („quantitative blood flow measurement system") 191
Querschnittstenose 107

Ramus communicans
- anterior 62, 186, 188
-- Funktionsprüfung 62
- posterior 186, 188
Raynaud-
- Krankheit 29, 163
- Syndrom 163, 165
Rechtsherzinsuffizienz 144, 145
Reflux
- Diagnostik, venöse 195
- V. femoralis 137
- V. saphena magna 140
Regio sternocleidomastoidea 208
Rekanalisation, thrombosierte Vene 129
Reserve, vasomotorische 188
Rezidivthrombose 136
Richtungsunterscheidung 13
Rückfluß
- frühdiastolischer 48
- instanter 13

Rückflußgeschwindigkeit 47
Rückkehrzeit 18, 19
Rückwärtsflußdauer 47
Ruhedruckmessung 19
Ruheschmerz 17

Saphenahauptstämme, Insuffizienz 136
Schäden, genetische 205
Schallbereiche 5
Schallfenster 188
Scheitelfrequenz, systolische 71
Schlingenbildung („Coiling") 89, 92, 185
- A. supratrochlearis 65
Schultergürtel-Engpaßsyndrom 168
Schultergürtelvenenthrombose 130
Schwangerschaftsüberwachung 175
S-Geräusche 130, 134
Siebtest, angiologischer 176
„spectral broadening" 181
Spektralverbreiterungsparameter 71
Spektrumanalyse 177, 178, 180
Spektrumbreite 180, 181
Spektrum-Pulskurve 178
Spitzenfrequenz 181
Squama temporalis 188
Stakkato-Signal 41
Stammvarikosis 136
Stammvenen 143
„Steal", karotidovertebraler 98
Stenose
- A. carotis interna
-- Abgangsstenose 68, 72, 86, 89
-- Beurteilung 84
-- intrakranielle infraklinoidale 89, 90
- Aortenisthmusstenose 157
- Aortenstenose 20, 159
- Beckenvenen 120, 134
- Bereich 29, 33, 34
- Beurteilung 84
- Diameterstenose 107
- filiforme 93
- Grad 34
-- Einteilung 84, 180
--- zerebrale AVK 89
- maligne 93, 195, 203
- Querschnittstenose 107
- Subaortenstenose, idiopathische hypertrophische 153

Stenose, supraklinoidale 65
- Tandemstenose 89
Stopp, endinspiratorischer 112, 134, 137
Strombahnhindernis, supraklinoidales 83
Strömung
- gestörte 181
- turbulente 29
Strömungsgeschwindigkeit, diastolische 36
Strömungsinzisur, mittsystolische 153
Strömungsprofil 177
Strömungsrichtung 13
Strömungsumkehr 36, 60
Stromzeitvolumina 195
Subaortenstenose, idiopathische hypertrophische 153
Subarachnoidalblutung 190
Subklaviaanzapfphänomen („subclavian steal") 96, 98, 99
- unvollständige Form 98
Subklaviaanzapfsyndrom 93, 96, 98, 99, 103
Subklaviavenenthrombose 111
Summenkurve 13
Syndrome
- Einklemmungssyndrome („Entrapment-Syndrome") 168
- Hypothenar-Hammer-Syndrom 163, 165, 176
- Ischämiesyndrom, akrales (AIS) 2, 29, 163
- *Klippel-Trénaunay*-Syndrom 166
- *Leriche*-Syndrom 20, 38, 43
- *Malan*-Syndrom 118
- *Paget-von-Schroetter*-Syndrom 123, 124
- *Parkes-Weber*-Syndrom 146, 166
- postthrombotisches (PTS) 111, 118, 129, 135, 136, 144
- *Pratesi*-Syndrom 118
- *Raynaud*-Syndrom 163, 165
- Schultergürtel-Engpaßsyndrom 168
- Subklaviaanzapfsyndrom 93, 96, 98, 99, 103
- „Thoracic-outlet-Syndrom" 102

Tandemstenose 89
Temporalisbiopsie 84, 102

„Thoracic-outlet-Syndrom" 102
Thrombophlebitis, oberflächliche 151
Thrombose
- Alter 134
- - Bestimmung 199
- Armvenenthrombose 134
- Beckenvenen 119, 130, 134
- Beinvenen 134
- Diagnostik 131, 147
- Einschenkelthrombose 199
- Femoralvenenthrombose 122
- Oberschenkelvenenthrombose 131
- Rezidivthrombose 136
- Schultergürtelvenenthrombose 130
- Subklaviavenenthrombose 111
- Unterschenkelvenenthrombose 111, 124, 131
- Venen (*siehe dort*)
„thrombose par effort" 123
Thrombozytenaggregate 205
Torschaltung 186, 194
„Transducer" 5
transitorische ischämische Attacken (TIA) 93, 102, 203
Trendkurve 13
Trigonum submandibulare 208
Trikuspidalinsuffizienz 144, 145
Truncus
- brachio-cephalicus 77
- coeliacus 200, 201
- thyreocervicalis 98
Turbulenzen 86, 177

Ultraschall
- Absorption 186
- B-Bild 183
- Bioeffekte 205
- Doppler (*siehe auch* USD) 2
- Dosisgrenzwerte 205
- Gefäßdiagnostik, Terminologie 214 ff.
- Geschwindigkeit 9
- hochfrequenter 8
- Kontrastmittel 202
- Sendefrequenz 11
- Wellen 5
Ultraschallstrahl-Einfallswinkel 11
Unterschenkelvenenthrombose 111, 124, 131

Untersuchung
- angiologische 211
- indirekte orbitale 55
Untersuchungsbereich („sample volume") 186, 194
USD (Ultraschall-Doppler) 2
- Einfallswinkel 192
- Geräte
- - direktionale 6-8, 29 ff.
- - nichtdirektionale 6, 16, 28, 110
- System, zweidimensionales 183
- Untersuchung
- - direkte 68
- - direktionale 36
- - Indikation 3
- - orbitale, indirekte 62
- - Vitien 153

Valsalva-
- Manöver 133
- Preßversuch 119, 132
Varikozele 174, 197
Vasospastik 29
Vena/Venae
V. axillaris 112
- Thrombose 122
V. cava inferior 119, 124, 201
- Thrombose 120
V. dorsalis pedis 111
V. femoralis 119, 120
- communis 111
- Strömungsgeschwindigkeit 116
V. femoropoplitea 139, 140
Vv. fibulares 127
V. iliaca externa 111
V. jugularis interna 160
V. marginalis 140
Vv. perforantes 140
V. poplitea 111, 124, 149

V. portae 201
V. profunda femoris 139
V. saphena
- magna 111, 131, 143
- - Insuffizienz 149
- parva 111, 131, 140
V. spermatica 197
V. subclavia 112, 124
- Thrombose 122
Vv. tibiales
- anteriores 127
- posteriores 111, 124, 126, 129
Venendiagnostik 110
Veneninsuffizienz 132
Venenthrombose 111, 132, 149, 195
- akute tiefe 119, 144
- - Altersabschätzung 132
Vertebralis (*siehe auch* A. vertebralis)
- Hypoplasie 99
- Strombahn
- - Einteilung 95
- - Hindernis 188
- Stromgebiet 94, 104
- Verschluß 99, 104, 106
VFM („volume flow meter") 191
Vitien, USD-Untersuchung 153
Vorfluß, instanter 13
Vorwärtsflußgeschwindigkeit 46, 47
Vorwärtsflußzeit 46
- systolische 47

Weißfingerkrankheit, vibrationsbedingte 176
Widerstandsparameter nach *Pourcelot* 71
Winkelfehler, Doppler-Sonographie 193

Zone minimaler Gefährdung 205
Zweietagenverschluß 17

Springer-Verlag und Umwelt

Als internationaler wissenschaftlicher Verlag sind wir uns unserer besonderen Verpflichtung der Umwelt gegenüber bewußt und beziehen umweltorientierte Grundsätze in Unternehmensentscheidungen mit ein.

Von unseren Geschäftspartnern (Druckereien, Papierfabriken, Verpackungsherstellern usw.) verlangen wir, daß sie sowohl beim Herstellungsprozeß selbst als auch beim Einsatz der zur Verwendung kommenden Materialien ökologische Gesichtspunkte berücksichtigen.

Das für dieses Buch verwendete Papier ist aus chlorfrei bzw. chlorarm hergestelltem Zellstoff gefertigt und im pH-Wert neutral.